SIMETRIA

de moléculas e cristais

CB070763

CÓPIA NÃO AUTORIZADA É CRIME
ABDR
ASSOCIAÇÃO BRASILEIRA DE DIREITOS REPROGRÁFICOS
RESPEITE O DIREITO AUTORAL

O48s Oliveira, Gelson Manzoni de.
Simetria de moléculas e cristais : fundamentos da espectroscopia vibracional / Gelson Manzoni de Oliveira. – Porto Alegre : Bookman, 2009.
272 p.: il. ; 25 cm.

ISBN 978-85-7780-498-6

1. Simetria de átomos nas moléculas. 2. Cristais. 3. Química inorgânica – Métodos de análise. 4. Físico-química. I. Título.

CDU 544.121.2+584.0

Catalogação na publicação: Renata de Souza Borges CRB-10/1922

Gelson Manzoni de Oliveira

SIMETRIA
de moléculas e cristais
FUNDAMENTOS DA ESPECTROSCOPIA VIBRACIONAL

bookman®

2009

©Artmed Editora S.A., 2009

Capa e projeto gráfico interno: *Rosana Pozzobon*
Detalhe de foto de Nellie Buir/stock.xchng

Leitura final: *Verônica de Abreu Amaral e Gustavo Melo Ribeiro*

Supervisão editorial: *Arysinha Jacques Affonso*

Editoração eletrônica: *Techbooks*

Reservados todos os direitos de publicação, em língua portuguesa, à
ARTMED® EDITORA S.A.
(BOOKMAN® COMPANHIA EDITORA é uma divisão da ARTMED® EDITORA S.A.)
Av. Jerônimo de Ornelas, 670 – Santana
90040-340 – Porto Alegre RS
Fone: (51) 3027-7000 Fax: (51) 3027-7070

É proibida a duplicação ou reprodução deste volume, no todo ou em parte, sob quaisquer formas ou por quaisquer meios (eletrônico, mecânico, gravação, fotocópia, distribuição na Web e outros), sem permissão expressa da Editora.

SÃO PAULO
Av. Angélica, 1.091 – Higienópolis
01227-100 – São Paulo – SP
Fone: (11) 3665-1100 Fax: (11) 3667-1333

SAC 0800 703-3444

IMPRESSO NO BRASIL
PRINTED IN BRAZIL

SOBRE O AUTOR

Gelson Manzoni de Oliveira é professor de Química Inorgânica e pesquisador na Universidade Federal de Santa Maria, RS. Formou-se em Química em 1973 e concluiu o Mestrado em Química na PUC do Rio de Janeiro em 1979. Trabalhou durante seis meses no Hahn-Meitner Institut für Kernforschung (Instituto Hahn-Meitner de Pesquisas Nucleares) de Berlim, Alemanha, cidade onde residiu por seis anos. Em 1986 obteve o diploma de Dr. rer. nat. (Doutor em Ciências) na Technische Universität Berlin, na área de Química Inorgânica, sob a orientação do Prof. Dr. Jörn Müller. Em 1994 realizou pesquisas em nível de Pós-Doutorado na Ludwig-Maximilians-Universität München (Munique), Alemanha. Desde 1992 é professor titular e pesquisador integrante do Programa de Pós-Graduação em Química da Universidade Federal de Santa Maria – RS, na área de Sínteses Inorgânicas e Espectroscopia.

PREFÁCIO

Ao contrário de outras áreas das ciências e da química – particularmente –, o estudo de simetria molecular em um contexto mais amplo e abrangente, bem como suas derivatizações e aplicações na espectroscopia vibracional, não tem recebido um tratamento à altura da sua importância, o que se pode depreender da escassez de títulos disponíveis nas editoras internacionais.

Como professor de química inorgânica, espectroscopia vibracional e pesquisador em sínteses inorgânicas, ao longo dos anos colecionei subsídios que me estimularam a desenvolver um projeto mais avançado, uma vez que se tornou cada vez mais evidente que a literatura sobre o assunto *espectroscopia vibracional* é bastante deficitária no Brasil e praticamente inexistente em língua portuguesa. A publicação de um artigo no ano de 2002, na revista *Química Nova*, versando sobre espectroscopia no infravermelho como ferramenta para a análise de complexos carbonílicos, teve uma aceitação inesperadamente grande, quando também ficou evidente que a demanda sobre o assunto era proporcional à escassez de informações especializadas, mesmo em língua inglesa.

Este livro procura ser uma obra inovadora e almeja representar uma contribuição qualificada, em uma área da ciência no mínimo carente. Foi organizado de forma a permitir um avanço gradual do leitor, com capítulos interligados e com grau de dificuldade sempre crescente. A obra versa sobre simetria molecular, o estudo detalhado de grupos pontuais, e as aplicações destes conceitos na espectroscopia no infravermelho e Raman. O livro procura esgotar os itens referentes às aplicações dos conceitos de simetria na definição das **espécies de simetria**, no cálculo com essas variáveis, e na sua aplicação na espectroscopia no infravermelho e Raman. Trabalhando com grupos pontuais degenerados e não-degenerados, procuro oferecer ao leitor uma compreensão adequada dos conceitos (geral, e específica, quando conveniente ao assunto discutido). Os fundamentos teóricos da análise por espectroscopia no infravermelho e espectroscopia Raman são discutidos com relativa profundidade, com uma grande variedade de exemplos, e, em alguns casos, também com exercícios para assimilação dos conteúdos.

A obra reúne em um único volume conteúdos discutidos parcialmente em vários livros em língua inglesa e alemã, embora não haja, até o momento, um livro **específico** sobre o tema, em qualquer idioma. Tampouco existem, até aqui, livros do gênero em português, abordando qualquer um dos conteúdos minuciosamente discutidos. Algumas poucas obras clássicas, introdutórias à espectroscopia no infravermelho e Raman, são direcionadas para a apresentação de um grande volume de dados específicos de medições, não dando um tratamento adequado sistemático aos fundamentos teóricos básicos. Servem, mais apropriadamente, para iniciados avançados no assunto e como bancos de dados.

Algumas características altamente positivas e inéditas são a exposição detalhada dos fundamentos da espectroscopia vibracional, com fartos exemplos; a discussão aprofundada dos tópicos inter-relacionados, raramente comentados em outras obras; a abordagem meticulosa dos tópicos pertinentes, direcionada ao aprendizado do cálculo de bandas no infravermelho e Raman, para moléculas pertencentes a qualquer grupo pontual; a abordagem farta sobre a simbologia de Mulliken, largamente utilizada, tanto para identificar a simetria de moléculas como na qualificação da simetria de orbitais atômicos e moleculares; a discussão sobre cálculos de bandas no infravermelho para complexos carbonílicos e seus derivados – introduzindo o método da simetria local; e a discussão atualizada da analogia isolobal, assunto controverso e raramente abordado, ou tratado de maneira inadequada e confusa.

Esta obra tem como público-alvo estudantes universitários, professores, pesquisadores das áreas de química inorgânica, orgânica e analítica; estudantes de graduação em química, engenharia química e farmácia; estudantes de pós-graduação em química inorgânica, orgânica e analítica.

SUMÁRIO

1 O QUE É SIMETRIA? ▶ 13

2 ELEMENTOS DE SIMETRIA E OPERAÇÕES DE SIMETRIA ▶ 15

2.1 Simetria de moléculas livres e de redes cristalinas moleculares ▶ 16
2.2 Eixo de rotação (C_n) ▶ 17
2.3 Plano especular (σ, também plano de espelhamento ou de reflexão) ▶ 19
2.4 Centro de inversão (i) ▶ 20
2.5 Eixo de rotação-espelhamento (S_n) ▶ 20
2.6 Identidade (E, I) ▶ 23
2.7 Correlação da simbologia de Schoenflies e Hermann-Mauguin para elementos de simetria ▶ 24
2.8 Multiplicação de operações de simetria e elementos de simetria ▶ 24

3 GRUPOS PONTUAIS ▶ 29

3.1 Grupos pontuais C_n ▶ 30
3.2 Grupos pontuais S_n ▶ 31
3.3 Grupos pontuais C_{nv} ▶ 32
3.4 Grupos pontuais D_n ▶ 35
3.5 Grupos pontuais C_{nh} ▶ 36
3.6 Grupos pontuais D_{nd} ▶ 37
3.7 Grupos pontuais D_{nh} ▶ 40
3.8 Os grupos pontuais T_d, T_h e T ▶ 43
3.9 Os grupos pontuais O_h e O ▶ 44
3.10 O grupo pontual K_h ▶ 45
3.11 O grupo pontual I_h ▶ 45
3.12 Métodos para determinação do grupo pontual de moléculas ▶ 46
3.13 Propriedades de grupos e definições na teoria de grupos ▶ 48
3.13.1 Propriedades de um grupo 48

3.13.2 Grupos abelianos e não-abelianos 49
3.13.3 Ordem de um grupo 49
3.13.4 Elementos geradores de um grupo 50
3.13.5 Classes de elementos 50
3.13.6 Comparação entre um grupo pontual e um grupo numérico 51
3.14 Decréscimo de simetria e subgrupos ▶ 53
3.14.1 Desordens do octaedro 53
3.14.2 Desordens do tetraedro 53

4 GRUPOS PONTUAIS CRISTALOGRÁFICOS: GRUPOS ESPACIAIS ▶ 55
4.1 Translação, *T* ▶ 60
4.2 Eixo de rotação-translação helicoidal, n_m ▶ 60
4.3 Plano de reflexão-deslizamento *a*, *b*, *c* ▶ 60
4.4 Grupos espaciais de cristais ▶ 61

5 VETORES E MATRIZES: TABELAS DE CARACTERES ▶ 65
5.1 Representação vetorial de graus de liberdade ▶ 66
5.2 Representação de operações de simetria em forma de matrizes ▶ 68
5.2.1 Vetores translacionais 68
5.2.2 Rotação do sistema de coordenadas em 90° 70
5.2.3 Vetores rotacionais 71
5.2.4 Vetores vibracionais 74
5.3 Montagem da tabela de caracteres para o grupo pontual C_{2v} ▶ 76
5.4 Simbologia de Mulliken para as espécies de simetria ▶ 78
5.5 Relações fundamentais das tabelas de caracteres ▶ 80
5.6 Grupos pontuais degenerados: molécula AB_4 – simetria C_{4v} (piramidal) ▶ 81
5.7 Multiplicação de caracteres ▶ 106
5.7.1 Multiplicação de duas espécies de simetria não-degeneradas 106
5.7.2 Multiplicação de uma espécie não-degenerada por uma espécie degenerada 108
5.7.3 Multiplicação de duas espécies de simetria degeneradas 108
5.8 Teoria da Representação ▶ 126
5.8.1 A matriz assingular ortogonal T 129

6 ESPECTROSCOPIA NO INFRAVERMELHO E RAMAN ▶ 133
6.1 A matriz rotacional ▶ 133
6.2 Atividade de vibrações ▶ 136
6.3 Os modos normais de vibração ▶ 136
6.4 Modelos moleculares mecânicos ▶ 136
6.5 Vibrações IV ativas: absorção no infravermelho e variação do momento dipolar ▶ 139
6.6 Vibrações IV ativas e tabelas de caracteres ▶ 143
6.7 Anarmonicidade e overtones (harmônicas) ▶ 145

6.8 A função potencial vibracional e o oscilador anarmônico ▶ 146

6.9 O Efeito Raman ▶ 151

6.9.1 A polarizabilidade 154

6.9.2 A polarizabilidade como tensor 156

6.9.3 Determinação dos caracteres da polarizabilidade 157

6.9.4 Espécies de simetria de vibrações Raman ativas 159

6.9.5 Tabelas de caracteres e suas informações 161

7 ANÁLISE VIBRACIONAL ▶ 163

7.1 Sistemáticas para o cálculo da representação redutível da soma de todos os graus de liberdade ▶ 163

7.2 Exemplo do uso das coordenadas de deslocamento cartesiano como base para a obtenção da representação redutível de uma molécula ▶ 164

7.3 O uso da matriz rotacional para cálculo da representação redutível de uma molécula ▶ 167

7.3.1 Cálculo da representação redutível dos graus de liberdade vibracionais 170

7.3.2 Fórmula de redução 171

7.3.3 Exemplo de utilização da fórmula de redução: cálculo da representação irredutível dos graus de liberdade vibracionais 172

7.4 Coordenadas usadas para descrever vibrações moleculares ▶ 173

7.4.1 Coordenadas internas 174

7.4.2 Coordenadas internas como bases para matrizes vibracionais 175

7.5 Espectro vibracional da molécula AB_3 ▶ 178

7.5.1 Tipo AB_3 piramidal, grupo pontual C_{3v} 178

7.5.2 Tipo AB_3 planar, grupo pontual D_{3h} 180

7.6 Espectro vibracional da molécula AB_2 ▶ 183

7.6.1 Tipo AB_2 angular (H_2O, grupo pontual C_{2v}) 183

7.6.2 Tipo AB_2 linear (CO_2, grupo pontual $D_{\infty h}$) 185

7.7 Espectro vibracional da molécula AB_4 ▶ 187

7.7.1 Tipo AB_4 quadrado planar (XeF_4, grupo pontual D_{4h}) 187

7.7.2 Tipo AB_4 tetraédrica (grupo pontual T_d) 190

7.8 Espectro vibracional da molécula octaédrica do tipo AB_6 ▶ 191

7.9 Decréscimo de simetria e tabelas de correlação ▶ 193

7.9.1 Correlação T_d/C_{3v} 194

7.9.2 Correlação O_h/D_{4h} 195

7.9.3 Correlação $D_{4h}/D_4/D_{2d}$ 196

7.9.4 Decréscimo de simetria $T_d \to C_{3v} \to C_{2v}$ 209

8 ATIVIDADE NO IV DE COMPLEXOS CARBONÍLICOS ▶ 213

8.1 Cálculos dos estiramentos CO ▶ 213

8.2 Metal-carbonilas com princípio estrutural octaédrico ▶ 214

8.2.1 $M(CO)_6$ 214

8.2.2 $M(CO)_5X$; Grupo Pontual C_{4v} 218

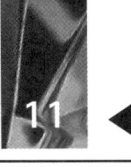

8.2.3 $M(CO)_4X_2$ 220
8.2.4 $M(CO)_3X_3$ 221
8.2.5 $M(CO)_2X_4$ 222

8.3 Metal-carbonilas com princípio estrutural trigonal bipiramidal ▶ 223

8.3.1 $M(CO)_5$; Grupo Pontual D_{3h} 223
8.3.2 $M(CO)_4X$ 224
8.3.3 $M(CO)_3X_2$ 224

8.4 Metal-carbonilas com princípio estrutural tetraédrico ▶ 225

8.4.1 $M(CO)_4$; Grupo Pontual T_d 225
8.4.2 $M(CO)_3X$; Grupo Pontual C_{3v} 226
8.4.3 $M(CO)_2X_2$; Grupo Pontual C_{2v} 226

8.5 Complexos carbonílicos polinucleares ▶ 228

8.5.1 $Mn_2(CO)_{10}$; Grupo Pontual D_{4d} 228
8.5.2 $Fe_2(CO)_9$; Grupo Pontual D_{3h} 228

8.6 Introdução ao método da *simetria local* ▶ 229

8.6.1 $Os_3(CO)_{12}$ 229
8.6.2 Estudo comparativo de espectros de carbonil e carbonil-fosfino complexos 230
8.6.3 η^5-$C_5H_5Mn(CO)_3$ 232
8.6.4 η^5-$C_5H_5M(CO)_3X$ (M = Mo, W) 233

9 CÁLCULO DO NÚMERO DE MODOS VIBRACIONAIS SEGUNDO PLACZEK ▶ 235

9.1 Modos vibracionais não-degenerados ▶ 237

Núcleos do tipo "1" 237
Núcleos do tipo "2" 237
Núcleos do tipo "3" 237
Núcleos do tipo "4" 239

9.2 Modos vibracionais degenerados ▶ 239

Núcleos do tipo "1" 239
Núcleos do tipo "2" 240
Núcleos do tipo "3" 240

9.3 Exemplos ▶ 240

10 A ANALOGIA ISOLOBAL ▶ 249

10.1 Orbitais moleculares nos grupos pontuais T_d e O_h ▶ 250

10.2 Fragmentação, orbitais de fronteira e relação isolobal ▶ 257

10.2.1 ML_5 e ML_4: fragmentos octaédricos? 259

Soluções dos exercícios propostos ▶ 265

ÍNDICE ▶ 267

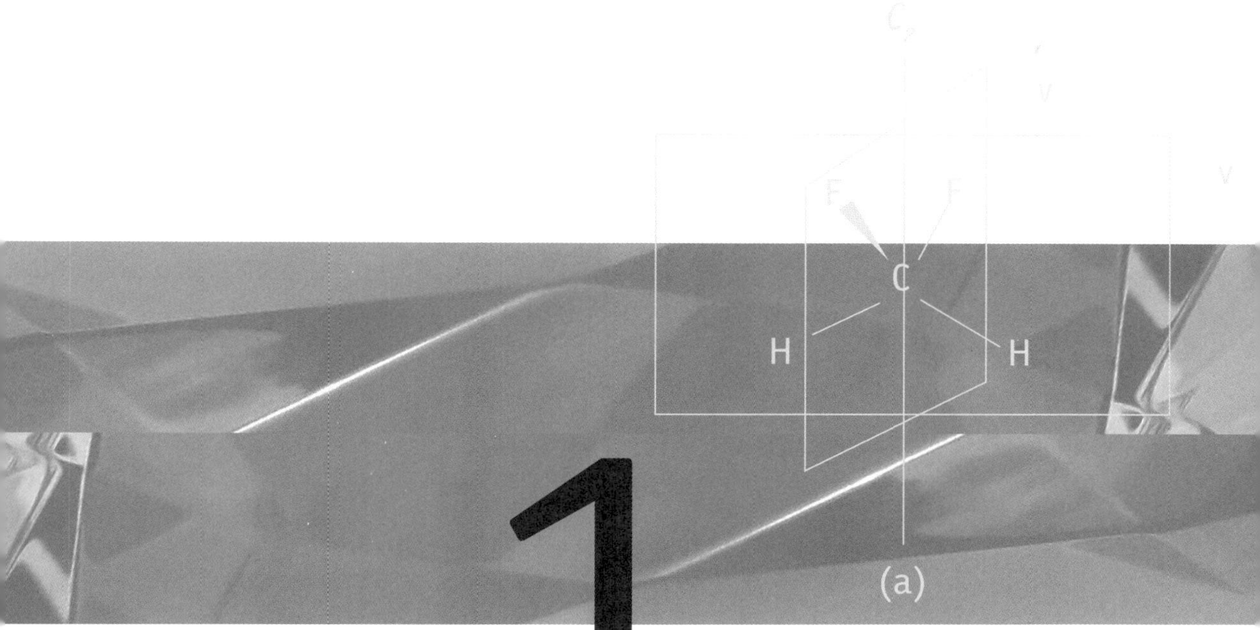

1

O QUE É SIMETRIA?

Entende-se normalmente por **simetria** as propriedades gerais relacionadas com a forma de um objeto e que descrevem sua aparência – uma forma regular, um modelo geométrico periódico, etc. Por simetria entende-se também harmonia de proporções, estabilidade, ordem, beleza, até mesmo perfeição. Simetria, no entanto, é mais do que isso. Simetria é um dos mais fundamentais princípios das ciências naturais. A sua DIMENSÃO é demonstrada na Teoria de Grupos. O seu EFEITO mostra-se em relações MACROSCÓPICAS e MICROSCÓPICAS. Encontra-se em todas as esferas da vida, representa o elo entre as ciências naturais e as ciências humanas, é tema comum às áreas do conhecimento mais diversas, como matemática, física, cristalografia, química, biologia, farmácia, medicina, tecnologia, filosofia, religião, literatura, arte, música, esporte, entre outras. A *necessidade* de simetria, intrínseca ao homem, assim como a natural intuição do seu significado, assimilada pelo cérebro humano ao longo de milhares de anos de evolução, encobre e dissimula conceitos antagônicos como a conhecida complementação *Yin – yang*, oriunda da filosofia oriental e fundamentada na dualidade de tudo o que existe no universo, como bem/mal, bonito/feio, certo/errado, etc. Nas artes, nas ciências e na política de todas as sociedades conhecidas essa dualidade é cultuada, porque representa o *equilíbrio simétrico* das coisas.

Simetria é relacionada também com a própria história do Cosmos, por meio da teoria do Big Bang. Simetria e suas aplicações matemáticas representam, nas ciências naturais, a base para a compreensão e simplificação dos fenômenos e problemas.

Na química, a simetria desempenha um papel predominante. Investigações sobre a estrutura de materiais diversos fornecem informações renovadas sobre as relações espaciais de átomos em moléculas e de moléculas em cristais.

Diferenciam-se: SIMETRIAS ESPACIAIS, caracterizadas pelas transformações clássicas de simetria – transposição, rotação, espelhamento – e SIMETRIAS INTERNAS, as quais diferem das propriedades geométrico/espaciais. A estas pertencem, por exemplo, a *conjugação de cargas* (elétron/pósitron), ou a *paridade* (inversão das coordenadas espaciais). Típicos exemplos de aplicações de considerações de simetria na química e na física são:

Transições vibracionais	▶ Espectroscopia no infravermelho ▶ Espectroscopia Raman*
Transições eletrônicas	▶ Espectroscopia UV/VIS ▶ Espectroscopia fotoeletrônica
Transições nucleares	▶ Espectroscopia de RMN ▶ Espectroscopia Mössbauer
Difração de raios X em cristais	▶ Análise de estruturas cristalinas
Fenômenos associados à simetria	▶ Atividade ótica
Estados energéticos	▶ Teoria do campo cristalino ▶ Teoria dos orbitais moleculares ▶ Regras de Woodward-Hoffmann (mecanismos de reações)

Nota

* **Chandrasekhara Venkata Raman** (Tiruchchirappalli, 7 de novembro de 1888 – Bangalore, 21 de novembro de 1970). Físico indiano, recebeu em 1930 o prêmio Nobel de Física por seus trabalhos sobre o espalhamento da luz e a descoberta do Efeito Raman.

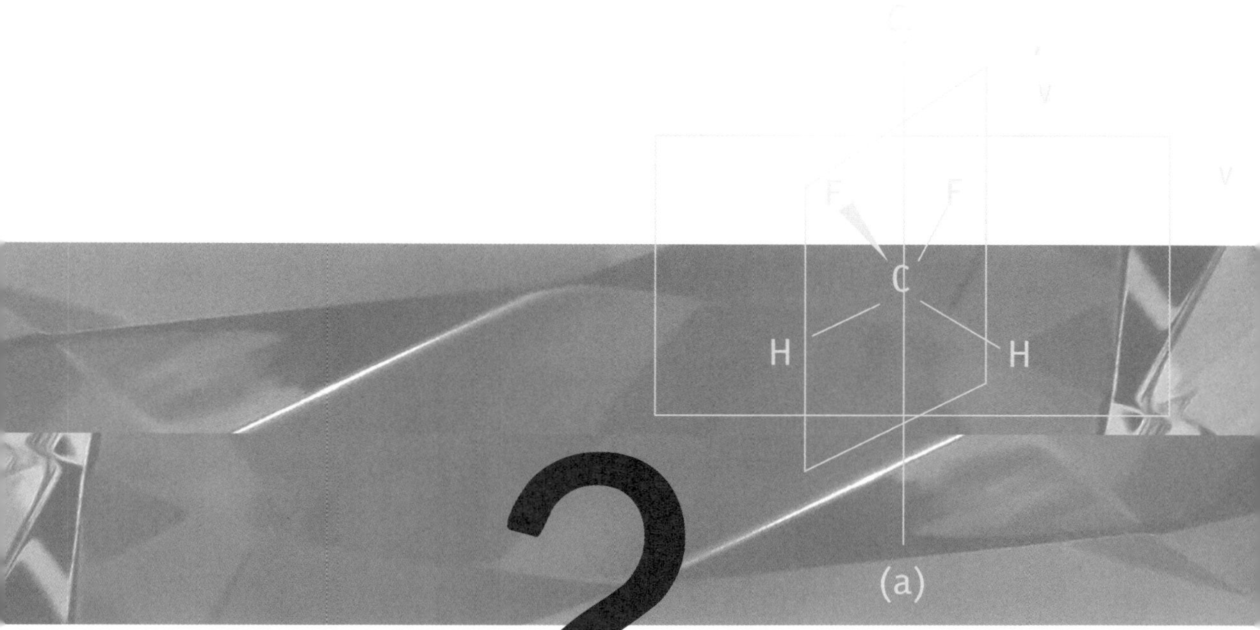

2

ELEMENTOS DE SIMETRIA E OPERAÇÕES DE SIMETRIA

A simetria é uma propriedade geral relacionada com a FORMA de objetos *concretos* ou *abstratos*. Como um princípio abrangente da natureza, atua tanto na formação do universo como em partículas elementares, podendo ser definida de várias maneiras. A definição (especial), apresentada a seguir, é apropriada para estudos de simetria em moléculas.

Um objeto (molécula) é simétrico quando uma reorientação espacial pode levá-lo a um estado não diferençável do original (significa equivalente, porém, não idêntico). O modo como o objeto é reorientado (a forma de reorientação) denomina-se *operação de simetria*. O respectivo operador, ou parâmetro, chama-se *elemento de simetria*. Assim, *elementos de simetria* são pontos, linhas (retas, eixos) ou superfícies (planos) – ou também combinações destes –, com relação aos quais uma *operação de simetria* é realizada. O conhecido símbolo de *Yin – Yang*, na Figura 2.1, retornará à posição original (= equivalência) após uma reorientação espacial causada por um giro de 180°, seguida de inversão das cores.

Uma operação de simetria efetua uma rotação (giro), ou um espelhamento, etc., em uma molécula, resultando um *estado equivalente* da mesma; forma uma reprodução da molécula, podendo, ambas, ser colocadas uma sobre a outra, com coincidência de pontos (átomos), comprimentos e ângulos de ligação. O objeto e sua "imagem" podem ser *justapostos*, ao contrário da isomeria ótica, na qual a justaposição objeto/imagem é impossível.

Elementos de simetria são diferenciados em:

a) Elementos e operações de simetria SIMPLES:
Rotação (giro), espelhamento, inversão, translação.

b) Elementos e operações de simetria COMPOSTOS:
Rotação-espelhamento, rotação-inversão, rotação-translação (helicoidal), espelhamento-deslizamento.

O segundo grupo forma-se por acoplamento (ou combinação) de operações de simetria simples. Em espectroscopia vibracional costuma-se ainda diferençar entre:

Operações de simetria PRÓPRIAS (OU VERDADEIRAS): rotação

Operações de simetria IMPRÓPRIAS (OU NÃO-VERDADEIRAS): todas as demais.

2.1 ▸ SIMETRIA DE MOLÉCULAS LIVRES E DE REDES CRISTALINAS MOLECULARES

Moléculas no estado livre (em fase gasosa, à baixa pressão) não são influenciadas por interação com moléculas vizinhas, com relação à sua geometria. Em redes moleculares (cristais), a ordenação regular das moléculas no cristal pode ser estudada considerando-se as propriedades de simetria *da rede*. Nosso estudo não abordará com maiores detalhes a simetria de redes

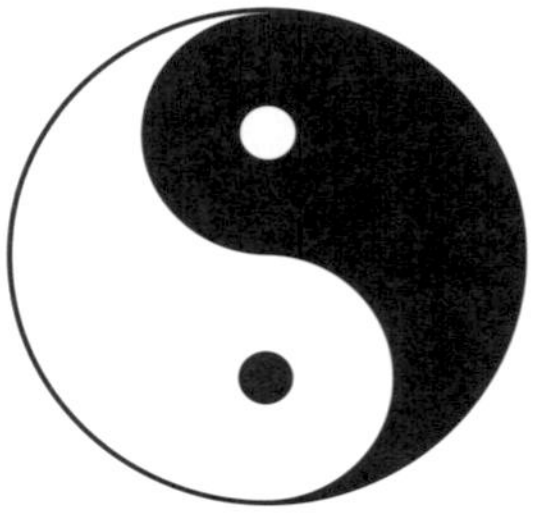

Figura 2.1 Símbolo de Yin – Yang.

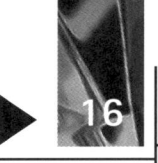

cristalinas, mas somente de moléculas livres. Convém lembrar, no entanto, que os símbolos utilizados para os dois tipos de estudos de simetria são diferentes. Para a simetria de moléculas livres é usada a simbologia de *Schoenflies** (Sch). Para a simetria de redes cristalinas, e cristalografia em geral, o sistema usado (simbologia) é o de *Hermann-Mauguin*** (HM).

A simetria de moléculas livres (como também de um objeto simples, por exemplo, um volante de automóvel), refere-se à SIMETRIA FECHADA DE OBJETOS ESPACIALMENTE DELIMITADOS, ou SIMETRIA PONTUAL. A simetria de uma rede cristalina (ou de um material semelhante, como um favo de mel), trata da SIMETRIA ABERTA DE OBJETOS "ILIMITADOS", ou SIMETRIA TRANSLACIONAL. O primeiro tipo (simetria pontual) leva aos chamados "GRUPOS PONTUAIS DE MOLÉCULAS" (Sch), o segundo (simetria translacional) origina os chamados "GRUPOS ESPACIAIS DE CRISTAIS" (HM).

A simetria de uma molécula livre pode ser descrita totalmente com auxílio dos elementos de simetria. Existem cinco tipos de elementos de simetria, dos quais um é *trivial*, ou neutro.

2.2 ▶ EIXO DE ROTAÇÃO (C_n)

A molécula que apresenta um eixo C_n pode girar em um ângulo $\varphi = 2\pi/n$ ($2\pi = 360°$) em torno deste eixo, sem que a sua posição se modifique, ou seja, a posição da molécula após o giro é *indiferençável* daquela antes da rotação, em relação ao um sistema de coordenadas externo. Alguns exemplos de eixos de rotação estão demonstrados na Figura 2.2.

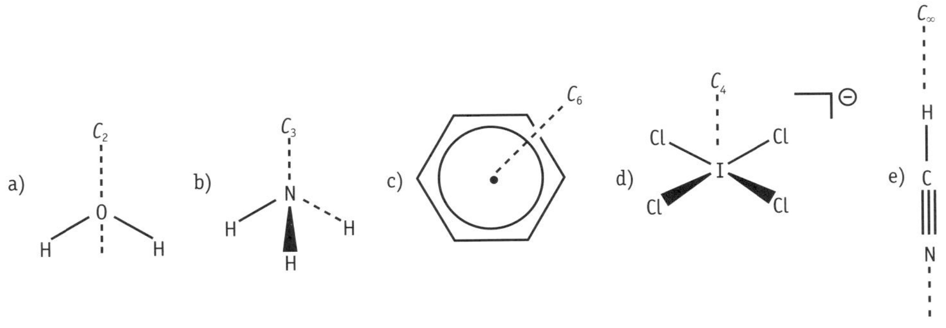

Figura 2.2 a) Eixo C_2: giro de um ângulo π (180°) alterna as posições dos átomos de H equivalentes da molécula de água; b) Três giros consecutivos de 120° reconduzem a molécula de amônia à posição inicial; c) O eixo C_6, perpendicular ao plano da figura, envolve seis giros de 60°; d) Quatro rotações de 90° não alteram a posição do íon ICl_4^-; e) $C\infty$, o eixo rotacional das moléculas lineares assimétricas: rotação de qualquer ângulo neste eixo não modifica a posição dos átomos. ($2\pi/\mathbf{n} = 360°/\mathbf{n}$ = ângulo do eixo rotacional, φ! Para $\varphi = 360°/\mathbf{2} = 180°$ significa **2** giros de 180° = 360°).

n denomina-se ORDEM do eixo rotacional e expressa a fração de um giro completo. Todos os símbolos utilizados para caracterização ou identificação de ELEMENTOS DE SIMETRIA identificam ao mesmo tempo a correspondente OPERAÇÃO DE SIMETRIA. Por exemplo, C_n não representa apenas um eixo rotacional de ordem n, porém também a realização de um giro da molécula (no *sentido horário*), em um ângulo $2\pi/n$ em torno do eixo C_n (operação). A Tabela 2.1 apresenta algumas relações para eixos rotacionais; a Tabela 2.2 resume a sistemática para eixos rotacionais C_n.

▶ Exemplos:

$C_3^1 \quad \varphi = 120° = 1.2\pi/3 = C_3^+ \ (+120°)$
$C_3^2 \quad \varphi = 240° = 2.2\pi/3 = C_3^- \ (-120°)$
$C_3^3 \quad \varphi = 360° = 3.2\pi/3 = C_1 = E$ (Identidade)

$C_4^1 \quad \varphi = 90° = 1.2\pi/4 = C_4^+ \ (+90°)$
$C_4^2 \quad \varphi = 180° = 2.2\pi/4 = C_2 \ (180°)$
$C_4^3 \quad \varphi = 270° = 3.2\pi/4 = C_4^- \ (-90°)$
$C_4^4 \quad \varphi = 360° = 4.2\pi/4 = C_1 = E$

▶ Observações:

1) No caso da existência de vários eixos rotacionais diferentes espacialmente, o eixo principal é aquele de maior *ordem* (maior valor de n).

2) Eixos duplos ($n = 2$) ocorrem em diferentes grupos de C_2. Ex., moléculas tetragonais planas.

3) Um eixo C_5 (ou **5**) não ocorre em cristalografia porque não permite um preenchimento completo do espaço.

Tabela 2.1 Eixos rotacionais C_n: Relações

Sch	HM	$2\pi/n$	φ(°)	ordem
$C_1 = E$	1	$2\pi/1$	360	um
C_2	2	$2\pi/2$	180	dois
C_3	3	$2\pi/3$	120	três
C_4	4	$2\pi/4$	90	quatro
C_5	–*	$2\pi/5$	72	cinco
C_6	6	$2\pi/6$	60	seis

* *Não ocorre em cristais.*

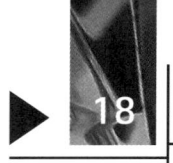

Tabela 2.2 Sistemática dos eixos rotacionais C_n

C_n	Símbolo	$\varphi(°)$	Operação
C_1	–	2π	E
C_2	⬮	$\pi(= 2\pi/2)$	C_2^1
		2π	$C_2^2 = E$
C_3	▲	$2\pi/3$	$C_3^1 = C_3^+$
		$2.2\pi/3$	$C_3^2 = C_3^-$
		$3.2\pi/3$	$C_3^3 = E$
C_4	■	$\pi/2\ (= 2\pi/4)$	$C_4^1 = C_4^+$
		$2.\pi/2$	$C_4^2 = C_2$
		$3.\pi/2$	$C_4^3 = C_4^-$
		$4.\pi/2$	$C_4^4 = E$
C_5	⬟	$2\pi/5$	$C_5^1 = C_5^+$
		$2.2\pi/5$	$C_5^2 = C_5^{-3}$
		$3.2\pi/5$	$C_5^3 = C_5^{-2}$
		$4.2\pi/5$	$C_5^4 = C_5^-$
		$5.2\pi/5$	$C_5^5 = E$
$C_6 - C_8$ [1] $C\infty$ [2]			

[1] *Ordem máxima na simetria molecular (com n finito)*

[2] *Significa: rotação de qualquer ângulo neste eixo, trata-se de um objeto rotassimétrico, como uma esfera (átomo), ou um cilindro.*

2.3 ▸ PLANO ESPECULAR (σ, TAMBÉM PLANO DE ESPELHAMENTO OU DE REFLEXÃO)

A operação é o espelhamento em um plano σ. Os átomos correspondentes trocam (alternam) suas posições. Uma molécula que possui um plano especular (ou de espelhamento) σ não modifica sua posição quando todos os átomos são espelhados neste plano. Por exemplo, plano especular *xy*. O espelhamento produz modificação de todas as coordenadas atômicas, $z \rightarrow -z$, e nenhuma mudança na posição da molécula.

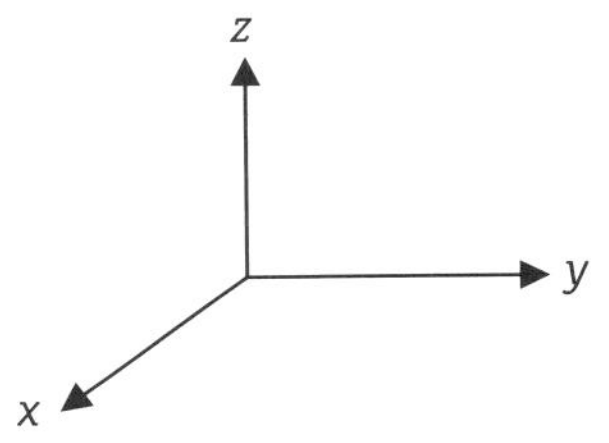

A Figura 2.3 mostra alguns exemplos de moléculas que apresentam planos especulares. Difluormetano (Figura 2.3.a) possui dois planos especulares σ_v perpendiculares entre si. Ambos os planos especulares contêm o eixo rotacional C_2. O índice "v" está para "vertical". Em geral, o eixo rotacional de maior ordem (maior valor de n) é considerado o eixo vertical. Planos especulares σ_v são paralelos ao eixo vertical. Na molécula planar BF_3 (Figura 2.3.b) o eixo rotacional C_3, perpendicular ao plano da molécula, possui ordem máxima, portanto, é o eixo *vertical*. Existem três planos especulares σ_v paralelos a C_3. O plano molecular representa também um plano especular, perpendicular a C_3, portanto *horizontal*, σ_h. Na molécula de anilina (Figura 2.3.c) os dois átomos de hidrogênio do grupo amino não se encontram no mesmo plano do resto da molécula. Como a molécula não possui eixo rotacional para definir a direção vertical, o plano especular que divide ao meio o grupo fenila (e o átomo de nitrogênio) é classificado apenas como σ. A molécula de aleno (propadieno, Figura 2.3.d), na qual os dois grupos CH_2 encontram-se em dois planos perpendiculares um ao outro, contém dois planos especulares que cortam ao meio os ângulos entre os dois eixos rotacionais C_2' (*bissetrizes* a estes ângulos). Estes planos especulares são classificados como *diagonais* ou planos *diédricos*, σ_d. O símbolo σ identifica não apenas um plano especular, mas também a correspondente operação de simetria (espelhamento). O símbolo de HM para um plano especular é m, sem qualquer diferenciação para os planos especulares.

2.4 ▸ CENTRO DE INVERSÃO (i)

Quando uma molécula possui um centro de inversão i, sua posição permanece inalterada quando ocorre um espelhamento de todos os átomos neste ponto, o que implica a mudança de todas as coordenadas atômicas (x, y, z) para $(-x, -y, -z)$. O processo denomina-se *inversão*.

Alguns exemplos de moléculas com centro de inversão são: o íon hexacianoferrato(III) (Figura 2.4.a), com estrutura octaédrica, naftaleno (Figura 2.4.b) e *trans*-difluoretileno (Figura 2.4.c). Convém notar que *cis*-difluoretileno não apresenta centro de inversão.

O símbolo i representa também a *operação de simetria* que modifica todas as coordenadas atômicas (x, y, z) para $(-x, -y, -z)$, onde o centro de inversão determina a origem das coordenadas. O símbolo de HM para o centro de inversão é $\bar{1}$, e seu significado será esclarecido na próxima secção.

2.5 ▸ EIXO DE ROTAÇÃO-ESPELHAMENTO (S_n)

Quando uma molécula possui um eixo de rotação-espelhamento de ordem n, sua posição não se modifica quando se efetua um giro $2\pi/n$ neste eixo, seguido de espelhamento

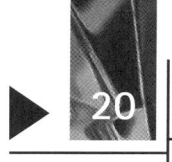

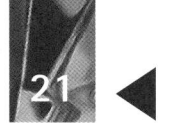

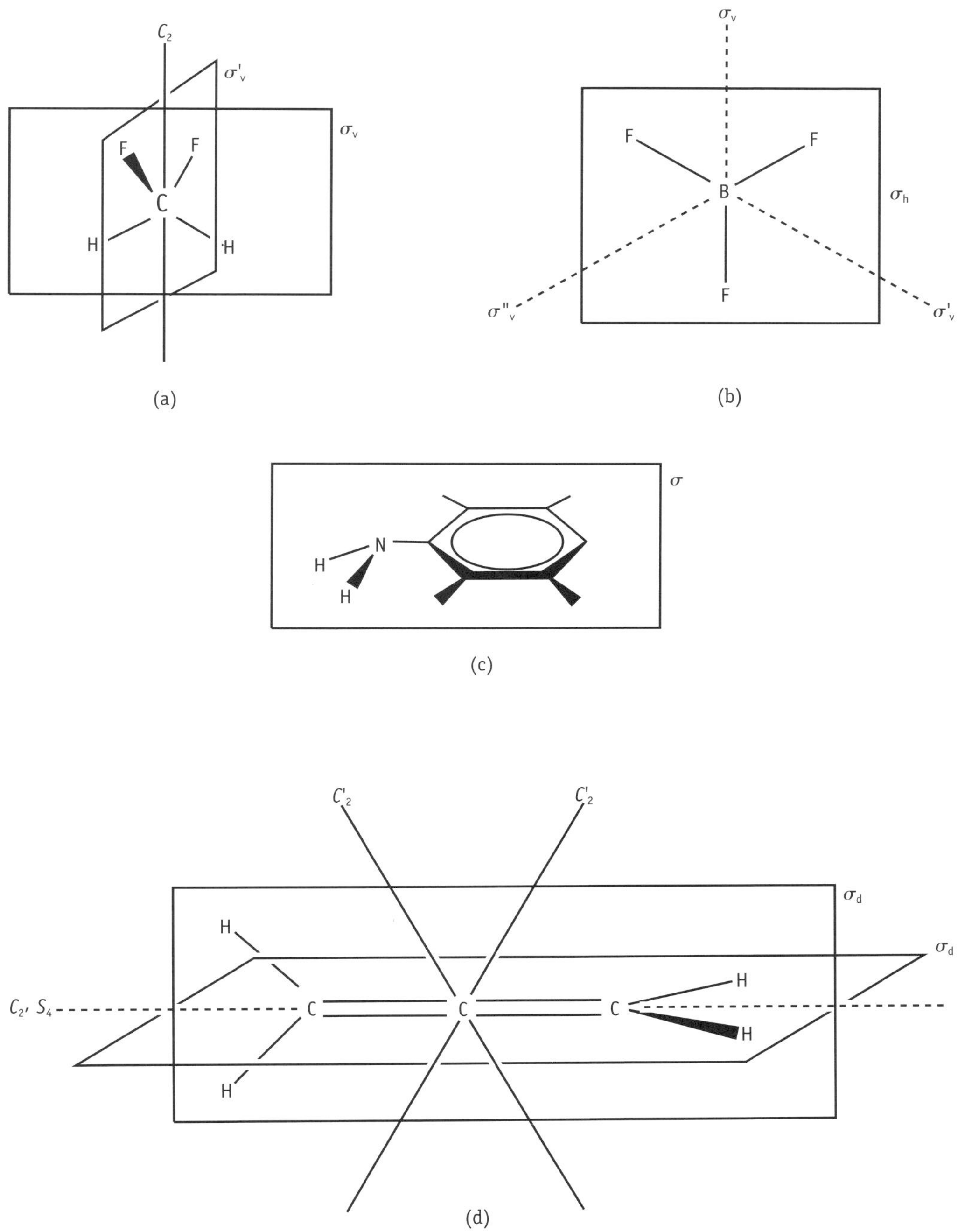

Figura 2.3 Moléculas com plano especular σ.

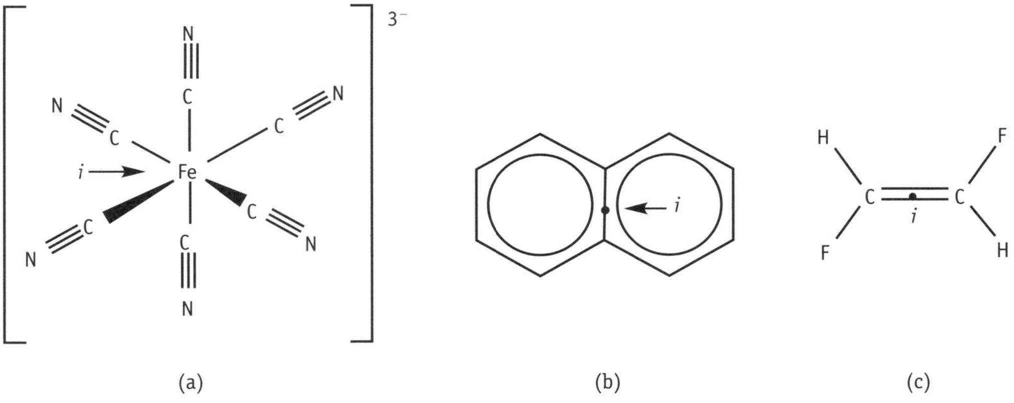

Figura 2.4 Compostos com centro de inversão *i*.

em um plano especular perpendicular ao eixo, que passa pelo centro da molécula. O plano de reflexão não precisa ser, necessariamente, um plano especular da molécula. Pode-se deduzir facilmente que S_1 é idêntico a σ, e que, no caso de *trans*-difluoretileno (Figura 2.4.c), S_2 é idêntico a *i*. A molécula planar BF_3 (Figura 2.3.b) apresenta um eixo S_3 perpendicular ao plano σ_h. Este eixo S_3 é uma das diferenças entre moléculas AB_3 piramidais, como NH_3 (Figura 2.2 b), e moléculas planares do mesmo tipo. A molécula de aleno (Figura 2.5.a) apresenta um eixo S_4, o qual coincide com a linha de intersecção dos dois planos especulares σ_d. Visualizando-se a molécula ao longo do eixo S_4, pode-se constatar que um giro de 90° ($2\pi/4$) seguido de espelhamento em um plano situado perpendicularmente a este eixo, e localizado no centro da molécula, mantém inalterada a posição da mesma. Na molécula de etano (H_3C-CH_3) – no estado fundamental – os dois grupos CH_3 encontram-se em posição estrelada. Olhando-se a molécula ao longo da ligação C-C, tem-se a perspectiva apresentada na Figura 2.5.b. Pode-se reconhecer facilmente que a ligação C-C situa-se em um eixo de rotação-espelhamento S_6.

Ferroceno (Figura 2.5.c) é obtido a partir da reação de um íon Fe^{2+} com dois ânions ciclopentadienila $[C_5H_5]^-$, sistema doador de 6 elétrons. Os dois anéis C_5H_5 são planares e simétricos (eixo rotacional C_5 perpendicular ao plano do anel). Como os átomos de carbono dos dois anéis estão situados em posições intermediárias (não coincidentes), a molécula de ferroceno possui um eixo de rotação-espelhamento S_{10}. Como para os demais elementos de simetria, o símbolo S_n identifica também a *operação de simetria* que consiste em um giro $2\pi/n$ seguido de espelhamento em um plano perpendicular ao eixo, e situado no centro da molécula.

O sistema de HM (cristalografia) para esta operação de simetria não é diferente apenas no símbolo. Em vez de uma combinação de giro e espelhamento, usa como operação

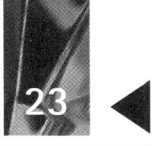

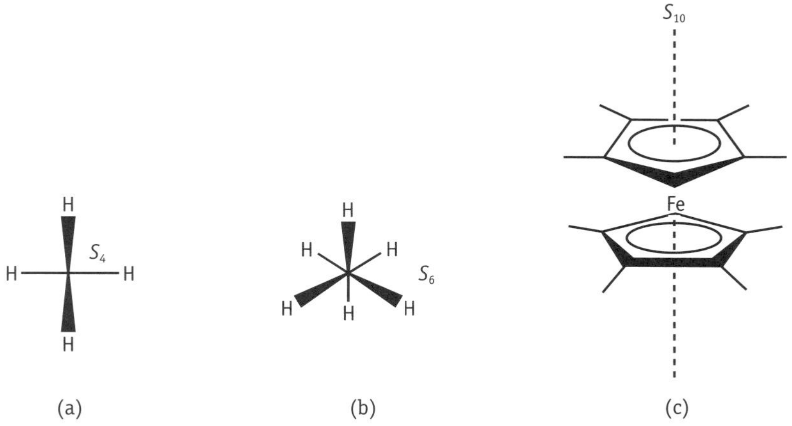

Figura 2.5 Moléculas com eixos de rotação-espelhamento S_n (discussão no texto).

de simetria uma combinação de giro e inversão, o eixo de *rotação-inversão*. Moléculas com um eixo de rotação-inversão de ordem n não alteram sua posição quando submetidas a uma operação de rotação em um ângulo $2\pi/n$, seguida de uma inversão no centro da molécula. Este centro não precisa ser, obrigatoriamente, um *centro de inversão*. O símbolo de HM para este elemento de simetria é $\bar{n}$. Quando se considera os exemplos discutidos anteriormente, pode-se reconhecer que para BF_3 (Figura 2.3.b) o eixo S_3 corresponde a $\bar{6}$, e para a molécula de aleno (Figura 2.5.a), S_4 equivale a $\bar{4}$. Para etano (Figura 2.5.b), S_6 corresponde ao elemento de simetria $\bar{3}$, e para ferroceno (Figura 2.5.c) S_{10} equivale a $\bar{5}$. De maneira geral, S_{2n+1} é equivalente a $\overline{4n+2}$, e S_{2n} corresponde a $\bar{n}$, para n ímpar, e a $\overline{2n}$ quando n é par.

Por definição, $S_n = C_n \times \sigma$, e $\bar{n} = C_n \times i$.

2.6 ▸ IDENTIDADE (*E*, *I*)

Todas as moléculas possuem a Identidade E como elemento de simetria. E é idêntico ao eixo rotacional C_1, o que significa que o giro de uma molécula de 2π (360°) não altera a sua posição. Este elemento de simetria, aparentemente trivial, terá sua utilidade comprovada nos próximos capítulos. E funciona como elemento neutro (como zero na adição e 1 na multiplicação). O símbolo E, ou I, está também para a "operação de simetria" que consiste em não alterar a posição da molécula. O símbolo de HM para a Identidade é 1.

2.7 ▸ CORRELAÇÃO DA SIMBOLOGIA DE SCHOENFLIES E HERMANN-MAUGUIN PARA ELEMENTOS DE SIMETRIA

Tabela 2.3 Correlação da simbologia de Schoenflies e Hermann-Mauguin para elementos de simetria

Schoenflies	*Hermann-Mauguin*	*Schoenflies*	*Hermann-Mauguin*
$E = C_1$	1	$S_1 = \sigma$	$\bar{2} \equiv m$
C_2	2	$S_2 = i$	$\bar{1}$
C_3	3	S_3	$\bar{6}$
C_4	4	S_4	$\bar{4}$
C_5	5	S_5	$\overline{10}$
C_6	6	S_6	$\bar{3}$
⋮	⋮	S_7	$\overline{14}$
C_n	n	S_8	$\bar{8}$
$\sigma_{v,h,d}$	m	⋮	⋮
i	$\bar{1}$	S_{2n+1}	$\overline{4n+2}$
		S_{2n}	$\begin{cases} \bar{n} \ (n \text{ ímpar}) \\ \overline{2n} \ (n \text{ par}) \end{cases}$

2.8 ▸ MULTIPLICAÇÃO DE OPERAÇÕES DE SIMETRIA E ELEMENTOS DE SIMETRIA

Para duas operações de simetria **A** e **B** realizadas uma após a outra, escreve-se: **B** x **A**. Significa que primeiramente a operação **A** é realizada e, somente após, a operação **B**. Para a molécula de difluormetano (Figura 2.3.a) o resultado de um giro em um eixo C_2 seguido de um espelhamento σ_v é equivalente à operação simples σ'_v, conforme mostra a Figura 2.6. Esta equivalência é expressa pela equação:

$$\sigma_v \times C_2 = \sigma'_v \tag{2.1}$$

Se σ_v e C_2 identificam símbolos de elementos de simetria, a Equação 2.1 significa que uma molécula que apresenta um eixo C_2 e um plano σ_v necessariamente deverá apresentar também um segundo plano especular σ'_v. Diz-se que os elementos de simetria C_2 e σ_v *geram* o elemento σ'_v.

Na Figura 2.6 é demonstrado, além disso, que para CH_2F_2 é válida também a expressão:

$$\sigma_v \times C_2 = C_2 \times \sigma_v \quad (2.2)$$

Quando, em geral, para duas operações **A** e **B** a relação **A** x **B** = **B** x **A** é verdadeira, diz-se que **A** e **B** *comutam*, ou são *comutativas*. Se, no entanto, **A** x **B** ≠ **B** x **A**, então **A** x **B** não comutam, são *não-comutativas*. Um exemplo para duas operação não-comutativas é o par C_3 e σ_v para trifluoreto de boro (Figura 2.3.b). Na Figura 2.7 está indicado que:

$$C_3 \times \sigma_v \neq \sigma_v \times C_3 \quad (2.3)$$

Operações de simetria podem ser realizadas mais de uma vez. Isso é representado elevando-se a operação à potência correspondente. Por exemplo, C_2^2 significa a realização de dois giros $2\pi/2$ no sentido horário em torno do eixo C_2. O resultado final é um giro igual a 2π, ou

$$C_2^2 = E \quad (2.4)$$

Da mesma forma

$$\sigma^2_{h,v,d} = i^2 = E \quad (2.5)$$

Para rotações em torno de eixos C_n com $n > 2$, a *direção* do giro é significativa. Na Figura 2.8 encontra-se representada a operação C_3^2 para BF_3. Pode-se reconhecer facilmente que esta operação não é idêntica à mesma operação realizada no sentido anti-horário (como acontece para eixos rotacionais de ordem 2).

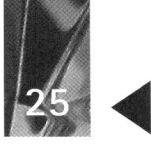

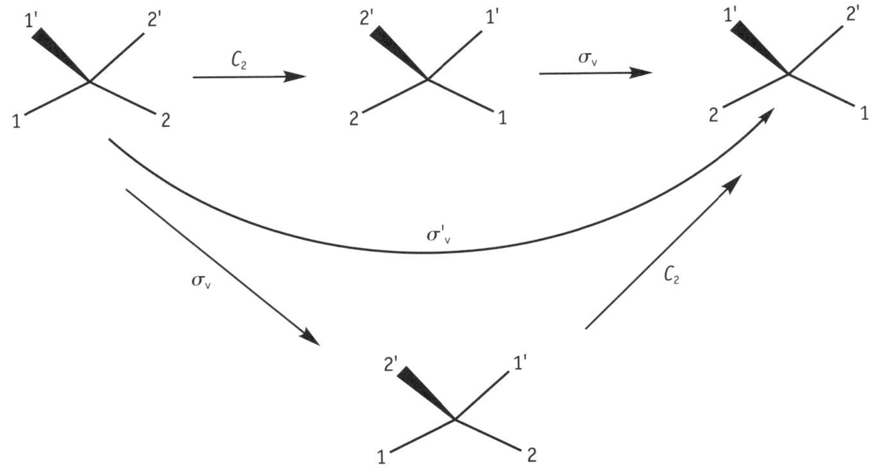

Figura 2.6 Demonstração de que para a molécula CH_2F_2 vale a relação $\sigma_v \times C_2 = C_2 \times \sigma_v = \sigma'_v$.

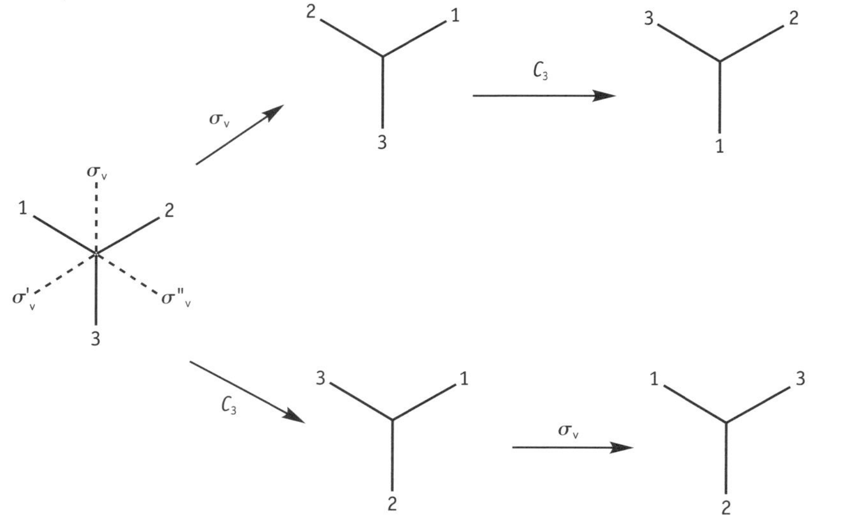

Figura 2.7 Comprovação de que para a molécula BF_3 é válida a relação $C_3 \times \sigma_v \neq \sigma_v \times C_3$.

A operação S_n pode, da mesma forma, ser elevada a uma potência. O exemplo para a molécula de aleno (Figura 2.9), mostra que:

$$S_4^2 = C_2 \tag{2.6}$$

Para S_n^n valem as equações

$$S_n^n = E \quad \text{para valores } \textbf{pares} \text{ de } n \tag{2.7}$$

$$S_n^n = \sigma_h \quad \text{para valores } \textbf{ímpares} \text{ de } n \tag{2.8}$$

Para cada operação de simetria **A** existe uma *operação inversa* $\mathbf{A}^{-1}$, que torna sem efeito a primeira (**A**). Não há dúvida que as operações σ e i são idênticas às suas operações inversas:

$$\sigma^{-1} = \sigma; \, i^{-1} = i \tag{2.9}$$

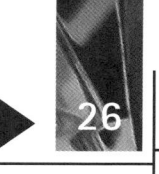

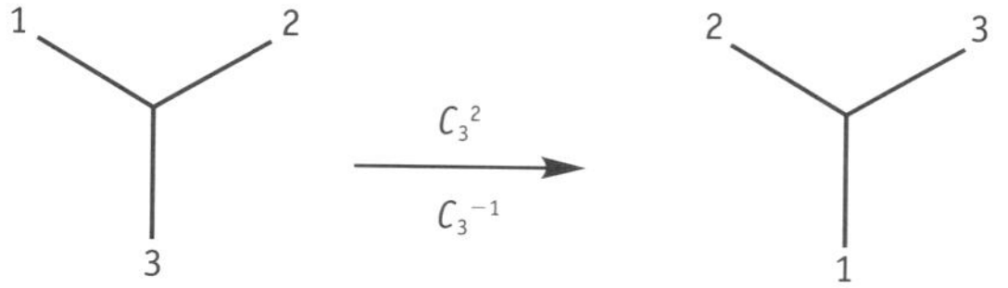

Figura 2.8 Representação das operações de simetria C_3^2 e C_3^{-1} para BF_3.

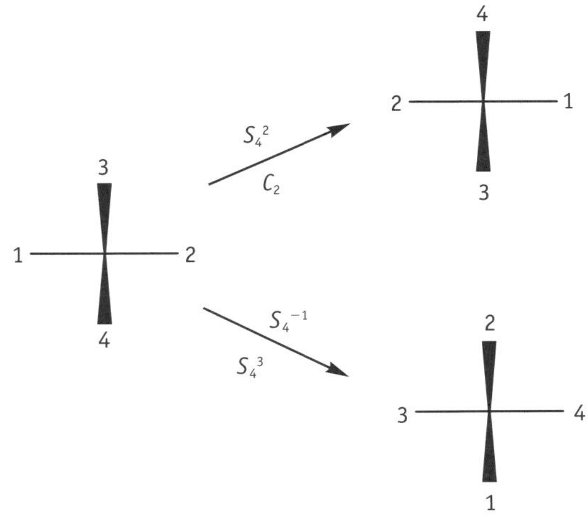

Figura 2.9 Representação das operações de simetria S_4^2 e S_4^3 para aleno.

Além disso,

$$C_2^{-1} = C_2 \tag{2.10}$$

onde C_2^{-1} significa um giro de π no sentido anti-horário em torno do eixo C_2. Para $n >$ 2, no entanto, a operação C_n não é mais igual à operação inversa. Esta correlação encontra-se demonstrada no exemplo da Figura 2.8, para trifluoreto de boro

$$C_3^{-1} = C_3^2 \tag{2.11}$$

de onde também extrai-se a relação geral

$$C_n^{-1} = C_n^{n-1} \tag{2.12}$$

A operação inversa S_n^{-1} significa um giro de $2\pi/n$ no sentido anti-horário, seguido de espelhamento em um plano perpendicular a S_n, e que passa pelo centro da molécula. Como o espelhamento é idêntico ao seu próprio inverso, apenas o sentido inverso da rotação precisa ser observado. A operação S_4^{-1} está representada na Figura 2.9. Neste caso especial da molécula de aleno vale

$$S_4^{-1} = S_4^3 \tag{2.13}$$

De maneira geral são válidas as relações

$$S_n^{-1} = S_n^{2n-1} \text{ (para qualquer caso)}$$

$$S_4^{-1} = S_4^{-1} \text{ (para valores pares de } n) \tag{2.14}$$

Notas

* **Arthur Moritz Schoenflies** (17 de abril de 1853 – 27 maio de 1928). Professor alemão, trabalhou primeiramente com geometria e cinemática, tornando-se conhecido pelos trabalhos teóricos sobre cristalografia. Em 1880 Klein alertara para a necessidade de encontrar-se os grupos espaciais cristalográficos. Já em 1891Schönflies conseguiu deduzir a lista completa com os 230 grupos espaciais cristalográficos, publicando-a em 1892 com base nos mais recentes conceitos da teoria de grupos.

** **Carl Hermann** (17 de junho de 1898 – 12 de setembro de 1961). Professor alemão de cristalografia. Juntamente com Charles-Victor Mauguin (19 de julho de 1878 – 25 de abril de 1958, professor francês de mineralogia), formulou um sistema internacional de notação para grupos cristalográficos. Foi pupilo de Max Born e Werner Heisenberg.

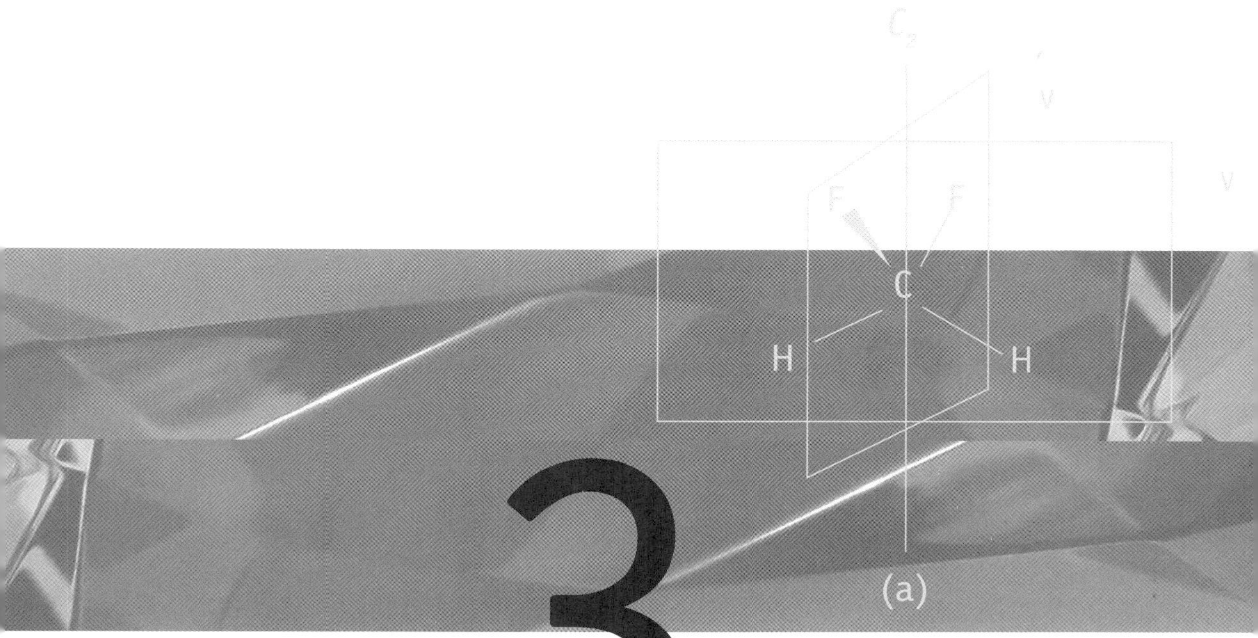

3 GRUPOS PONTUAIS

Toda molécula apresenta no mínimo *um ponto*, cuja posição no espaço permanece inalterada, seja qual for o número de operações de simetria que possam ser aplicadas à mesma. Um exemplo de ponto desse tipo é o centro da molécula de benzeno (Figura 2.2.c). Por esta razão, o conjunto total de elementos de simetria de uma molécula é denominado um *Grupo Pontual* (uma denominação equivalente, bastante frequente, é *Grupo de Simetria*). Um grupo pontual deve ser claramente diferençado de um *Grupo Espacial*, o qual descreve um conjunto de elementos de simetria que contém também elementos de *translação*. Tais elementos são bastante importantes para a ordenação regular de moléculas em cristais, porém, não o são para moléculas livres. Um grupo pontual é um exemplo especial do conceito de GRUPOS em geral, o qual representa os fundamentos da *Teoria de Grupos*, e do qual trataremos mais detalhadamente na Seção 3.13.

Se fôssemos relacionar todos os elementos de simetria para todas as moléculas conhecidas, imediatamente ficaria claro que o número de combinações possíveis é limitado, o que significa que também o número de grupos pontuais é limitado. Disso resulta que muitas moléculas diferentes podem pertencer ao mesmo grupo pontual. Por exemplo, H_2O (Figura 2.2.a) e CH_2F_2 (Figura 2.3.a) devem pertencer ao mesmo grupo pontual, já que ambas apresentam apenas os elementos de simetria E, C_2, σ_v e σ'_v. Para cada grupo pontual existe um determinado símbolo – por exemplo, C_{2v}, para a mencionada combinação dos elementos de simetria E, C_2, σ_v e σ'_v. É, no entanto, bastante prático ordenar em *classes* os grupos pontuais que apresentam determinados tipos de elementos de simetria em comum. Por exemplo, o símbolo C_{nv} identifica todos os grupos pontuais que possuem os elementos de simetria E, C_n e $n\sigma_v$. A seguir discutiremos os grupos pontuais dessa forma, agrupados em classes. Para a enumeração dos elementos de simetria deixaremos de considerar a Identidade E, a qual está presente, necessariamente, em todos os grupos pontuais.

3.1 ▶ GRUPOS PONTUAIS C_n

Grupos pontuais dessa classe contêm o elemento de simetria C_n. Além disso, contêm também os elementos C_n^2, C_n^3, C_n^4, ... C_n^{n-1}, os quais, na verdade, não são elementos de simetria, porém são necessários por definição de grupo. Seu significado será explicado na Seção 3.13. Como no presente estágio nossa preocupação é ainda (e somente) a ordenação de uma dada molécula a um grupo pontual, podemos, por hora, ignorar estes elementos adicionais.

a) C_1

Este grupo pontual contém apenas o elemento $C_1 = E$ (Identidade), ou seja, um giro de um ângulo 2π não modifica a configuração da molécula. É a *mínima* simetria que uma molécula pode apresentar. Um exemplo é o metano substituído, CHFClBr, representado na Figura 3.1.

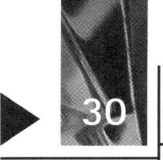

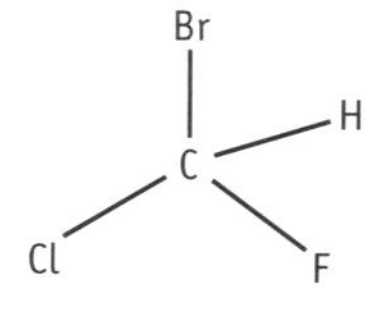

Figura 3.1 Exemplo para o grupo pontual C_1.

b) C_2

Além de E, o único elemento de simetria neste grupo pontual é um eixo rotacional C_2. Não existem muitas moléculas pertencentes a este grupo pontual. Um exemplo conhecido é o peróxido de hidrogênio (Figura 3.2): o ângulo entre os dois planos definidos pelos átomos OOH é igual a 94°, e o eixo C_2 o divide em duas metades iguais. Outros exemplos conhecidos são as moléculas análogas O_2F_2, H_2S_2, S_2Cl_2, a forma "gauche" de N_2H_4, e moléculas semelhantes X_2Y_4, nas quais as metades moleculares encontram-se distorcidas uma em relação à outra em um ângulo diferente de zero e 180°. Raras são as moléculas que pertencem a grupos pontuais C_n com $n > 2$.

3.2 ▶ GRUPOS PONTUAIS S_n

Um grupo pontual S_n contém o elemento de simetria S_n. Além deste, contém ainda os elementos S_n^2, S_n^3, S_n^4, ... S_n^{n-1}. Perpendicular ao eixo S_n não pode existir qualquer plano especular. Portanto, neste grupo pontual n será sempre um número **par** (já foi visto que: $S_n^n =$ E, $n \rightarrow par$, $S_n^n = \sigma_h$, $n \rightarrow ímpar$).

a) $S_2 \equiv C_i$

O único elemento de simetria deste grupo pontual é um eixo de rotação-espelhamento S_2, que é equivalente a um *centro de inversão*. Um exemplo de molécula pertencente a este grupo pontual é o isômero do FClHC–CHClF no qual os átomos de H, F e Cl em ambos os átomos de carbono encontram-se em configuração estrelada, e todos os pares de átomos iguais

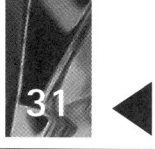

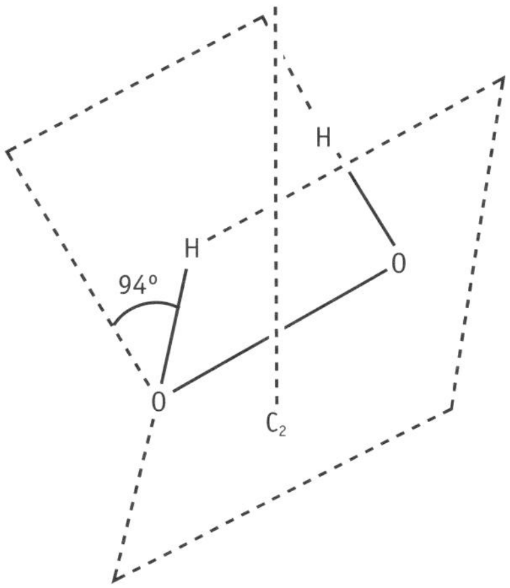

Figura 3.2 H_2O_2 como exemplo para o grupo pontual C_2.

estão em posição *trans* um em relação ao outro. Esta molécula está representada na Figura 3.3. C_i é um símbolo alternativo para este grupo pontual.

b) S_4

Os elementos deste grupo pontual são: S_4, S_4^2 ($=C_2$) e S_4^3. Moléculas pertencentes aos grupos pontuais S_n com $n > 2$ são bastante raras, motivo porque estes grupos pontuais são pouco importantes.

3.3 ▶ GRUPOS PONTUAIS C_{nv}

Um Grupo Pontual C_{nv} possui um eixo de rotação C_n e n planos especulares σ, todos contendo C_n. Ainda contém todos os elementos que se formam pela elevação de C_n às potências 2, 3, 4, ... $(n-1)$.

a) $C_{1v} \equiv C_s$

O único elemento de simetria deste grupo pontual é um *plano especular*. C_s (denominação habitual deste grupo) é um grupo extremamente frequente, já que é o grupo pontual ao qual pertence qualquer molécula planar, que nenhum outro elemento de simetria apresenta. Um exemplo é a molécula de fenol (Figura 3.4.a). Também algumas moléculas não-planares pertencem a este grupo, entre outras, anilina (Figura 2.4.b) e óxido de octaenxofre, S_8O (Figura 3.4.b), assim como cloreto de nitrosila (ClNO), cloreto de tionila ($SOCl_2$) e ácido ciânico (HOCN).

b) C_{2v}

Este grupo pontual contém um eixo rotacional C_2 e dois planos especulares verticais σ_v. A este grupo pontual, de enorme frequência, pertencem, por exemplo, H_2O, *orto* e *meta*-diclorobenzeno (Figura 3.5), CH_2F_2 e muitas outras moléculas.

c) C_{3v}

Este grupo pontual contém o elemento de simetria C_3 e três σ_v, além de C_3^2, produzido por C_3. Tal qual o grupo pontual anterior, C_{2v}, frequentemente usado como modelo de um grupo pontual com um eixo rotacional duplo, o grupo C_{3v} é também usado como exemplo

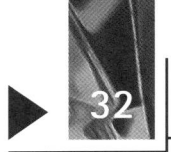

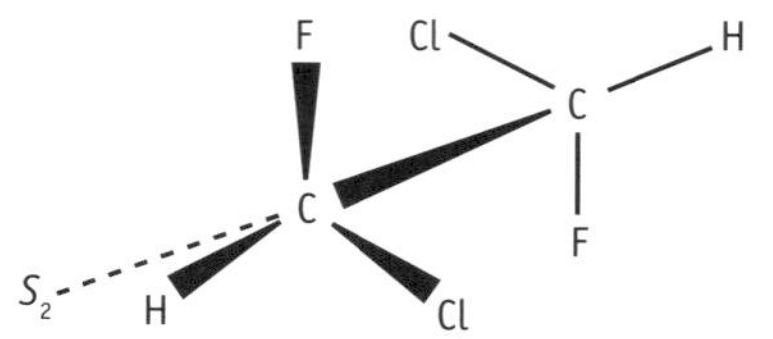

Figura 3.3 Exemplo para o grupo pontual C_i.

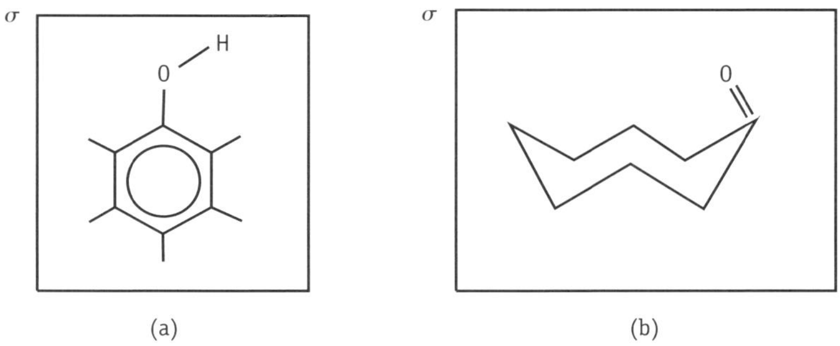

Figura 3.4 C_6H_5OH (a) e S_8O (b) como exemplos para o grupo pontual C_s. Em (b) encontra-se um átomo de enxofre em cada vértice do anel.

de grupo pontual com eixo rotacional de ordem superior. Pertencem a este grupo pontual todas as moléculas piramidais, como amônia (NH_3, Figura 3.6), fosfina (PH_3), arsina (AsH_3), fluoreto de nitrogênio (NF_3), bem como os haletos de metila (CH_3X), o íon tiosulfato ($S_2O_3^{2-}$), cloreto de fosforila ($POCl_3$) e PCl_4F.

d) C_{4v}

Os elementos de simetria deste grupo pontual são: um eixo de rotação C_4 (assim como $C_4^2 = C_2$ e $C_4^3 = C_4^{-1}$) e quatro planos especulares σ, mais exatamente, dois σ_v e dois σ_d. Moléculas pertencentes a este grupo pontual são, por exemplo, $XeOF_4$ (Figura 3.7) e IF_5, a qual apresenta uma estrutura quadrada-piramidal, com quatro átomos de flúor ocupando os vértices, o átomo de iodo no centro do quadrado e o quinto átomo de flúor situado no vértice da pirâmide. Moléculas pertencentes a grupos pontuais C_{nv} com $n > 4$ são muito raras, com exceção do importante grupo pontual $C_{\infty v}$.

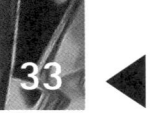

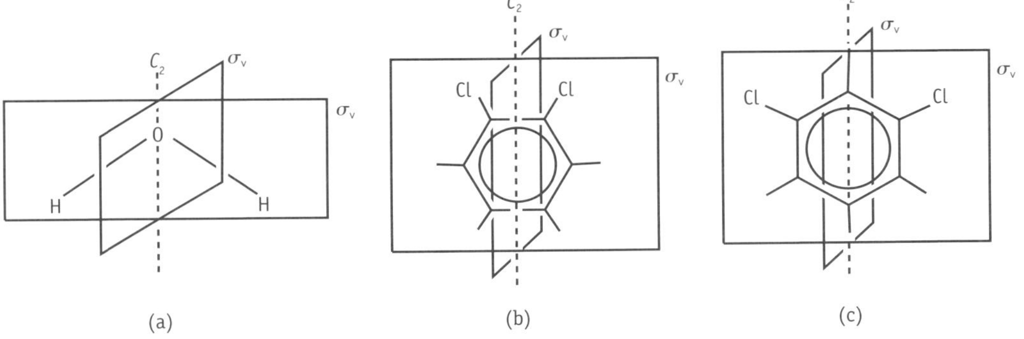

Figura 3.5 Exemplos de moléculas pertencentes ao grupo pontual C_{2v}.

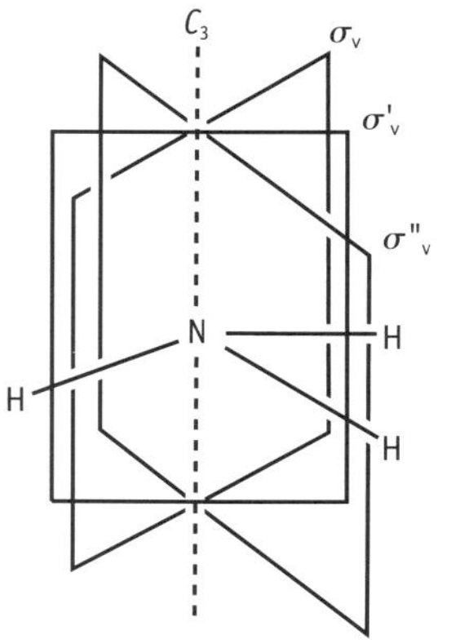

Figura 3.6 NH_3 como exemplo para o grupo pontual C_{3v}.

e) $C_{\infty v}$

Este grupo pontual contém um número infinito de planos especulares σ_v e um eixo C_∞^ϕ, onde ϕ representa um ângulo de rotação qualquer. Também os eixos $C_\infty^{2\phi}$, $C_\infty^{3\phi}$, ... e $C_\infty^{-2\phi}$, $C_\infty^{-3\phi}$,

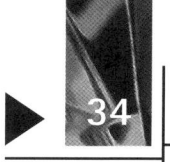

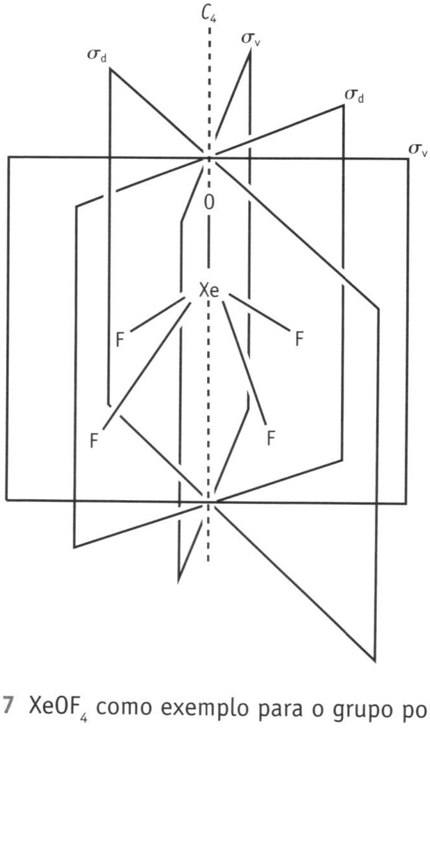

Figura 3.7 $XeOF_4$ como exemplo para o grupo pontual C_{4v}.

... são elementos deste grupo. Pertencem a este grupo todas as moléculas lineares assimétricas, como, por exemplo, HCN (Figura 2.2.e) e OCS. Cada plano que contém o eixo C_∞ é um plano especular σ_v da molécula.

3.4 ▸ GRUPOS PONTUAIS D_n

Um grupo pontual D_n contém o elemento de simetria C_n e n eixos C_2. Os eixos C_2 são perpendiculares a C_n e encerram entre si ângulos iguais. Um grupo pontual D_n contém ainda os elementos gerados pela elevação de C_n às potencias 2, 3, 4, ... $(n-1)$, C_n^2, C_n^3, ... C_n^{n-1}.

a) $D_1 \equiv C_2$

Este grupo pontual contém um eixo C_1 $(=E)$ e um eixo C_2. É equivalente ao grupo pontual C_2.

b) D_2

Este grupo pontual contém três eixos rotacionais C_2 perpendiculares entre si. De maneira geral, obtém-se uma molécula D_n quando se junta as "costas" de duas moléculas ou fragmentos C_{nv}, de maneira que uma metade fique posicionada em um ângulo qualquer diferente de $m\pi/n$ em relação à outra, onde m representa um número inteiro e n é a ordem dos eixos C_{nv} das moléculas ou fragmentos de origem.

Por exemplo, os dois fragmentos CH_2 da molécula de etileno, $H_2C{=}CH_2$, pertencem ao grupo pontual C_{2v}. Juntando-se os dois fragmentos para formação da molécula $H_2C{=}CH_2$, de forma que o ângulo entre os dois planos CH_2 seja diferente de $m\pi/2$, a molécula pertencerá ao grupo D_2 (Figura 3.8). Apesar de C_2H_4 ser uma molécula planar no estado fundamental, em um estado muito excitado os dois grupos CH_2 encontram-se distorcidos em um ângulo menor do que $\pi/2$ (< 90°) um em relação ao outro, e este estado pertence ao grupo pontual D_2.

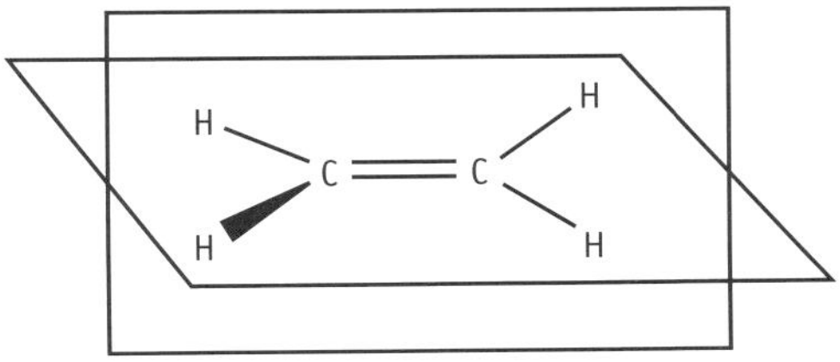

Figura 3.8 Um estado excitado, não planar, do etileno como exemplo para o grupo pontual D_2.

c) D_3

O grupo pontual D_3 contém um eixo C_3 e três eixos C_2 (além de $C_3^2 = C_3^{-1}$). Os eixos C_2 são perpendiculares a C_3 e formam entre si ângulos de 120°.

Se dois grupos CH_3, cada um pertencente ao grupo pontual C_{3v}, fossem acoplados para formação da molécula de etano, de forma que ambos ficassem distorcidos em um ângulo diferente de $m\pi/3$, esta molécula pertenceria ao grupo D_3. No entanto, não se conhece nenhum estado do etano com tal configuração.

Moléculas que pertencem a grupos pontuais D_n com $n > 3$ são ainda mais raras do que aquelas com $n = 3$.

3.5 ▶ GRUPOS PONTUAIS C_{nh}

Um grupo pontual C_{nh} contém o elemento de simetria C_n e, perpendicular a C_n, um plano especular σ_h. Quando n é um número par, o grupo pontual também contém necessariamente um centro de inversão. Além disso, um grupo pontual C_{nh} contém ainda todos os elementos gerados por elevação de C_n às potências 2, 3, 4, ... ($n-1$), e, por conseguinte, também os elementos S_n^q, os quais são obtidos por multiplicação de $C_n^r (r = 2, 3, 4 \ldots n-1)$ com σ_h.

Por exemplo, o grupo pontual C_{5h} contém os elementos: C_5, C_5^2, C_5^3 e C_5^4 e, portanto, também:

$$\sigma_h \times C_5 = S_5$$

$$\sigma_h \times C_5^2 = S_5^7$$

$$\sigma_h \times C_5^3 = S_5^3$$

$$\sigma_h \times C_5^4 = S_5^9$$

O grupo pontual C_{6h} contém os elementos: C_6, C_3 $(=C_6^2)$, C_2 $(=C_6^3)$, C_3^2 $(=C_6^4)$, C_6^5 e além disso:

$$\sigma_h \times C_6 = S_6$$

$$\sigma_h \times C_3 = S_3$$

$$\sigma_h \times C_2 = i$$

$$\sigma_h \times C_3^2 = S_3^5$$

$$\sigma_h \times C_6^5 = S_6^5$$

Para multiplicação de subelementos C_n^n por σ_h é válida a expressão: $C_{n\,(ímpar)}^{p\,(par)} \times \sigma_h = S_n^{p+n}$. (Lembre que: $S_n^n = E$, $n \rightarrow par$, $S_n^n = \sigma_h$, $n \rightarrow ímpar$).

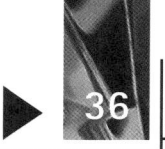

a) $C_{1h} \equiv C_{1v} \equiv C_s$

Uma molécula pertencente ao grupo pontual C_{1h} possui apenas um plano especular. É indiferente se este plano é classificado como σ_h ou σ_v, portanto, $C_{1h} \equiv C_{1v}$. Normalmente, porém, usa-se o símbolo C_s.

b) C_{2h}

As moléculas deste grupo pontual apresentam um eixo C_2, um plano especular σ_h e um centro de inversão i. Exemplos correspondentes são: glioxal (Figura 3.9), *trans*-difluoretileno (Figura 2.4.c) e as formas *trans* de moléculas como N_2F_4, P_2Cl_4, $S_2O_4^{2-}$.

c) C_{3h}

A este grupo pontual bastante raro pertence, por exemplo, o ácido *orto*-bórico, $B(OH)_3$, o qual encontra-se representado na Figura 3.10. O grupo pontual contém um eixo C_3 e um plano especular σ_h, como também C_3^2, S_3, S_3^5. ($\sigma_h \times C_3 = S_3$; $\sigma_h \times C_3^2 = S_3^5$). Moléculas pertencentes ao grupo pontual C_{nh} com $n > 3$ são extremamente raras.

3.6 ▶ GRUPOS PONTUAIS D_{nd}

Um grupo pontual D_{nd} contém os elementos de simetria C_n, S_{2n}, n eixos C_2 perpendiculares a C_n e com ângulos iguais entre si, e n planos especulares σ_d, bissetrizes aos ângulos formados pelos eixos C_2. Quando n é ímpar, o grupo pontual também contém, necessariamente, um centro de inversão. Além disso, pertencem ainda a qualquer grupo pontual D_{nd} os elementos C_n^2, C_n^3, C_n^4, ... C_n^{n-1}, bem como aqueles formados pela elevação de S_{2n} às potências 2, 3, 4, ... $(2n-1)$. Para n ímpar, S_{2n}^n é idêntico a i.

Uma molécula pertencente a um grupo pontual D_{nd} pode ser considerada como composta por dois fragmentos idênticos de simetria C_{nv}, quando esses fragmentos encontram-se distorcidos um em relação ao outro em um ângulo π/n.

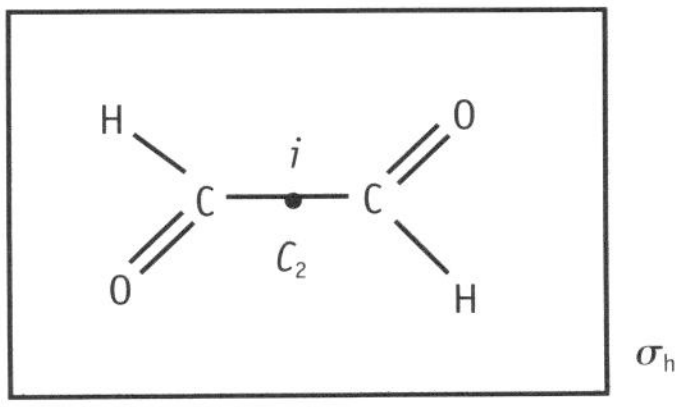

Figura 3.9 Glioxal como exemplo para o grupo pontual C_{2h}.

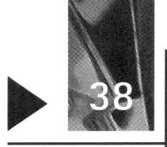

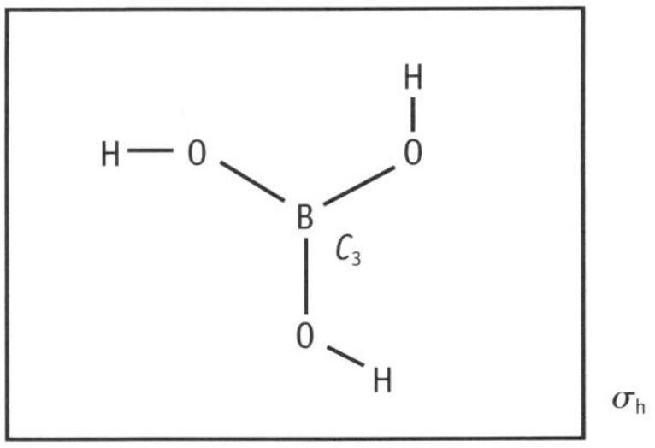

Figura 3.10 Ácido *orto*-bórico como exemplo para o grupo pontual C_{3h}.

a) D_{2d}

Moléculas deste grupo pontual possuem três eixos C_2, dois dos quais são equivalentes, identificados como C_2'. Também possuem um eixo S_4 e dois planos especulares σ_d, que cortam ao meio os ângulos entre os eixos C_2' (bissetrizes a estes ângulos). Os eixos C_2' são perpendiculares entre si e ao eixo S_4. (Também S_4^3 é um elemento deste grupo).

A molécula de aleno, já discutida, pertence a este grupo pontual. Formalmente ela é formada por dois fragmentos de simetria C_{2v}, deslocados um em relação ao outro em um ângulo $\pi/2 = 90°$. O mesmo é válido para moléculas como B_2F_4 e B_2Cl_4 no estado gasoso e líquido. A molécula de etileno pode também pertencer ao grupo pontual D_{2d}. Em um dos seus estados eletrônicos excitados, os dois grupos CH_2 estão distorcidos em $\pi/2 = 90°$. Este estado pertence ao grupo pontual D_{2d} (no estado fundamental $H_2C{=}CH_2$ é planar e pertence ao grupo pontual D_{2h}, que será visto na sequência). Também representante do grupo pontual D_{2d} é a molécula de S_4N_4, com estrutura de gaiola (jaula).

b) D_{3d}

Este grupo pontual contém um eixo C_3, um eixo S_6, três eixos C_2 com ângulos idênticos entre si e três planos especulares σ_d, que dividem ao meio os ângulos formados pelos eixos C_2. Além disso, apresenta um centro de inversão i, C_3^2, e a série S_6, como $S_6^3 = i$, e S_6^5, dentre outros. Na molécula de etano (Figura 3.11), pertencente a este grupo pontual, ambos os grupos CH_3 possuem simetria C_{3v} e encontram-se distorcidos em $\pi/3$ (= 60°), um em relação ao outro.

Também pertencem a este grupo pontual as moléculas estruturalmente análogas Si_2H_6, $N_2H_6^{2+}$ e $S_2O_6^{2-}$.

c) D_{4d}

Uma molécula deste grupo pontual possui um eixo C_4, um eixo S_8, quatro eixos C_2 com ângulos idênticos entre si e quatro planos especulares σ_d, bissetrizes a estes ângulos. Além disso, os elementos $C_4^2 = C_2$, C_4^3 e os elementos S_8, entre outros, S_8^5 e S_8^7. Um exemplo

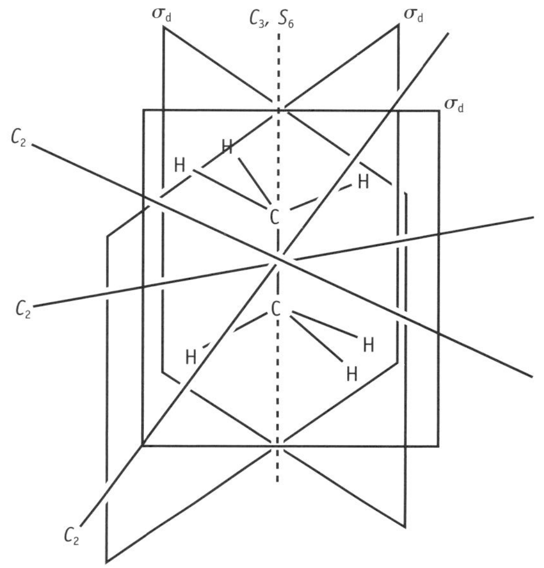

Figura 3.11 Elementos de simetria do grupo pontual D_{3d} (exemplo: etano).

conhecido para este grupo pontual é a molécula anelar de octaenxofre (Figura 3.12), da qual a modificação termodinamicamente estável do enxofre é formada.

d) D_{5d}

Este grupo pontual contém um eixo C_5, um eixo S_{10}, cinco eixos C_2 com ângulos idênticos entre si e cinco planos especulares σ_d, bissetrizes aos ângulos entre os eixos C_2. Além disso, contém os elementos: C_5^2, C_5^3, C_5^4, S_{10}^2, S_{10}^3, S_{10}^4, $(S_{10}^5 = i)$, S_{10}^6, S_{10}^7, S_{10}^8, S_{10}^9, $(S_{10}^{10} = E)$.

Um exemplo de molécula para este grupo pontual é a molécula de ferroceno (Figura 2.5.c) em sua configuração intermediária, na qual os anéis ciclopentadienila encontram-se

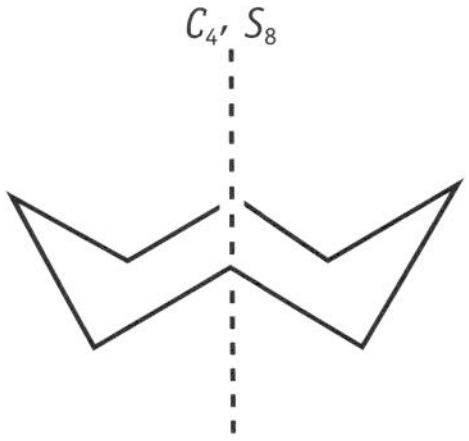

Figura 3.12 Octaenxofre como representante do grupo pontual D_{4d} (em cada vértice do anel encontra-se um átomo de enxofre).

deslocados em um ângulo de $\pi/5$ (= 36°) um em relação ao outro. Moléculas pertencentes a grupos pontuais D_{nd} com $n > 5$ são raras.

3.7 ▶ GRUPOS PONTUAIS D_{nh}

Um grupo pontual D_{nh} contém os elementos de simetria C_n, n eixos C_2 perpendiculares a C_n e com ângulos iguais entre si, um plano especular σ_h e n outros planos especulares σ. Quando n é par, o grupo pontual também apresenta, necessariamente, um centro de inversão. Além desses, ainda estão presentes os elementos C_n^2, C_n^3, C_n^4, ... C_n^{n-1} e, como nos grupos pontuais C_{nh}, todos os elementos S_n^q formados pela multiplicação $\sigma_h \times C_n^r$ ($r = 1, 2, 3, ... n-1$). Um grupo pontual D_{nh} diferencia-se do correspondente grupo pontual C_{nv} principalmente devido ao plano especular adicional σ_h.

a) D_{2h}

Este grupo pontual compreende três eixos C_2 perpendiculares entre si, três planos especulares σ, e um centro de inversão i. Como os três eixos C_2 são equivalentes, os índices "v" e "h", usados para especificar os símbolos para os planos especulares, não têm qualquer significado. Ao grupo pontual D_{2h} pertencem as moléculas de etileno, no estado fundamental planar (Figura 3.13.a), naftaleno (Figura 2.4.b), *p*-difluorbenzeno, diborano (Figura 3.13.b) e muitas outras moléculas.

b) D_{3h}

Este grupo pontual contém um eixo C_3, três eixos C_2 perpendiculares a C_3, três planos especulares σ_v e um σ_h. Além disso, também os elementos C_3^2, S_3 e S_3^2.

Trifluoreto de boro (Figura 2.3.b), borazeno ($B_3N_3H_6$) e 1,3,5-trifluorbenzeno (Figura 3.14), por exemplo, são moléculas pertencentes a este grupo pontual, porém, a ele também pertencem moléculas não-planares, como a trigonal-bipiramidal PF_5 e o anion complexo ReH_9^{2-}.

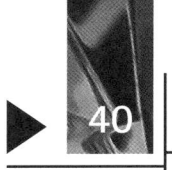

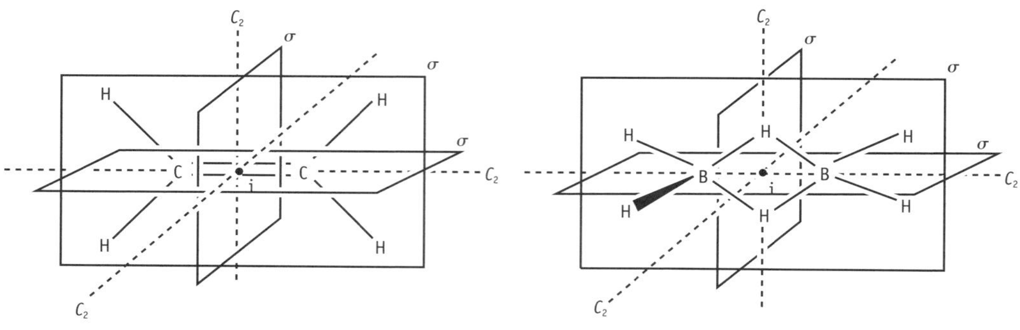

Figura 3.13 C_2H_4 (a) e B_2H_6 (b) como exemplos para o grupo pontual D_{2h}.

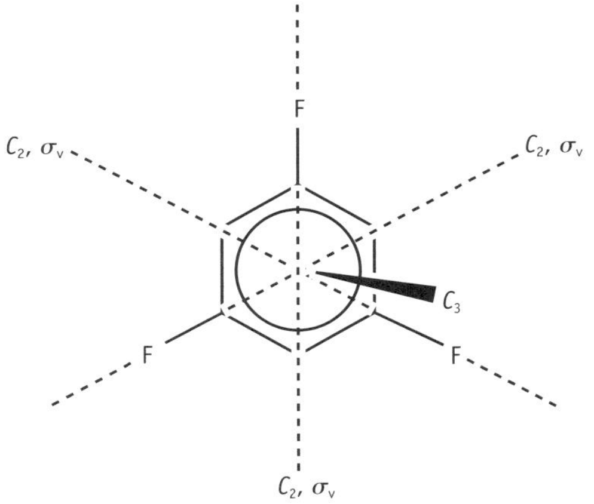

Figura 3.14 Um exemplo para o grupo pontual D_{3h}(1,3,5-trifluorbenzeno).

c) D_{4h}

Toda molécula com geometria de um quadrado pertence a este grupo pontual, o qual possui um eixo C_4, quatro eixos C_2 perpendiculares a C_4 e cinco planos especulares: dois σ_v, dois σ_d e um σ_h. A estes elementos de simetria somam-se ainda os elementos $C_4^2 = C_2$, C_4^3, S_4, $S_4^2 = i$, e S_4^3.

As moléculas planares XeF_4 e $PtCl_4^{2-}$ (Figura 3.15) são exemplos para este grupo pontual.

d) D_{5h}

O anion planar ciclopentadienila, $(C_5H_5)^-$, o qual se forma por cisão de um próton do grupo metileno da molécula de ciclopentadieno, é um exemplo de espécie pertencente ao

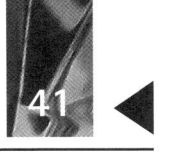

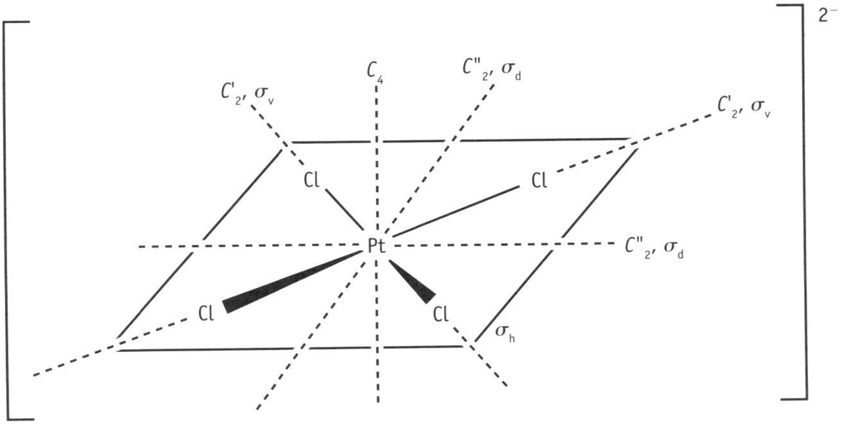

Figura 3.15 O íon $PtCl_4^{2-}$ como representante do grupo pontual D_{4h}.

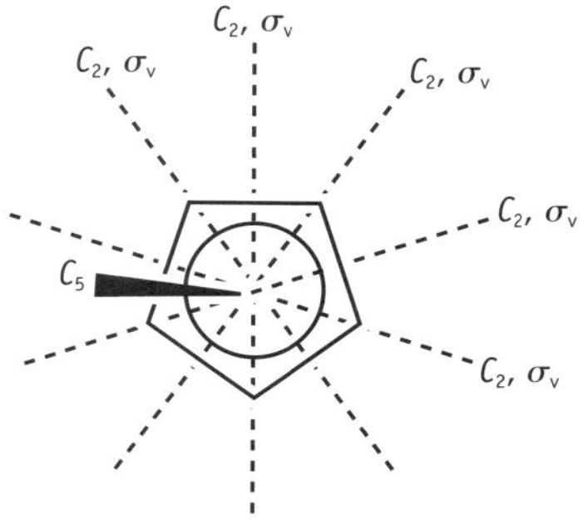

Figura 3.16 Anion ciclopentadienila como exemplo para o grupo pontual D_{5h}.

grupo pontual D_{5h} (Figura 3.16). Este grupo pontual contém um eixo C_5, cinco eixos C_2, cinco planos especulares σ_v e um plano σ_h. Além disso, estão presentes também os elementos: C_5^2, C_5^3, C_5^4, S_5, S_5^2, S_5^3 e S_5^4. Uma molécula não-planar, também de simetria D_{5h}, é a pentagonal-bipiramidal IF_7.

e) D_{6h}

Este grupo pontual apresenta significado especial, já que a ele pertence uma das moléculas aromáticas mais importantes, benzeno (Figura 3.17). O grupo pontual D_{6h} contém os elementos de simetria C_6, três σ_v, três σ_d, seis C_2 e um σ_h, como também: C_6^2, $C_6^3 = C_2$, C_6^4, C_6^5, S_6, S_6^2, $S_6^3 = i$, S_6^4 e S_6^5. Moléculas pertencentes a grupos pontuais D_{nh} com $n > 6$ são raras, com exceção do grupo pontual $D_{\infty h}$.

f) $D_{\infty h}$

Este grupo pontual contém um eixo C_∞^ϕ e um número infinitamente grande de eixos C_2 e de planos especulares σ_v, bem como um plano especular σ_h e um centro de inversão i. Por

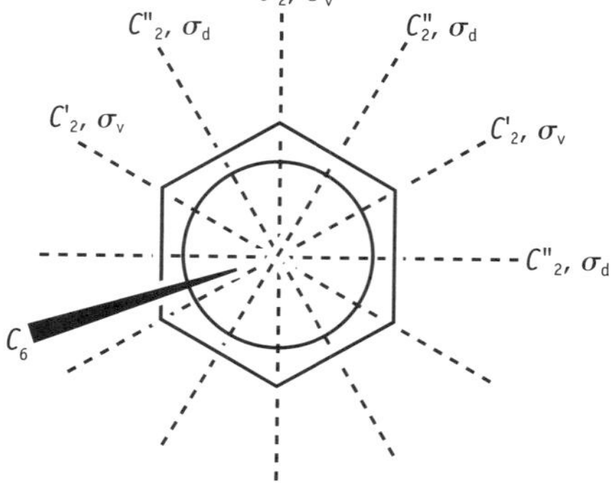

Figura 3.17 Benzeno como representante do grupo pontual D_{6h}.

conseguinte, estão também presentes os elementos: $C_{\infty}^{2\phi}$, $C_{\infty}^{3\phi}$ ..., $C_{\infty}^{-\phi}$, $C_{\infty}^{-2\phi}$, $C_{\infty}^{-3\phi}$ ..., S_{∞}^{ϕ}, $S_{\infty}^{2\phi}$, $S_{\infty}^{3\phi}$ ..., $S_{\infty}^{-\phi}$, $S_{\infty}^{-2\phi}$, $S_{\infty}^{-3\phi}$ ... etc. Pertencem a este grupo pontual todas as moléculas homonucleares diatômicas como N_2, Cl_2, O_2, etc., e todas as moléculas poliatômicas lineares que apresentam um centro de inversão, como acetileno (Figura 3.18), $HgCl_2$ e $(CN)_2$.

3.8 ▶ OS GRUPOS PONTUAIS T_d, T_h E T

O grupo pontual T_d contém quatro eixos rotacionais C_3, três eixos C_2 e seis planos especulares σ_d. Contém ainda quatro eixos C_3^2, três eixos S_4 e três S_4^3. Todas as moléculas que apresentam a simetria de um tetraedro pertencem a este grupo pontual, como CCl_4, $Ni(CO)_4$ e CH_4 (Figura 3.19), entre outras. Os elementos de simetria do metano, por exemplo, podem ser melhor visualizados quando se insere a molécula CH_4 no interior de um cubo, de forma que os quatro átomos de H estejam posicionados em quatro vértices opostos do cubo. Os quatro eixos C_3 são as quatro diagonais do cubo (unindo vértices opostos), os três eixos C_2 unem o centro de faces opostas e os seis planos especulares são os planos que cortam diagonalmente (pelas arestas) faces opostas, passando pelo centro do cubo (átomo de carbono).

De simetria intermediária entre T_d e T, o grupo pontual T_h contém quatro eixos rotacionais C_3, três eixos C_2 e três planos especulares σ_d. Contém ainda quatro eixos C_3^2, oito eixos S_6 e um centro de inversão i. Um exemplo de molécula pertencente ao grupo pontual

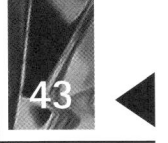

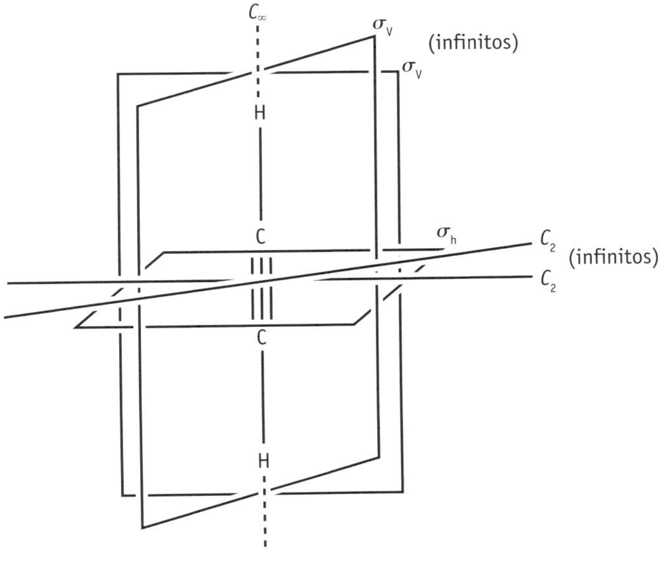

Figura 3.18 C_2H_2 como exemplo para o grupo pontual $D_{\infty h}$.

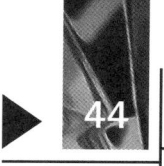

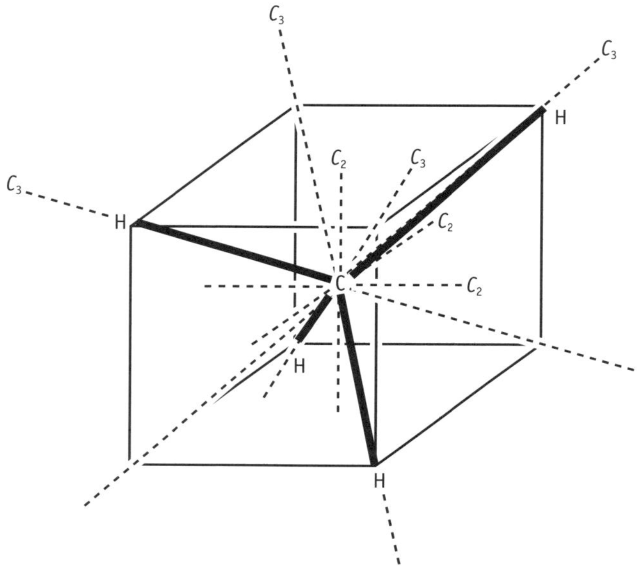

Figura 3.19 CH_4 possui a simetria do grupo pontual T_d.

T_h é $[Cu(NO_3)_6]^{4-}$. O grupo pontual T contém quatro eixos C_3 e três eixos C_2, além de quatro elementos C_3^2. Uma molécula pertencente a este grupo pontual tem a forma de um tetraedro, porém, em cada vértice do tetraedro encontram-se grupos idênticos de átomos orientados de forma que os planos especulares σ_d do grupo pontual T_d desaparecem, enquanto os eixos C_2 se mantêm. Exemplos: $(t\text{-Bu})_4P^+$ e $(CF_3)_4C$.

3.9 ▸ OS GRUPOS PONTUAIS O_h E O

O grupo pontual O_h contém três eixos rotacionais C_4, quatro eixos C_3, seis eixos C_2, três planos especulares σ_h, seis planos σ_d e um centro de inversão i. Além disso, possui três eixos $C_4^2 = C_2$, três C_4^3, três S_4, três S_4^3 e quatro S_6 (também quatro S_6^2, S_6^4 e S_6^5). Pertencem a este grupo pontual moléculas de geometria octaédrica regular, como $[Fe(CN)_6]^{3-}$ (Figura 2.4.a), e $[SF_6]$ (Figura 3.20). Da mesma forma como o grupo pontual anterior, os elementos de simetria do grupo O_h são facilmente identificados quando se introduz o octaedro no interior de um cubo, de modo que cada vértice do octaedro fique no meio de uma face do cubo. Os três eixos C_4 unem o centro de faces opostas do cubo. Os quatro eixos C_3 unem os vértices opostos e os seis eixos C_2 passam pelo centro de arestas opostas. Os três planos σ_h dividem ao meio faces opostas e os seis planos σ_d coincidem com os eixos C_2 (cortam diagonalmente arestas opostas). Além do octaedro regular, também

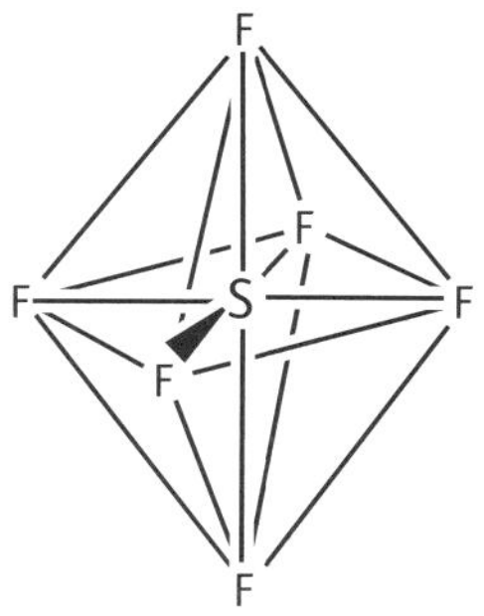

Figura 3.20 SF_6 como exemplo para o grupo pontual O_h.

o cubo e o cubo-octaedro pertencem ao grupo pontual O_h. Para encontrar rapidamente os eixos C_3 em uma molécula octaédrica, desloca-se o octaedro (modelo) em um ângulo de 45°, visualizando-se dois grupos CH_3, ou a molécula de etano, em sua configuração fundamental (estrelada).

O grupo pontual O está para o grupo pontual O_h como o grupo T está para T_d, ou seja, uma molécula pertencente ao grupo pontual O apresenta os elementos de simetria de O_h, com exceção dos planos especulares e do centro de inversão.

3.10 ▶ O GRUPO PONTUAL K_h

Este grupo pontual (K, do alemão *Kugel*, esfera) contém infinitos eixos rotacionais C_∞^ϕ, bem como um centro de inversão. Além disso, possui todos os elementos de simetria produzidos pela potenciação de todos os eixos C_∞^ϕ a 2, 3, 4, etc. Possui também um número infinitamente grande de eixos de rotação-espelhamento S_∞^ϕ, bem como os elementos de simetria derivados por potenciação destes eixos. O grupo pontual K_h possui simetria esférica. É um grupo pontual importante, uma vez que todos os átomos pertencem a ele.

3.11 ▶ O GRUPO PONTUAL I_h

Este grupo pontual admite três representações: o icosaedro, o dodecaedro pentagonal e a molécula "C-60", ("*fullerene*" ou "*Buckyball*"). O grupo pontual I_h não foi discutido em razão da sua pequena representatividade química, já que apenas alguns compostos do elemento boro pertencem a ele. É conveniente, no entanto, recordar que um icosaedro possui 12 vértices equivalentes e sua superfície é "recoberta" por 20 triângulos retângulos. Um conhecido e típico representante deste grupo pontual é o íon $(B_{12}H_{12})^{2-}$.

3.12 ▸ MÉTODOS PARA DETERMINAÇÃO DO GRUPO PONTUAL DE MOLÉCULAS

Embora a familiarização com grupos pontuais (advinda da prática) possa levar a uma capacidade de determinar a simetria pontual de moléculas quase instintiva, o roteiro abaixo permite realizar esta tarefa sem maiores dificuldades e com certa rapidez, partindo-se da fórmula estrutural espacial da molécula cujo grupo pontual se quer determinar. As etapas do roteiro encontram-se resumidas no esquema apresentado na sequência.

a) Primeiramente verifica-se se a molécula pertence a um dos grupos pontuais especiais ($C_{\infty v}$, $D_{\infty h}$, T_d, O_h, I_h): se ela é linear e não possui um centro de inversão, pertencerá ao grupo pontual $C_{\infty v}$; tendo, porém, um centro de inversão, trata-se do grupo pontual $D_{\infty h}$. Uma molécula com estrutura tetraédrica regular pertence ao grupo pontual T_d, moléculas octaédricas pertencem ao grupo O_h e icosaédricas ao grupo pontual I_h.

b) Se a molécula não pode ser ordenada a qualquer um dos grupos especiais acima, como próximo passo, deve-se verificar se a estrutura apresenta algum eixo rotacional C_n com n > 1 (C_2, C_3, etc.). Caso não possua, a presença de apenas um plano especular indica o grupo pontual C_s. Não havendo plano especular, porém um centro de inversão, trata-se do grupo C_i. Se, porém, além da Identidade (E) e de C_1, nenhum outro elemento de simetria está presente, trata-se do grupo pontual C_1.

c) Se a molécula possui um ou vários eixos rotacionais C_n com $n > 1$, escolhe-se aquele de maior ordem e verifica-se se a estrutura apresenta, como único elemento de simetria restante, um eixo S_{2n} (isto é, um eixo de rotação-espelhamento de ordem $2n$), ou, além deste, ainda um centro de inversão i. Se for o caso, trata-se do grupo pontual S_n.

d) Se, porém, a molécula não apresentar nenhum outro elemento de simetria além do(s) eixos(s) C_n com $n > 1$, investiga-se a possibilidade de ocorrência da simetria diédrica, ou seja, verifica-se se, perpendicular ao eixo rotacional C_n de maior ordem, encontram-se n eixos rotacionais duplos (C_2) equivalentes (com ângulos idênticos entre si). Se este for o caso, e, adicionalmente, estiver presente um plano especular horizontal σ_h (perpendicular a C_n), trata-se então do grupo pontual D_{nh}. Se, no entanto, em vez do plano especular σ_h estiverem presentes n planos especulares diagonais σ_d, todos contendo o eixo C_n e dividindo ao meio os ângulos entre os eixos C_2, tem-se o grupo pontual D_{nd}. Não existindo σ_h nem σ_d resta apenas o grupo pontual D_n.

e) Se a simetria diédrica está ausente, porém a estrutura apresenta um plano especular horizontal σ_h, trata-se do grupo pontual C_{nh}. Se faltar o plano σ_h, porém exis-

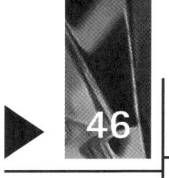

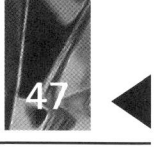

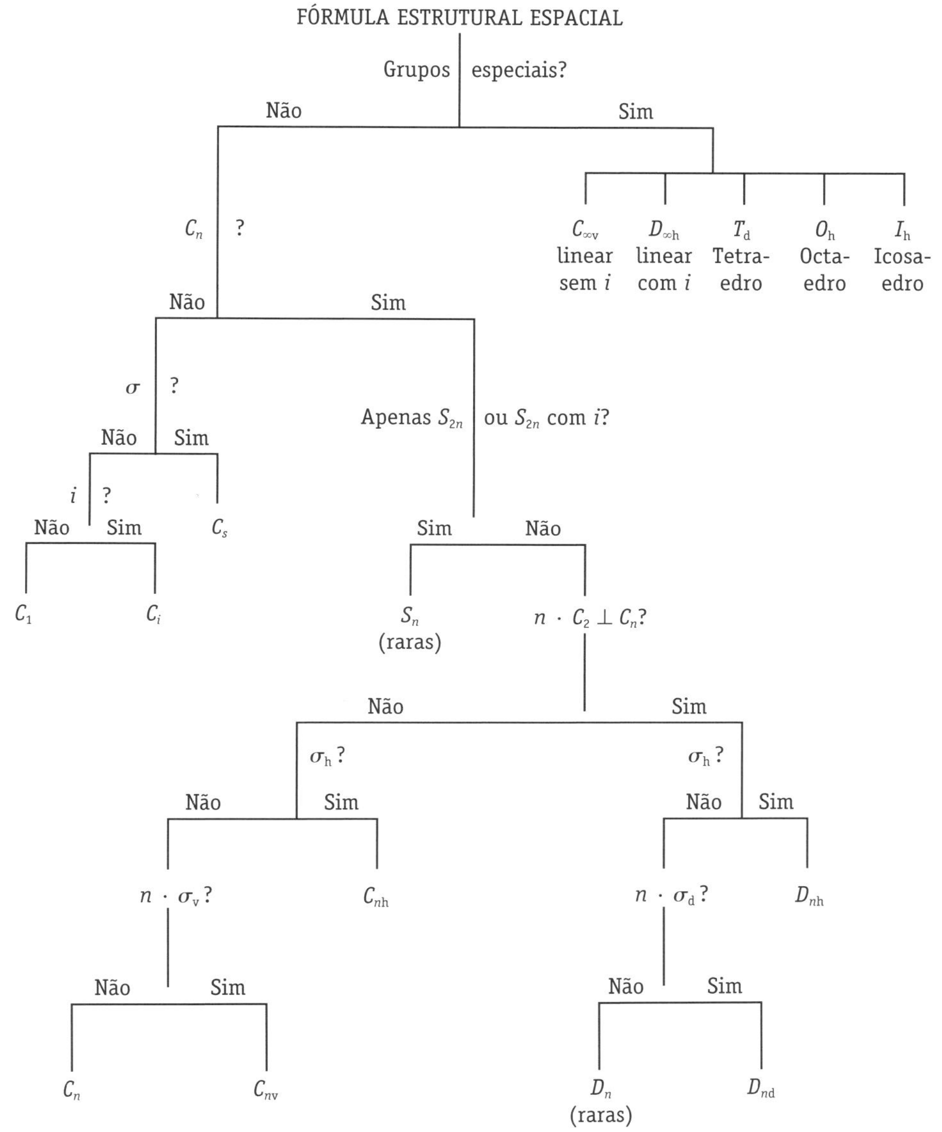

Esquema para investigação dos símbolos dos grupos pontuais

tirem n planos especulares verticais, todos contendo o eixo rotacional de maior ordem, tem-se o grupo pontual C_{nv}. Se, no entanto, nem σ_h nem os planos σ_v estiverem presentes, deve tratar-se do grupo pontual C_n.

A Tabela 3.1 apresenta a correlação entre a simbologia de Schoenflies e de Hermann-Mauguin para os grupos pontuais mais frequentes.

Tabela 3.1 Correlação entre as simbologias de Schoenflies e de Hermann-Mauguin para os Grupos Pontuais mais frequentes

Schoenflies	*Hermann-Mauguin*	*Schoenflies*	*Hermann-Mauguin*
C_1	1	C_{6v}	6*mm*
C_i	$\bar{1}$	D_2	222
C_s	*m*	D_3	32
C_2	2	D_4	422
C_3	3	D_6	622
C_4	4	D_{2h}	*mmm*
C_6	6	D_{3h}	$\bar{6}m2$
S_4	$\bar{4}$	D_{4h}	4/*mmm*
C_{2h}	2/*m*	D_{6h}	6/*mmm*
C_{3h}	$\bar{6}$	D_{2d}	$\bar{4}\,2m$
C_{4h}	4/*m*	D_{3d}	$\bar{3}\,m$
C_{6h}	6/*m*	T_d	$\bar{4}\,3m$
C_{2v}	2*mm*	*T*	23
C_{3v}	3*m*	O_h	*m*3*m*
C_{4v}	4*mm*	*O*	432

▶ Exercícios

1) Determine os grupos pontuais a que pertencem as espécies: CO, O_2^+, O_3, NO_2^+, P_4, Te_4^{2+}, SO_4^{2-}, NH_2Cl, $HgCl_2$, $BClF_2$, B_2H_6, $S_2O_3^{2-}$ e a conformação em cadeira do anel S_6.

a) Determine os grupos pontuais das letras: A, F, H, N e X.

b) Determine os grupos pontuais das seguintes figuras geométricas: círculo, quadrado, paralelogramo, trapézio, triângulo retângulo e triângulo isósceles.

3.13 ▶ PROPRIEDADES DE GRUPOS E DEFINIÇÕES NA TEORIA DE GRUPOS

3.13.1 Propriedades de um grupo

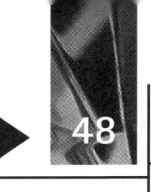

Um grupo pontual é um exemplo especial de **grupo**, em geral. Um grupo é constituído de elementos, e os elementos de todos os grupos obedecem a um conjunto de regras relativamente simples. Essas regras serão discutidas e esclarecidas a seguir, a partir de exemplos baseados em grupos pontuais.

a) O produto de dois elementos quaisquer de um grupo é necessariamente também um elemento do grupo. Por exemplo, para o grupo pontual C_{2v}:

$$\sigma'_v \times \sigma_v = C_2 \tag{3.1}$$

b) Produtos de elementos são *associativos*, o que significa que para o grupo pontual C_{2v}, por exemplo, vale:

$$(\sigma'_v \times \sigma_v)C_2 = \sigma'_v(\sigma_v \times C_2) \tag{3.2}$$

onde primeiramente são realizadas as operações entre parênteses.

c) Todo grupo contém um elemento que, multiplicado por qualquer outro elemento, mantém o valor deste invariável e que *comuta* com todos os elementos do grupo. Dois elementos comutam quando o resultado da multiplicação entre ambos independe da ordem da operação (a × b = b × a). Na teoria geral de grupos o elemento em questão é o *elemento unitário*. Em grupos pontuais trata-se do elemento Identidade (E). É válido, portanto:

$$C_2 \times E = E \times C_2 = C_2 \tag{3.3}$$

d) A cada elemento de um grupo corresponde um *elemento inverso*, o qual também é um elemento do grupo. No grupo pontual C_{3v}, por exemplo, correspondendo a C_3 existe o elemento inverso C_3^{-1}, onde:

$$C_3^{-1} = C_3^2 \tag{3.4}$$

3.13.2 Grupos abelianos e não-abelianos

Um grupo é denominado *abeliano* (Niels Henrik **Abel***, 1802 – 1829) quando todos os elementos comutam entre si, o que significa que, para quaisquer elementos **P** e **Q** deste grupo, vale a relação **P** × **Q** = **Q** × **P**. Este problema já foi discutido na Seção 2.7, citando-se como exemplos os elementos C_3 e σ_v do grupo pontual D_{3h} da molécula BF_3. C_3 e σ_v não comutam e, portanto, o grupo pontual D_{3h} é um grupo não-abeliano. Somente os grupos pontuais C_n, S_n, C_{nh}, D_2 e D_{2h} são abelianos, todos os demais são não-abelianos.

3.13.3 Ordem de um grupo

A ordem de um grupo é simplesmente o número total de elementos que formam este grupo. Por exemplo, o grupo pontual C_{2v} é de ordem quatro (E, C_2, σ_v, σ'_v), e o grupo pontual C_{3v} pertence à ordem seis (E, C_3, C_3^2, σ_v, σ'_v σ''_v).

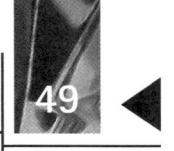

3.13.4 Elementos geradores de um grupo

Quando, por multiplicação de dois elementos de um grupo origina-se um terceiro elemento deste grupo, diz-se que os dois primeiros *geram* (produzem) o terceiro elemento. A Equação 3.1 mostra que os elementos σ_v e σ'_v (do grupo pontual C_{2v}) geram o elemento C_2. Isso quer dizer que uma molécula que possui dois planos especulares perpendiculares entre si também apresentará um eixo C_2, algo facilmente demonstrável. Como o duplo espelhamento produz o elemento Identidade E,

$$\sigma_v \times \sigma_v = E \tag{3.5}$$

σ_v e σ'_v geram todos os elementos do grupo pontual C_{2v}, portanto, são denominados *elementos geradores* deste grupo. Pode-se também considerar σ_v e C_2 como elementos geradores:

$$\sigma_v \times C_2 = \sigma'_v \tag{3.6}$$

$$\sigma_v \times \sigma_v = E$$

No grupo pontual C_{3v}, os elementos C_3 e σ_v podem ser considerados elementos geradores, pois:

$$C_3 \times C_3 = C_3^2 \tag{3.7}$$

conforme foi demonstrado na Figura 2.7:

$$\sigma_v \times C_3 = \sigma'_v \tag{3.8}$$

$$C_3 \times \sigma_v = \sigma''_v \tag{3.9}$$

e, finalmente, conforme mostra a e Equação 3.5:

$$\sigma_v \times \sigma_v = E$$

3.13.5 Classes de elementos

Dois elementos **P** e **Q** de um grupo pertencem à mesma classe quando se relacionam com um terceiro elemento (e seu inverso) **R** deste grupo, da forma:

$$\mathbf{P} = \mathbf{R}^{-1} \times \mathbf{Q} \times \mathbf{R} \tag{3.10}$$

Neste caso, **P** e **Q** são também denominados *elementos conjugados*.

Com a condição formulada na Equação 3.10, pode ser demonstrado que os elementos do grupo pontual C_{3v} (E, C_3, C_3^2, σ_v, σ'_v σ''_v) pertencem a três diferentes classes. Uma classe é formada pelos três planos especulares, uma segunda pelos elementos C_3 e C_3^2, e a terceira pelo elemento Identidade E. A Figura 3.21 ilustra a equação:

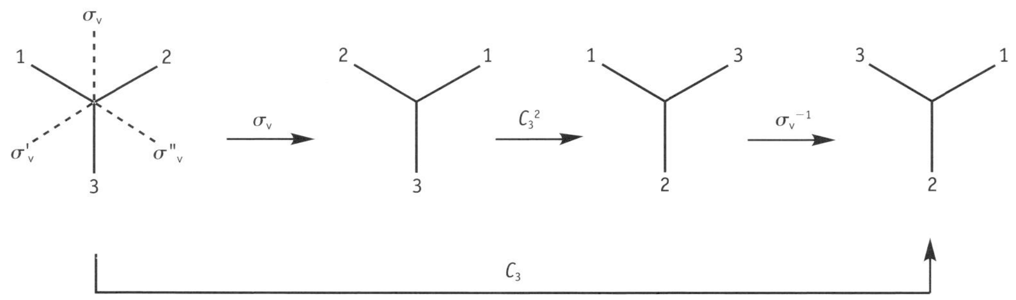

Figura 3.21 Comprovação de que no grupo pontual C_{3v} vale a relação $C_3 = \sigma_v^{-1} \times C_3^2 \times \sigma_v$.

$$C_3 = \sigma_v^{-1} \times C_3^2 \times \sigma_v \tag{3.11}$$

a qual mostra que C_3 e C_3^2 pertencem à mesma classe.

A Figura 3.22 demonstra as equações

$$\sigma''_v = C_3^{-1} \times \sigma'_v \times C_3 \tag{3.12}$$

$$\sigma_v = C_3^{-2} \times \sigma'_v \times C_3^2 \tag{3.13}$$

as quais mostram que σ_v, σ'_v e σ''_v pertencem à mesma classe.

Como outros exemplos, pode-se citar os elementos do grupo pontual C_{2v} (E, C_2, σ_v, σ'_v), que pertencem a classes diferentes, como também os elementos do grupo pontual D_{2d} (E, S_4, S_4^3, C_2, $2C'_2$, $2\sigma_d$), que formam cinco classes da seguinte maneira: E; S_4, S_4^3; C_2; $2C'_2$; $2\sigma_d$.

De maneira geral, se um grupo pontual não contém eixos rotacionais maiores do que C_2, todos os elementos pertencem a classes diferentes. Além disso, um centro de inversão i, um plano especular σ_h e a Identidade E formam, cada um, uma classe individual.

3.13.6 Comparação entre um grupo pontual e um grupo numérico

O grupo pontual C_4 é um grupo abeliano de ordem 4. A tabela de multiplicação completa, obtida segundo a discussão apresentada na Seção 2.7, encontra-se representada na Tabela 3.2. Nesta tabela encontram-se os resultados de todas as multiplicações possíveis de todos os elementos do grupo pontual, dois a dois. Tabelas de multiplicação são conhecidas para todos os grupos pontuais.

O conjunto de elementos 1, -1, i e $-i$ compõe igualmente um grupo abeliano de ordem 4 ($i = \sqrt{-1}$). A tabela de multiplicação para os elementos deste grupo está apresentada na Tabela 3.3.

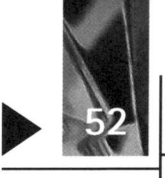

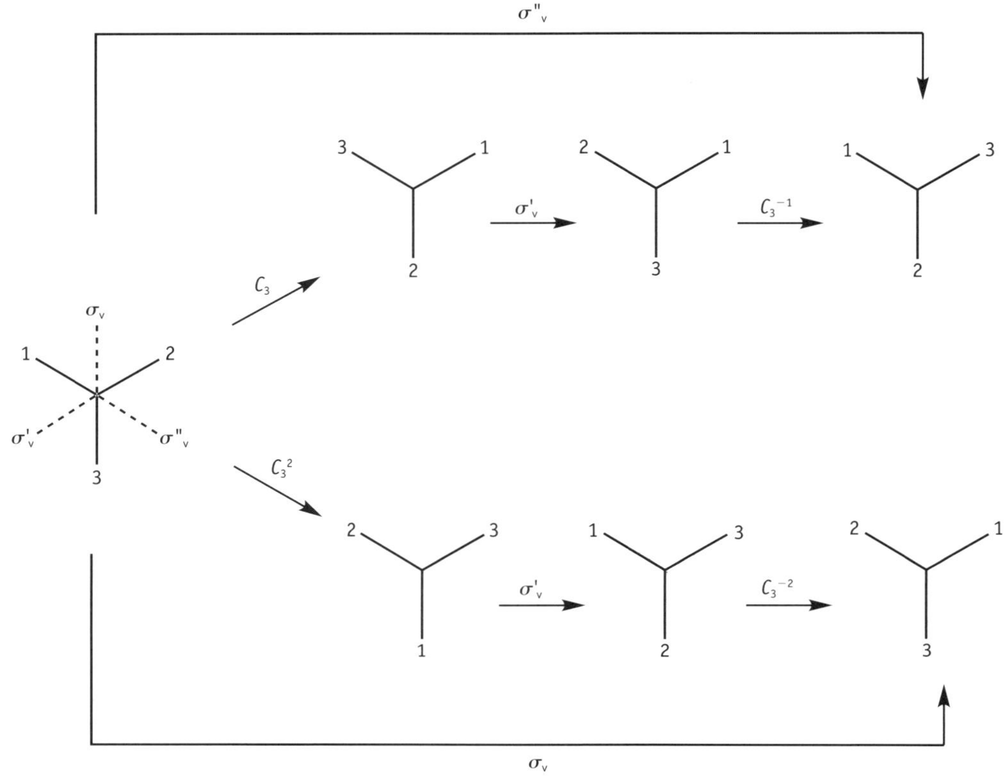

Figura 3.22 Comprovação de que para o grupo pontual C_{3v} são válidas as relações $\sigma''_v = C_3^{-1} \times \sigma'_v \times C_3$ e $\sigma_v = C_3^{-2} \times \sigma'_v \times C_3^2$.

A Tabela 3.3, como qualquer tabela de multiplicação, demonstra que a multiplicação entre dois elementos quaisquer leva a um terceiro elemento do grupo. Os elementos são claramente associativos e comutam entre si. O elemento unitário deste grupo é 1. Em vista da correlação dos elementos dos dois grupos, diz-se que ambos são *isomórficos*.

Tabela 3.2 Tabela de multiplicação para o grupo pontual C_4

	E	C_2	C_4	C_4^3
E	E	C_2	C_4	C_4^3
C_2	C_2	E	C_4^3	C_4
C_4	C_4	C_4^3	C_2	E
C_4^3	C_4^3	C_4	E	C_4^3

Tabela 3.3 Tabela de multiplicação para o grupo 1, -1, i e $-i$

	1	-1	i	$-i$
1	1	-1	i	$-i$
-1	-1	1	$-i$	i
i	i	$-i$	-1	1
$-i$	$-i$	i	1	-1

3.14 ▸ DECRÉSCIMO DE SIMETRIA E SUBGRUPOS

Perturbações estéricas ou eletrônicas produzem, na prática, um decréscimo de simetrias ideais de alta ordem, resultando em grupos pontuais de menor ordem, que, no entanto, podem ser apenas subgrupos dos grupos de origem. Ambos, grupo e subgrupo, devem apresentar elementos de simetria em comum. A relação grupo ⇔ subgrupo voltará a ser abordada em detalhes após o estudo dos *caracteres* e *representações* irredutíveis.

3.14.1 Desordens do octaedro

As modificações (desordens) do octaedro mais importantes encontram-se resumidas na Tabela 3.4 e demonstradas esquematicamente na Figura 3.23.

3.14.2 Desordens do tetraedro

As desordens mais importantes do tetraedro estão resumidas na Tabela 3.5 e representadas esquematicamente na Figura 3.24.

Um decréscimo de simetria seguido de acréscimo – transição da simetria $T_d \Rightarrow D_{2d} \Rightarrow D_{4h}$ – encontra-se representado na Figura 3.25, com alguns exemplos.

Tabela 3.4 Desordens do octaedro

Grupo	eixo	subgrupo	desordem	movimentação de
O_h	C_4	D_{4h}	tetragonal	dois vértices
O_h	C_3	D_{3d}	trigonal	seis vértices
O_h	C_2	D_{2h}	rômbica	quatro vértices

Figura 3.23 Desordens do octaedro.

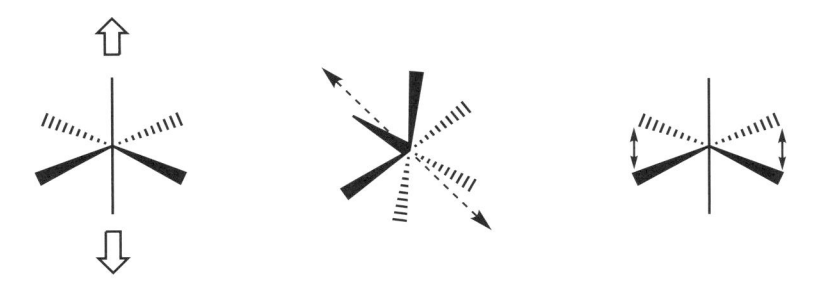

Tabela 3.5 Desordens do tetraedro

Grupo	eixo	subgrupo	desordem	movimentação de
T_d	S_4	D_{2d}	diagonal	2 + 2 vértices
T_d	C_3	C_{3v}	trigonal	3 + 1 vértices
T_d	C_2	C_{2v}	rômbica	2 − 2 vértices

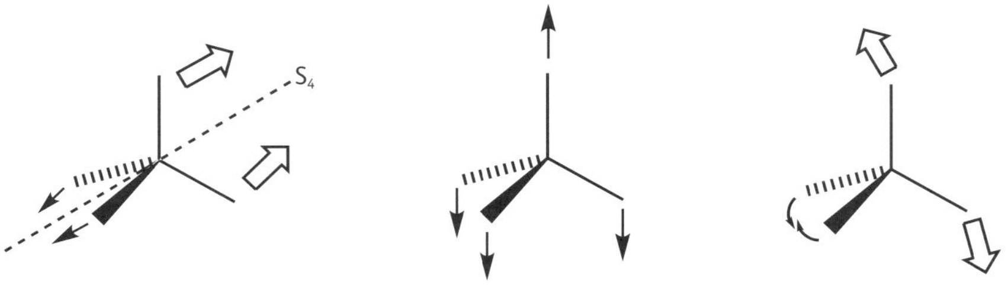

Figura 3.24 Desordens do tetraedro.

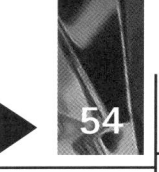

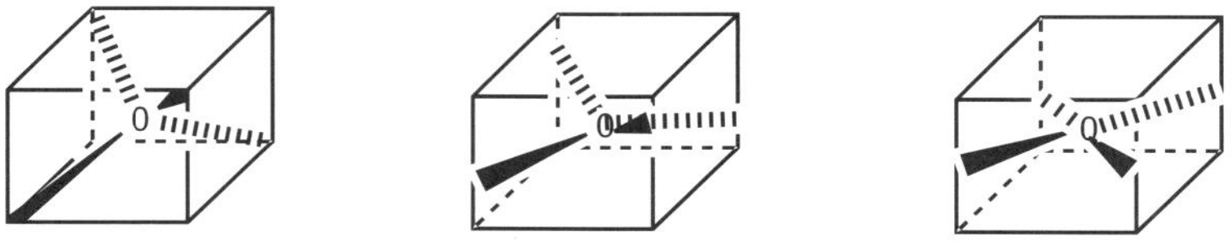

$Ni(CO)_4$
$FeCl_4^-$
$CoCl_4^-$

$NiCl_4^{2-}$
$CuCl_4^{2-}$

$Ni(CN)_4^{2-}$
$CuCl_4^{2-}$
$Cu(NH_3)_4^{2-}$

Figura 3.25 Transição da simetria $T_d \Rightarrow D_{2d} \Rightarrow D_{4h}$.

Nota

* **Niels Henrik Abel** (Nedstrand, próximo de Finnøy, 25 de agosto de 1802 – 6 de abril de 1829). Matemático norueguês, autor do Teorema de Abel-Ruffini.

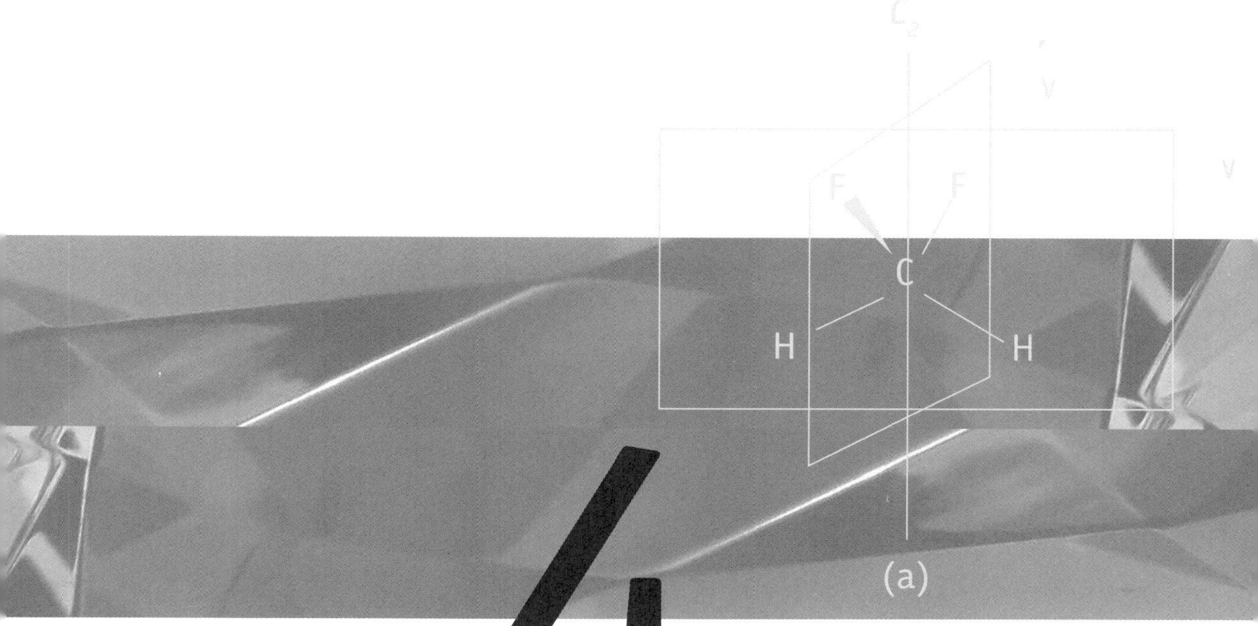

4 GRUPOS PONTUAIS CRISTALOGRÁFICOS: GRUPOS ESPACIAIS

Os elementos (e operações de simetria) simples e compostos até agora discutidos encontram-se resumidos na Tabela 4.1. Não é supérfluo lembrar que novas e diferentes combinações desses elementos (operações) são igualmente possíveis, uma vez que em química molecular não existem limites formais com respeito à ordem n de eixos rotacionais. Isso torna possível, teoricamente, quaisquer combinações de operações de simetria.

Para cristais, no entanto, são possíveis 32 diferentes combinações de n, m, $\overline{1}$ e $\overline{n}$. Esses 32 tipos de simetria são denominados *Grupos pontuais cristalográficos*, ou, mais ade-

Tabela 4.1 Sinopse dos elementos e operações de simetria

Sch	HM	Nome	Operação
$E(\mathrm{I})$	1	Identidade	Rotação (0°/360°)
C_n	n	Eixo de rotação	Rotação ($2\pi/n$)
σ	m	Plano especular	Espelhamento em um plano $\sigma_v \parallel C_n$ $\sigma_h \perp C_n$ $\sigma_d = \sigma_v \parallel C_n$
i	$\bar{1}$	Centro de inversão	Espelhamento em um ponto
S_n	–	Eixo de rotação-espelhamento $C_n \times \sigma_h$	Giro e espelhamento
–	$\bar{n}$	Eixo de rotação-inversão $C_n \times i$	Giro e inversão

quadamente, *Classes de cristais* (que podem ser ordenadas aos sete conhecidos sistemas cristalinos). Uma dedução esquemática dessas combinações será apresentada a seguir:

i) Grupos rotacionais "puros" (sem C_5):

C_n: C_1, C_2, C_3, C_4, C_6 (grupo axial)

C_n, C_2: D_2, D_3, D_4, D_6 (grupo diédrico)

C_3, C_2: T (grupo tetraédrico)

C_4, C_3, C_2: O (grupo octaédrico)

C_5, C_2: I (grupo icosaédrico, não-cristalográfico)

ii) Combinação com $\sigma_h \perp C_n$:

$$C_{2h}, C_{3h}, C_{4h}, C_{6h}$$

$$D_{2h}, D_{3h}, D_{4h}, D_{6h}$$

$$T_h, O_h$$

iii) Combinação com $\sigma_v \perp C_n$:

$$C_{2v}, C_{3v}, C_{4v}, C_{6v}$$

$$D_{2d}, D_{3d}, -, -$$

$$T_d, -$$

iv) Grupos cíclicos de operações de segunda classe:

$$C_i = \bar{1}\,;\; C_s = m;\; C_{3i} = \bar{3}\,;\; S_4 = \bar{4}\,.$$

A Tabela 4.2 apresenta resumidas estas 32 combinações, como Grupos – segundo Schoenflies – e suas realizações cristalográficas equivalentes – segundo Hermann-Mauguin.

Tabela 4.2 Os 18 Grupos dos 32 grupos pontuais cristalográficos ou classes de cristais

				Caráter cristalográfico		
Nº.	**Grupo**	***h***	**Produto**	***grupos rotacionais***	***grupos centro-simétricos***	***demais grupos***
1	C_1	1	–	$1-C_1$		
2	C_2	2	–	$2-C_2$	$\bar{1}-C_i$	$m-C_s$
3	C_3	3	–	$3-C_3$		
4	C_4	4	–	$4-C_4$		$\bar{4}-S_4$
5	$C_6 = C_{3i}$	6	$C_2 \times C_3$	$6-C_6$	$\bar{3}-C_{3i}$	$\bar{6}-C_{3h}$
6	V	4	$C_2 \times C_2$	$222-D_2$	$2/m-C_{2h}$	$mm2-C_{2v}$
7	V_i	8	$V \times C_2$		$2/m2/m2/m-D_{2h}$	
8	D_3	6	$C_2 \times C_3$	$32-D_3$		$3m-C_{3v}$
9	D_4	8	$C_2 \times C_4$	$422-D_4$		$4mm-C_{4v}$ $\bar{4}m2-D_{2d}$
10	$D_6 = D_{3i}$	12	$C_2 \times C_6$ $D_3 \times C_2$	$622-D_6$	$\bar{3}\,2/m-D_{3d}$	$6mm-C_{6v}$ $\bar{6}m2-D_{3h}$
11	C_{4i}	8	$C_4 \times C_2$		$4/m-C_{4h}$	
12	C_{6i}	12	$C_6 \times C_2$		$6/m-C_{6h}$	
13	T	12	$C_3 \times V$	$23-T$		
14	O	24	$D_3 \times V$ $T \times C_2$	$432-O$		$\bar{4}3m-T_d$
15	D_{4i}	16	$D_4 \times C_2$		$4/m2/m2/m-D_{4h}$	
16	D_{6i}	24	$D_6 \times C_2$		$6/m2/m2/m-D_{6h}$	
17	T_i	24	$T \times C_2$		$2/m\bar{3}-T_h$	
18	O_i	48	$O \times C_2$		$4/m\bar{3}\,2/m-O_h$	

Tabela 4.3 Os 32 grupos e subgrupos pontuais cristalográficos e os sistemas cristalinos

Sistema cristalino	Grupo pontual	Subgrupos
Triclínico	$\bar{1}$	1
Monoclínico	$2/m$	m, 2
Ortorrômbico	$2/m2/m2/m$ (mmm)*	$mm2$, 222
Tetragonal	$4/m2/m2/m$ ($4/mmm$)*	$\bar{4}2m$, $4mm$, 422, $4/m$, $\bar{4}$, 4
Trigonal	$\bar{3}\,2/m$ ($\bar{3}m$)*	$3m$, 32, $\bar{3}$, 3
Hexagonal	$6/m2/m2/m$ ($6/mmm$)*	$\bar{6}m2$, $6mm$, 622, $6/m$, $\bar{6}$, 6
Cúbico	$4/m\bar{3}\,2/m$ ($m\bar{3}m$)*	$\bar{4}3m$, 432, $2/m\bar{3}$ ($m\bar{3}$)*, 23

**Abreviatura utilizada também para símbolos de grupos espaciais.*

Apesar de mesma ordem h e localização na tabela, em alguns casos resultam realizações cristalográficas distintas. Na Tabela 4.3, os 32 grupos pontuais cristalográficos encontram-se correlacionados com os sete sistemas cristalinos.

De maneira a permitir tanto uma compreensão mais avançada e abrangente de grupos pontuais, bem como o entendimento de suas equivalências cristalográficas, é bastante útil saber determinar quais grupos podem ocorrer também como *subgrupos* de outros (ver Capítulo 7, Seção 7.9.). Sem maiores discussões teóricas, neste espaço apenas enfatizaremos que os conhecidos **esquemas de subgrupos** conduzem a dois resultados diferentes: o grupo $4/m\bar{3}\,2/m$, cúbico ($= O_h$), que contém todos os grupos pontuais cúbicos, tetragonais, romboédricos, rômbicos, monoclínicos e triclínicos, e o grupo $6/m2/m2/m$, hexagonal ($= D_{6h}$), que contém todos os grupos pontuais hexagonais, romboédricos, rômbicos, monoclínicos e triclínicos. Como consequência, resultam (em um sistema de coordenadas cartesianas) dois diferentes sistemas descritivos, o **cúbico** e o **hexagonal**. Convém lembrar que o sistema de Hermann-Mauguin admite que apenas determinados elementos de simetria, os "*elementos geradores*", são necessários para definir um grupo pontual. Os símbolos de Hermann-Mauguin são compostos por estes elementos. Um traço (/ ou —) é usado para separar o símbolo de um eixo rotacional do símbolo de um plano especular *perpendicular* a este eixo (por exemplo, $4/m$ ou $\frac{4}{m}$ significa um eixo C_4 perpendicular a σ_h).

A Figura 4.1 apresenta o diagrama das relações Grupos $\Leftrightarrow$ subgrupos para a simbologia de Schoenflies e Hermann-Mauguin. As linhas que interligam os grupos pontuais significam que o grupo situado abaixo é um subgrupo daquele acima (indicadores da relação "genética"). Os grupos pontuais de alta simetria dos respectivos sistemas cristalinos estão circulados em negrito. Linhas duplas ou triplas indicam que o grupo pontual de origem da dupla (ou tripla) linha contém os subgrupos abaixo, desdobrados, por sua, vez, em linhas duplas

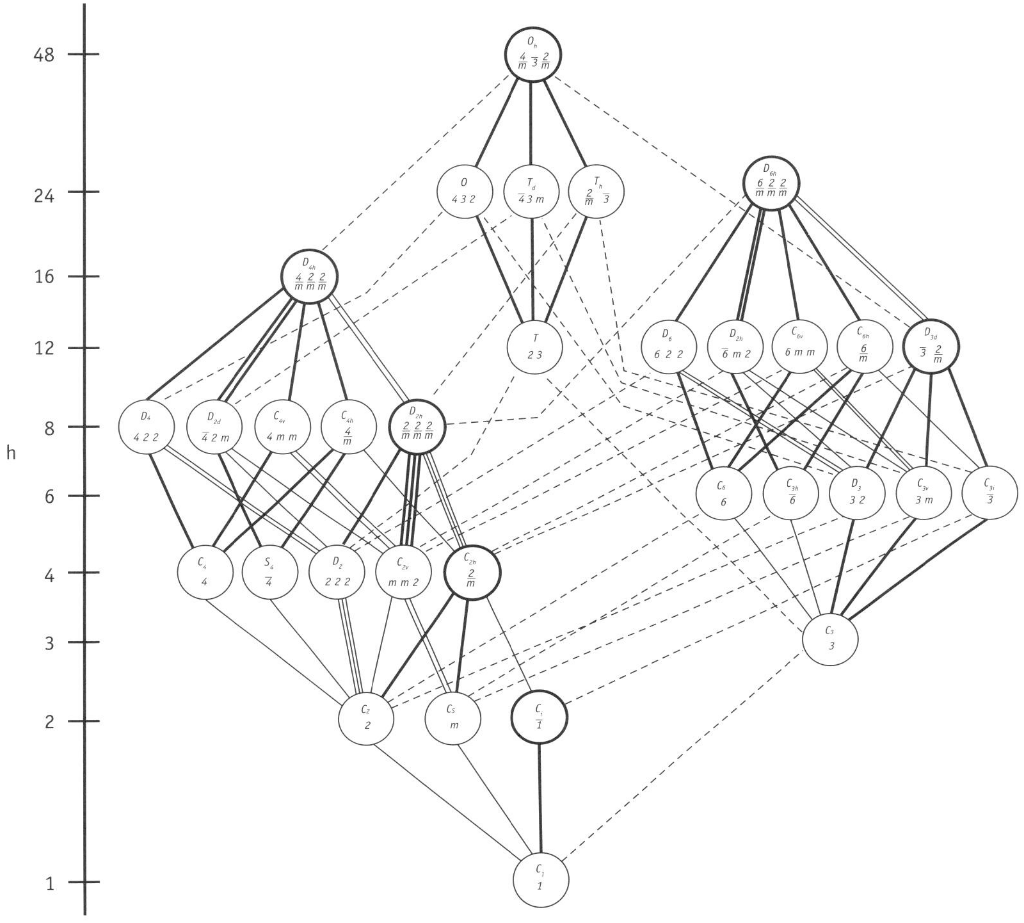

Figura 4.1 Diagrama da relação genética de grupos e subgrupos pontuais, segundo Hermann[1].

(triplas) ou simples. As linhas que interligam grupos pontuais pertencentes ao mesmo sistema cristalino estão em negrito, todas as demais são simples ou pontilhadas. Os valores de **h** (ordem do grupo pontual) crescem proporcionalmente desde 1 (grupo pontual C_1) até 48 (grupo pontual O_h).

Em cristalografia aparecem, além das operações já discutidas, outras operações de simetria simples e compostas, as operações de TRANSLAÇÃO, ROTAÇÃO-TRANSLAÇÃO HELICOIDAL e ESPELHAMENTO-DESLIZAMENTO.

[1] HERMANN, G. (Ed.), *Internationale Tabellen zur Bestimmung von Kristallstrukturen*. Berlin: Gebrüder Bornträger, 1935. v. 1.

4.1 ▸ TRANSLAÇÃO, *T*

Translações são deslocamentos paralelos (de planos) em uma determinada direção. Nenhum ponto no espaço permanece invariável. Trata-se de uma operação de simetria simples (ver Capítulo 2).

4.2 ▸ EIXO DE ROTAÇÃO-TRANSLAÇÃO HELICOIDAL, n_m

A rotação-translação helicoidal ("parafusar") é a combinação de um *giro* (helicoidal) em um ângulo $\varphi = 2\pi/n$ (estado intermediário não-realizável) e uma *translação* em um vetor paralelo ao eixo de rotação (estado final realizável). Por exemplo, para os eixos de rotação-translação helicoidal de ordem quatro: 4_0, 4_1, 4_2, 4_3, resultam os componentes helicoidais 0; $\frac{1}{4}|\vec{\tau}|$; $\frac{2}{4}|\vec{\tau}|$; $\frac{3}{4}|\vec{\tau}|$. O símbolo $\vec{\tau}$ está para **vetor translação reticular** ("*lattice translation* $\vec{\tau}$"), equivalente a ***T***. Do símbolo de um eixo de rotação-translação helicoidal podem ser obtidos os componentes helicoidais, quando se considera o símbolo como uma fração recíproca, por exemplo, $4_1 \equiv 1/4$. A Figura 4.2 representa o sentido (anti-horário) de rotação e a direção da translação (vetor componente helicoidal, $\vec{s}$) para um eixo de rotação helicoidal. A Figura 4.3 representa o efeito de um eixo de rotação-translação helicoidal de ordem 6_1 sobre um ponto situado fora do eixo.

4.3 ▸ PLANO DE REFLEXÃO-DESLIZAMENTO *a, b, c*

Planos de reflexão-deslizamento originam-se por combinação de um espelhamento seguido de translação em um vetor $\vec{g}$ (= componente de deslizamento) paralelo ao plano de deslizamento. A Figura 4.4 apresenta comparativamente planos de reflexão-deslizamento e planos especulares, bem como seus efeitos sobre pontos situados fora dos planos. Após realizar a operação de espelhamento-deslizamento duas vezes, alcança-se um ponto idêntico àquele da posição de saída. Por conseguinte, $\vec{g}$ é igual à metade de uma translação reticular parale-

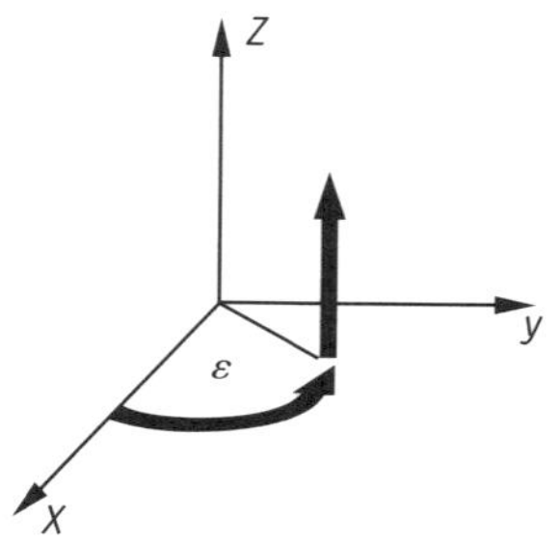

Figura 4.2 O sentido da rotação para eixos helicoidais.

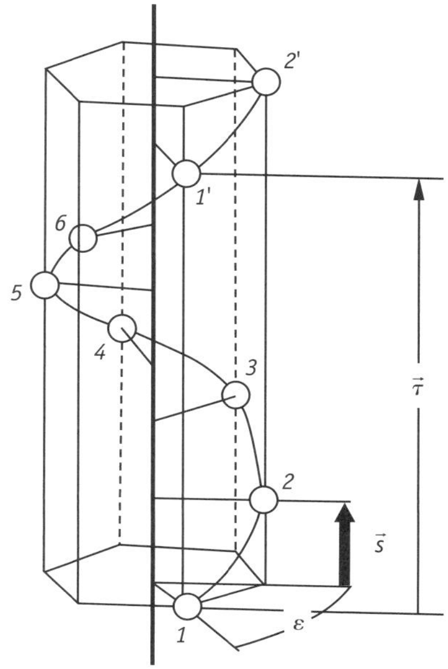

Figura 4.3 Deslocamento helicoidal de um ponto em um eixo 6_1.

la ao plano de deslizamento-espelhamento, $|\vec{g}| = \frac{1}{2}|\vec{\tau}|$. Planos de deslizamento-espelhamento são derivados de planos especulares. Por esta razão, um plano de deslizamento-espelhamento somente ocorrerá em orientações espaciais compatíveis com planos especulares.

4.4 ▶ GRUPOS ESPACIAIS DE CRISTAIS

Por meio de combinações de todas as operações de simetria dos 32 grupos pontuais cristalográficos da Tabela 4.3 com as operações de simetria adicionais já vistas – rotação-translação helicoidal em um eixo, deslizamento-espelhamento em um plano e as translações (primitivas) –, obtém-se para cristais um total de 230 grupos espaciais. O símbolo do grupo espacial descreve totalmente a simetria de um cristal, já que, além do grupo pontual, informa também a simetria da respectiva rede de Bravais. As 14 redes de Bravais e os respectivos símbolos de seus grupos espaciais encontram-se relacionados na Tabela 4.4.

Por exemplo, o grupo espacial $Pmc2_1$ identifica uma espécie com as seguintes características de simetria:

P: cela elementar primitiva

m: $\sigma \perp a$

c: plano de deslizamento-espelhamento $\perp b$

2_1: eixo de rotação-translação helicoidal $\parallel c$, componente rotacional $c/2$.

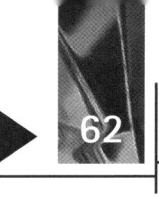

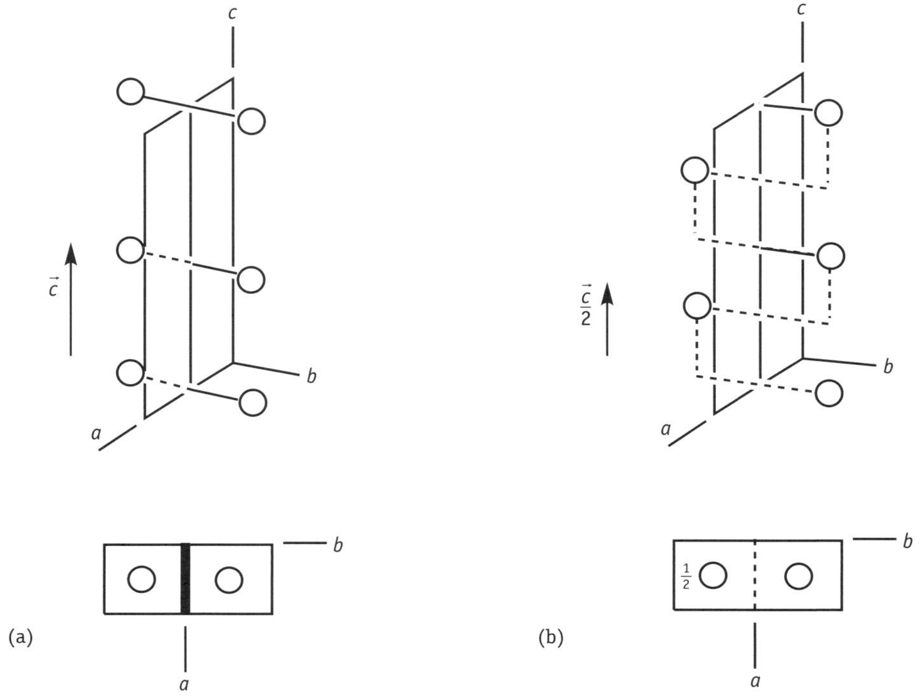

Figura 4.4 a e b. Efeitos de um plano especular σ (a) e de um plano de reflexão-deslizamento *c* (b) sobre um ponto, em perspectiva e como projeção sobre (001).

Os 230 grupos espaciais estão listados na Tabela 4.5, de acordo com os respectivos sistemas cristalinos e os grupos pontuais cristalográficos (classes de cristais).

Tabela 4.4 Símbolos dos grupos espaciais das 14 redes de Bravais

	P	C	I	F
Triclínico	$P\bar{1}$			
Monoclínico	$P2/m$	$C2/m$		
Ortorrômbico	$P2/m2/m2/m$	$C2/m2/m2/m$	$I2/m2/m2/m$	$F2/m2/m2/m$
Tetragonal	$P4/m2/m2/m$		$I4/m2/m2/m$	
Trigonal	$P6/m2/m2/m$		$R\bar{3}\,2/m$	
Hexagonal				
Cúbico	$P4/m\bar{3}\,2/m$		$I4/m\bar{3}\,2/m$	$F4/m\bar{3}\,2/m$

Tabela 4.5 Os 230 grupos espaciais de cristais

Sistema cristalino	Grupo pontual	Grupos espaciais			
Triclínico	1	P1			
	$\bar{1}$	$P\bar{1}$			
Monoclínico	2	P2	$P2_1$	C2	
	m	Pm	Pc	Cm	Cc
	2/m	P2/m	$P2_1/m$	C2/m	P2/c
		$P2_1/c$	C2/c		
Ortorrômbico	222	P222	$P222_1$	$P2_12_12$	$P2_12_12_1$
		$C222_1$	C222	F222	I222
		$I2_122_12_1$			
	mm2	Pmm2	$Pmc2_1$	Pcc2	Pma2
		$Pca2_1$	Pnc2	$Pmn2_1$	Pba2
		$Pna2_1$	Pnn2	Cmm2	$Cmc2_1$
		Ccc2	Amn2	Abm2	Ama2
		Aba2	Fmm2	Fdd2	Imm2
		Iba2	Ima2		
	mmm	Pmmm	Pnnn	Pccm	Pban
		Pmma	Pnna	Pmna	Pcca
		Pbam	Pccn	Pbcm	Pnnm
		Pmmn	Pbcn	Pbca	Pnma
		Cmcn	Cmca	Cmmm	Cccm
		Cmma	Ccca	Fmmm	Fddd
		Immm	Ibam	Ibca	Imma
Tetragonal	4	P4	$P4_1$	$P4_2$	$P4_3$
		I4	$I4_1$		
	$\bar{4}$	$P\bar{4}$	$I\bar{4}$		
	4/m	P4/m	$P4_2/m$	P4/n	$P4_2/3$
		I4/m	$I4_1/a$		
	422	P422	$P42_12$	$P4_122$	$P4_12_12$
		$P4_222$	$P4_22_12$	$P4_322$	$P4_32_12$
		I422	$I4_122$		
	4mm	P4mm	P4bm	$P4_2cm$	$P4_2nm$
		P4cc	P4nc	$P4_2mc$	$P4_2bc$
		I4mm	I4cm	$I4_1md$	$I4_1cd$

(continua)

Tabela 4.5 Os 230 grupos espaciais de cristais (*continuação*)

Sistema cristalino	Grupo pontual	Grupos espaciais			
	$\bar{4}2m$	$P\bar{4}2m$	$P\bar{4}2c$	$P\bar{4}2_1m$	$P\bar{4}2_1c$
		$P\bar{4}m2$	$P\bar{4}c2$	$P\bar{4}b2$	$P\bar{4}n2$
		$I\bar{4}m2$	$I\bar{4}c2$	$I\bar{4}2m$	$I\bar{4}2d$
	4/mmm	P4/mmm	P4/mcc	P4/nbm	P4/nnc
		P4/mbm	P4/mnc	P4/nmm	P4/ncc
		$P4_2/mmc$	$P4_2/mcm$	$P4_2/nbc$	$P4_2/nnm$
		$P4_2/mbc$	$P4_2/mnm$	$P4_2/nmc$	$P4_2/ncm$
		I4/mmm	I4/mcm	$I4_1/amd$	$I4_1/acd$
Trigonal	3	P3	$P3_1$	$P3_2$	R3
	$\bar{3}$	$P\bar{3}$	$R\bar{3}$		
	32	P312	P321	$P3_112$	$P3_121$
		$P3_212$	$P3_221$	R32	
	3m	P3m1	P31m	P3c1	P31c
		R3m	R3c		
	$\bar{3}m$	$P\bar{3}1m$	$P\bar{3}1c$	$P\bar{3}m1$	$P\bar{3}c1$
		$R\bar{3}m$	$R\bar{3}m$		
Hexagonal	6	P6	$P6_1$	$P6_5$	$P6_2$
		$P6_4$	$P6_3$		
	$\bar{6}$	$P\bar{6}$			
	6/m	P6/m	$P6_3/m$		
	622	P622	$P6_122$	$P6_522$	$P6_222$
		$P6_422$	$P6_322$		
	6mm	P6mm	P6cc	$P6_3mm$	$P6_3mc$
	$\bar{6}m2$	$P\bar{6}m2$	$P\bar{6}c2$	$P\bar{6}2m$	$P\bar{6}2c$
	6/mmm	P6/mmm	P6/mcc	$P6_3/mcm$	$P6_3/mmc$
Cúbico	23	P23	F23	I23	$P2_13$
		$I2_13$			
	$m\bar{3}$	$Pm\bar{3}$	$Pn\bar{3}$	$Fm\bar{3}$	$Fd\bar{3}$
		$Im\bar{3}$	$Pa\bar{3}$	$Ia\bar{3}$	
	432	P432	$P4_232$	F432	$F4_132$
		I432	$P4_332$	$P4_132$	$I4_132$
	$\bar{4}3m$	$P\bar{4}3m$	$F\bar{4}3m$	$I\bar{4}3m$	$P\bar{4}3n$
		$F\bar{4}3c$	$I\bar{4}3m$		
	$m\bar{3}m$	$Pm\bar{3}m$	$Pn\bar{3}n$	$Pm\bar{3}n$	$Pn\bar{3}m$
		$Fm\bar{3}m$	$Fm\bar{3}c$	$Fd\bar{3}m$	$Fd\bar{3}c$
		$Im\bar{3}m$	$Ia\bar{3}d$		

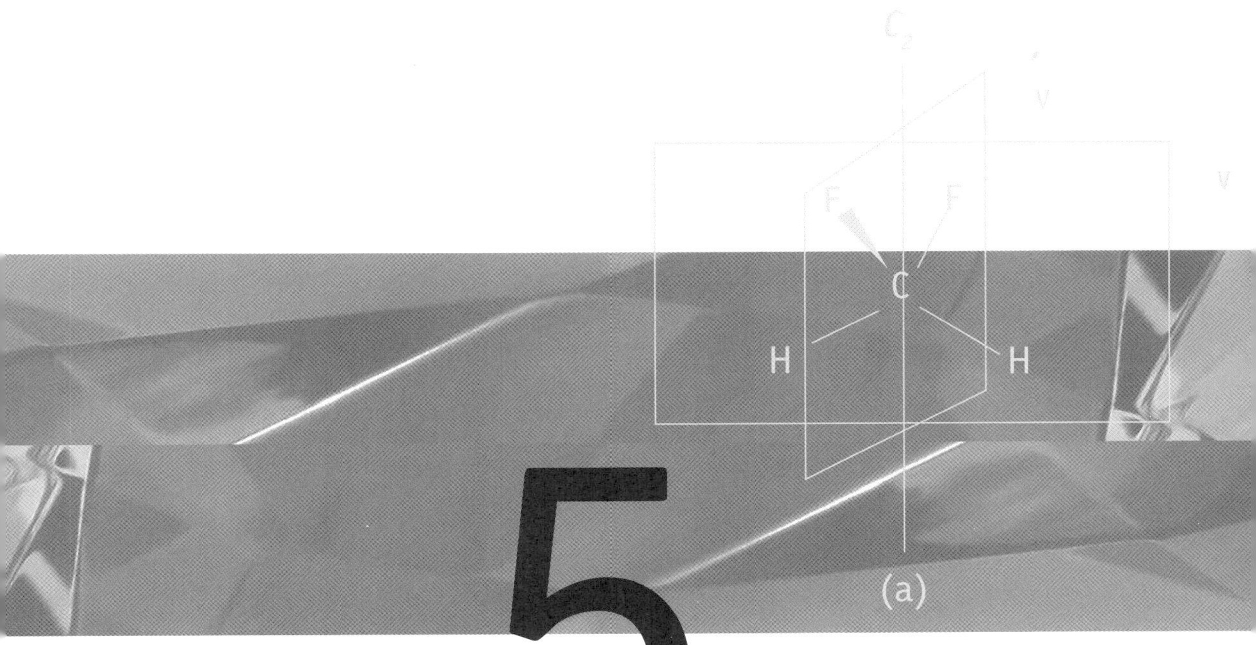

5

VETORES E MATRIZES: TABELAS DE CARACTERES

Após os estudos precedentes sobre grupos pontuais, uma próxima pergunta a ser esclarecida é como relacioná-los com o comportamento de simetria dos **graus de liberdade** (GL) de uma molécula (Translações, Rotações e Vibrações).

5.1 ▸ REPRESENTAÇÃO VETORIAL DE GRAUS DE LIBERDADE

Um átomo isolado pode movimentar-se livremente no espaço tridimensional, possuindo, portanto, **três** graus de liberdade. Um grupo de **N** átomos apresentará **3N** GL:

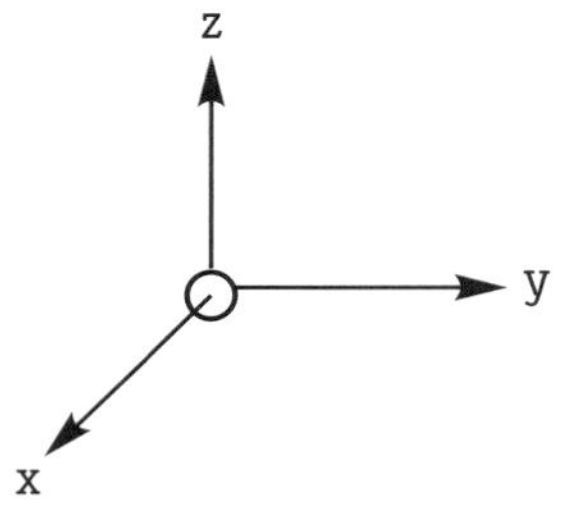

3 GL

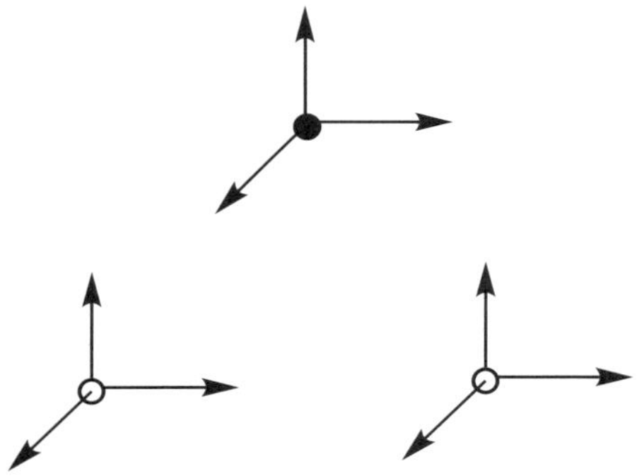

9 GL (N = 3)

Se os três átomos isolados unem-se agora para formar uma molécula, perdem a capacidade de movimentar-se individualmente, independentes um dos outros. A molécula, como um todo, somente poderá executar movimentos de translação. No entanto, o número total de graus de liberdade permanece igual a 3N, uma vez que, agora, outras formas de movimento aparecem:

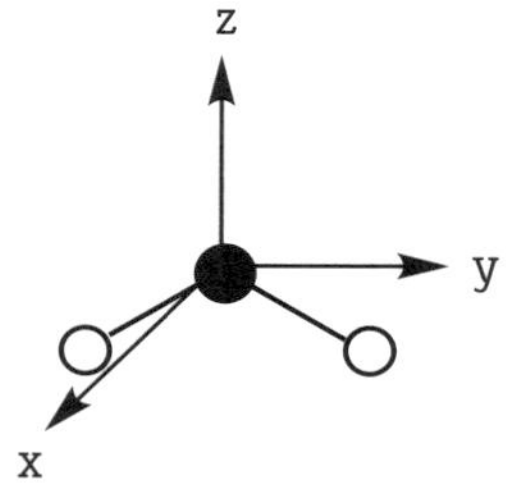

Três graus de liberdade translacionais.

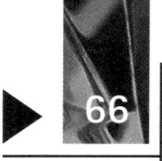

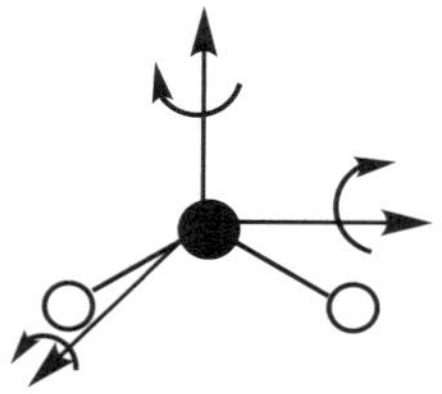

Três graus de liberdade rotacionais: para cada rotação, duas coordenadas movimentam-se no mesmo sentido, a terceira pernanece constante. Moléculas lineares possuem apenas duas GL rotacionais.

Os três graus de liberdade restantes ocorrem como movimentos internos da molécula, ou vibrações. Dessa forma, qualquer molécula não-linear possui 3N−6 **graus de liberdade vibracionais**. Para moléculas *lineares*, o número de graus de liberdade vibracionais é igual a 3N−5, já que estas moléculas apresentam apenas dois GL rotacionais.

Graus de liberdade podem ser representados sob a forma de vetores, cujas características de simetria podem ser determinadas com auxílio da teoria de grupos. A estes vetores representativos dos graus de liberdade dá-se o nome de **coordenadas normais.**

Um *vetor* é uma grandeza direcionada, simbolizada por uma seta, que aponta na direção considerada, e cujo comprimento informa sobre o valor da grandeza. O deslocamento paralelo de vetores não modifica as suas propriedades. Da aplicação de uma operação de simetria sobre um vetor podem resultar duas situações:

a) Intensidade e direção permanecem inalteradas: o vetor apresenta um comportamento **simétrico**.

b) Intensidade inalterada, direção invertida: comportamento **antissimétrico** ($\neq$ assimétrico).

A Figura 5.1 apresenta exemplos de operações de simetria, com vetores paralelos e antiparalelos aos operadores C_2 e σ.

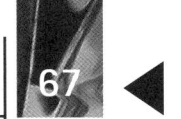

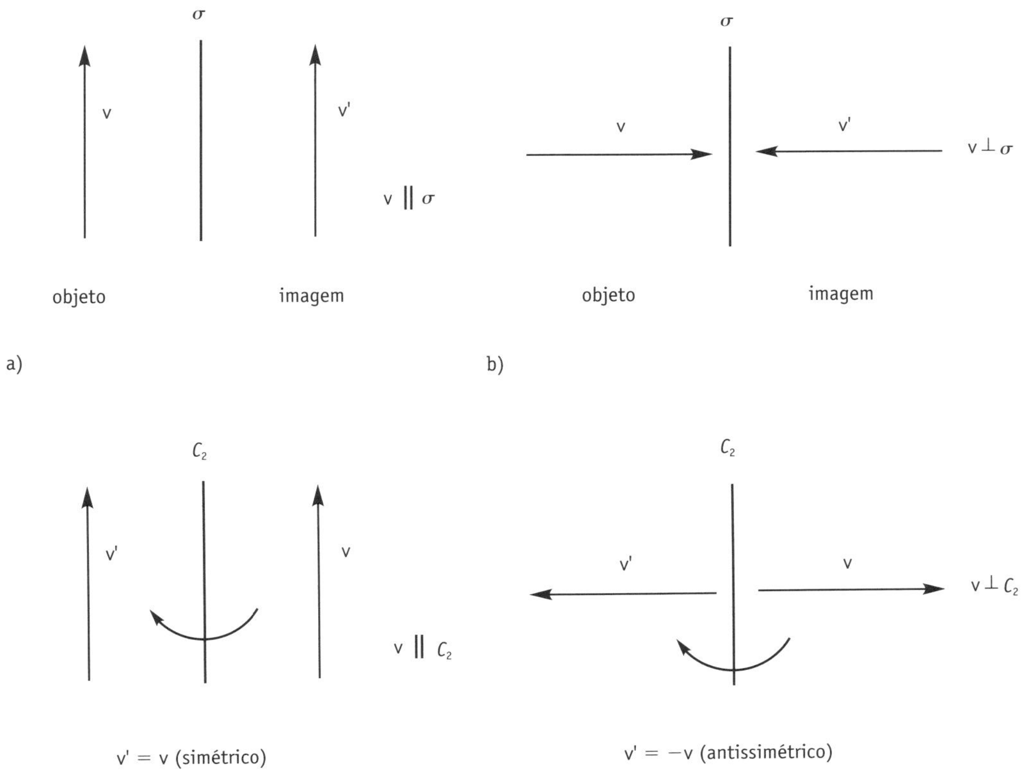

Figura 5.1 a) Vetor (**v**) paralelo a C_2 e σ, comportamento simétrico; b) vetor perpendicular a C_2 e σ, comportamento antissimétrico.

Detalhadamente, pode-se escrever para o comportamento simétrico:

$$v' = (1).v$$

$$v' = \sigma \times v = (1).v$$

$$v' = C_2 \times v = (1).v$$

$$\sigma, C_2 \parallel v$$

E para o comportamento antissimétrico:

$$v' = (-1).v$$

$$v' = \sigma \times v = (-1).v$$

$$v' = C_2 \times v = (-1).v$$

$$\sigma, C_2 \perp v$$

O fator entre parênteses (1), (−1), define, ou *caracteriza*, o efeito da operação de simetria sobre o vetor **v**, denominando-se, por esta razão, **caráter**. Como, neste caso, o fator não pode ser simplificado (reduzido) ainda mais, diz-se que o mesmo é um caráter *irredutível*. A seguir estudaremos essas relações com base em alguns exemplos.

5.2 ▸ REPRESENTAÇÃO DE OPERAÇÕES DE SIMETRIA EM FORMA DE MATRIZES

5.2.1 Vetores translacionais

Movimentos translacionais de moléculas (translações) são representados por um vetor T, que corresponde ao *vetor velocidade translacional* **v**. Para qualquer movimento da molécula no espaço, T pode ser decomposto em três componentes perpendiculares entre si, T_x, T_y e T_z, os quais são paralelos aos eixos das coordenadas. A Figura 5.2 ilustra a relação entre os vetores translacionais e as coordenadas cartesianas *x*, *y*, *z* para a molécula AB_2 angular, de simetria C_{2v}, bem como os operadores C_2, σ_v e σ'_v deste grupo pontual.

Aplicando-se aos vetores translacionais T_x, T_y e T_z os operadores do grupo pontual C_{2v}: E, C_2, $\sigma_{v(xz)}$ e $\sigma'_{v(yz)}$, chega-se aos seguintes resultados:

i) Para a Identidade E:

1) $T'_x = I \times T_x = (1).T_x = T_x \qquad \chi_i(E) = 1$

2) $T'_y = I \times T_y = (1).T_y = T_y \qquad \chi_i(E) = 1$

3) $T'_z = I \times T_z = (1).T_z = T_z \qquad \chi_i(E) = 1$

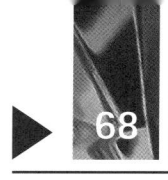

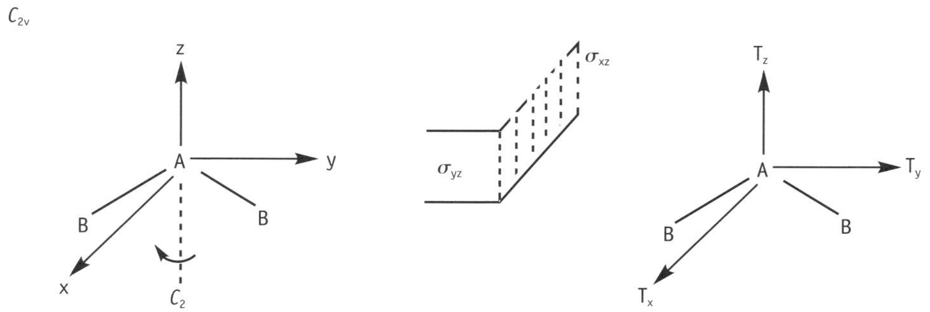

Figura 5.2 Molécula angular AB_2 e os vetores translacionais.

Como todos os vetores T_i são independentes um do outro, em qualquer caso o *caráter irredutível* χ_i é igual a 1.

As equações **1**, **2** e **3** podem ainda ser escritas como:

1) $T'_x = 1.T_x + 0.T_y + 0.T_z$

2) $T'_y = 0.T_x + 1.T_y + 0.T_z$

3) $T'_z = 0.T_x + 0.T_y + 1.T_z$

Este sistema de equações pode ser escrito também em forma de matriz:

$$\begin{pmatrix} T'_x \\ T'_y \\ T'_z \end{pmatrix} = \begin{pmatrix} 1 & 0 & 0 \\ 0 & 1 & 0 \\ 0 & 0 & 1 \end{pmatrix} \begin{pmatrix} T_x \\ T_y \\ T_z \end{pmatrix} \qquad \chi_r(E) = 3 \qquad (\text{"linha} \times \text{coluna"})$$

Matriz Identidade

A representação matricial acima permite introduzir a definição geral de *caráter*: O caráter χ é a soma dos elementos diagonais de uma matriz. Por elementos diagonais entendem-se os fatores sobre a diagonal que corta a matriz de cima, à esquerda, a baixo e à direita ("traço" da matriz). No exemplo acima, $\chi = 1 + 1 + 1 = 3$. Como T_x, T_y e T_z são independentes um do outro, a matriz pode ser decomposta nas equações parciais 1, 2 e 3. Da mesma maneira, o caráter resultante $\chi_r = 3$ desdobra-se em seus componentes $\chi_i = 1$. Por conseguinte, χ_r é denominado *caráter reduzível* e χ_i *caráter irredutível*.

$$\chi_r \sum \chi_i$$

ii) Para o eixo C_2:

1) $T'_x = (-1).T_x \qquad \chi_i(C_2) = -1$

2) $T'_y = (-1).T_y \qquad \chi_i(C_2) = -1$

3) $T'_z = (+1).T_z \qquad \chi_i(C_2) = +1$

$$\begin{pmatrix} T'_x \\ T'_y \\ T'_z \end{pmatrix} = C_2 \times \begin{pmatrix} T_x \\ T_y \\ T_z \end{pmatrix} = \begin{pmatrix} -1 & 0 & 0 \\ 0 & -1 & 0 \\ 0 & 0 & 1 \end{pmatrix} \begin{pmatrix} T_x \\ T_y \\ T_z \end{pmatrix} \qquad \chi_r(C_2) = -1$$

Matriz C_2

iii) Para σ_{xz}:

1) $T'_x = (1).T_x \qquad \chi_i(\sigma_{xz}) = 1$

2) $T'_y = (-1).T_y \qquad \chi_i(\sigma_{xz}) = -1$

3) $T'_z = (1).T_z \qquad \chi_i(\sigma_{xz}) = 1$

$$\begin{pmatrix} T'_x \\ T'_y \\ T'_z \end{pmatrix} = \sigma_{xz} \times \begin{pmatrix} T_x \\ T_y \\ T_z \end{pmatrix} = \begin{pmatrix} 1 & 0 & 0 \\ 0 & -1 & 0 \\ 0 & 0 & 1 \end{pmatrix} \begin{pmatrix} T_x \\ T_y \\ T_z \end{pmatrix} \qquad \chi_r(\sigma_{xz}) = +1$$

Matriz σ_{xz}

iv) Para σ_{yz}:

1) $T'_x = (-1).T_x \qquad \chi_i(\sigma_{yz}) = -1$

2) $T'_y = (1).T_y \qquad \chi_i(\sigma_{yz}) = 1$

3) $T'_z = (1).T_z \qquad \chi_i(\sigma_{yz}) = 1$

$$\begin{pmatrix} T'_x \\ T'_y \\ T'_z \end{pmatrix} = \sigma_{yz} \times \begin{pmatrix} T_x \\ T_y \\ T_z \end{pmatrix} = \begin{pmatrix} -1 & 0 & 0 \\ 0 & 1 & 0 \\ 0 & 0 & 1 \end{pmatrix} \begin{pmatrix} T_x \\ T_y \\ T_z \end{pmatrix} \qquad \chi_r(\sigma_{yz}) = +1$$

Matriz σ_{yz}

5.2.2 Rotação do sistema de coordenadas em 90°

Na Figura 5.3 o sistema de coordenadas da molécula AB_2 sofreu um deslocamento de 90°. A operação dos elementos de simetria aos vetores translacionais após o giro do sistema de coordenadas é:

C_2:

$$T'_x = -T_x \qquad \chi_i = -1$$

$$T'_y = -T_y \qquad \chi_i = -1$$

$$T'_z = T_z \qquad \chi_i = 1$$

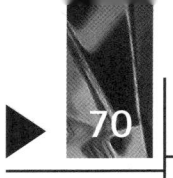

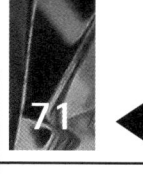

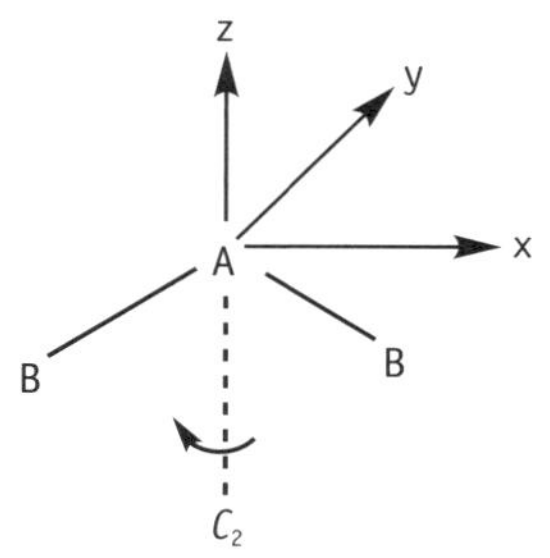

Figura 5.3 Sistema de coordenadas deslocado em 90°.

σ_{yz}:

$$T'_x = -T_x \qquad \chi_i = -1$$
$$T'_y = T_y \qquad \chi_i = 1$$
$$T'_z = T_z \qquad \chi_i = 1$$

σ_{xz}:

$$T'_x = T_x \qquad \chi_i = 1$$
$$T'_y = -T_y \qquad \chi_i = -1$$
$$T'_z = T_z \qquad \chi_i = 1$$

A rotação do sistema de coordenadas não influencia o caráter dos vetores translacionais. Este resultado pode ser generalizado, permitindo enunciar uma importante propriedade dos caracteres:

1) Caracteres translacionais *e rotacionais* são independentes do sistema de coordenadas. Caracteres *vibracionais* formalmente são dependentes do sistema de coordenadas externo, os resultados finais dos cálculos são, no entanto, equivalentes, conforme será visto na sequência. Pode-se notar que os caracteres irredutíveis para σ_{xz} e σ_{yz} são diferentes, o que leva a uma segunda regra geral:

2) Elementos de simetria da mesma classe possuem caracteres idênticos. $\sigma_{v(xz)}$ e $\sigma'_{v(yz)}$ pertencem, portanto, a classes diferentes.

5.2.3 Vetores rotacionais

Rotações são representadas por meio de um vetor R, que corresponde à velocidade angular ω (momento rotacional) e é *perpendicular* ao plano de rotação. A direção de R determina-se pela "regra da mão direita" (regra do parafuso): com a mão direita fechada, os dedos encolhidos assinalam a direção da rotação, o polegar estendido mostra a direção do vetor rotacional R. A Figura 5.4 ilustra a direção de R e o sentido da rotação (no plano do papel):

Ocorrendo inversão da direção de rotação, ocorre também mudança do sinal de R. O vetor rotacional (assim como o vetor translacional, T) pode também ser decomposto em três componentes ortogonais R_x, R_y e R_z, paralelos aos eixos das coordenadas. Vetores Rotacionais comportam-se, no entanto, de forma diferente daquela dos vetores Translacionais, já que as operações de simetria não são aplicadas a R, mas ao *movimento de rotação*. Portanto, a modificação do sinal de R é obtida indiretamente. As operações de rotação em um eixo C_2 e espelhamento em um plano σ, para R paralelo e R perpendicular a C_2 e σ, estão representadas esquematicamente na Figura 5.5.

As matrizes rotacionais para Identidade (E), C_2, $\sigma_{v(xz)}$ e $\sigma'_{v(yz)}$ são:

E:

$$\begin{pmatrix} R'_x \\ R'_y \\ R'_z \end{pmatrix} = \begin{pmatrix} 1 & 0 & 0 \\ 0 & 1 & 0 \\ 0 & 0 & 1 \end{pmatrix} \begin{pmatrix} R_x \\ R_y \\ R_z \end{pmatrix} \qquad \chi_r(E) = 3$$

Matriz Identidade

Como as direções de rotação permanecem inalteradas, o valor de R também não se modifica.

C_2^z:

O eixo C_2 em C_{2v} é o eixo z, portanto C_2 é paralelo a R_z e perpendicular a R_x e R_y, logo:

1) $R'_x = -R_x \qquad \chi_i(C_2) = -1$

2) $R'_y = -R_y \qquad \chi_i(C_2) = -1$

3) $R'_z = R_z \qquad \chi_i(C_2) = 1$

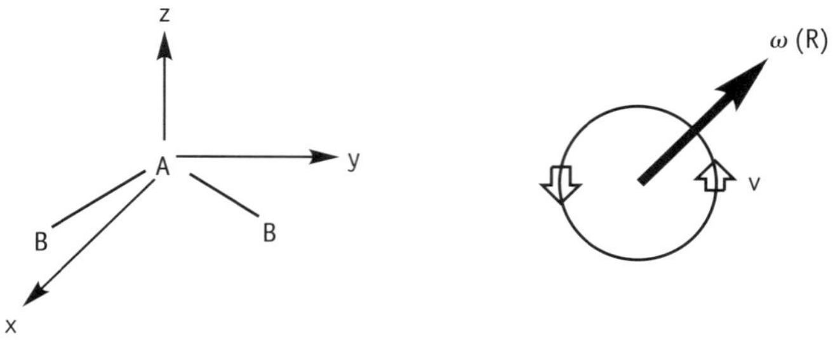

Figura 5.4 O vetor rotacional R.

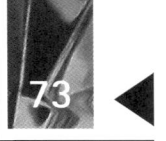

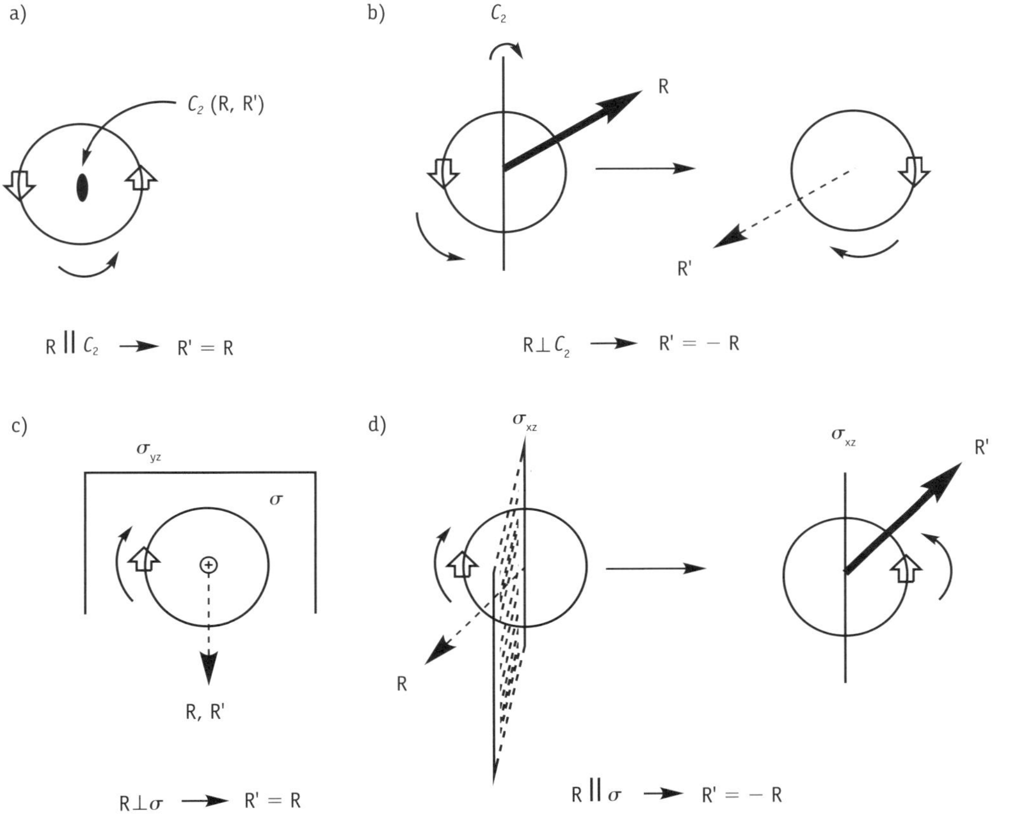

Figura 5.5 a) O eixo C_2 coincide com R, a operação C_2 não altera o sinal de R; b) O eixo C_2 inverte o sentido de rotação, inverte também o sinal de R; c) o espelhamento da rotação em seu plano não modifica o valor de R; d) O espelhamento da rotação em um plano perpendicular à mesma (e paralelo a R) inverte a sua direção, também o valor de R.

$$\begin{pmatrix} R'_x \\ R'_y \\ R'_z \end{pmatrix} = C_2 \times \begin{bmatrix} R_x \\ R_y \\ R_z \end{bmatrix} = \underbrace{\begin{pmatrix} -1 & 0 & 0 \\ 0 & -1 & 0 \\ 0 & 0 & 1 \end{pmatrix}}_{\text{Matriz } C_2} \begin{pmatrix} R_x \\ R_y \\ R_z \end{pmatrix} \qquad \chi_{\Gamma}(C_2) = -1$$

σ_{xz}:

1) $R'_x = -R_x \qquad \chi_i(\sigma_{xz}) = -1$

2) $R'_y = R_y \qquad \chi_i(\sigma_{xz}) = 1$

3) $R'_z = -R_z \qquad \chi_i(\sigma_{xz}) = -1$

$$\begin{pmatrix} R'_x \\ R'_y \\ R'_z \end{pmatrix} = \sigma_{xz} \times \begin{pmatrix} R_x \\ R_y \\ R_z \end{pmatrix} = \begin{pmatrix} -1 & 0 & 0 \\ 0 & 1 & 0 \\ 0 & 0 & -1 \end{pmatrix} \begin{pmatrix} R_x \\ R_y \\ R_z \end{pmatrix} \qquad \chi_\Gamma(\sigma_{xz}) = -1$$

Matriz σ_{xz}

σ_{yz}:

1) $R'_x = R_x \qquad \chi_i(\sigma_{yz}) = 1$

2) $R'_y = -R_y \qquad \chi_i(\sigma_{yz}) = -1$

3) $R'_z = -R_z \qquad \chi_i(\sigma_{yz}) = -1$

$$\begin{pmatrix} R'_x \\ R'_y \\ R'_z \end{pmatrix} = \sigma_{yz} \times \begin{pmatrix} R_x \\ R_y \\ R_z \end{pmatrix} = \begin{pmatrix} 1 & 0 & 0 \\ 0 & -1 & 0 \\ 0 & 0 & -1 \end{pmatrix} \begin{pmatrix} R_x \\ R_y \\ R_z \end{pmatrix} \qquad \chi_\Gamma(\sigma_{yz}) = -1$$

Matriz σ_{yz}

5.2.4 Vetores vibracionais

Vibrações moleculares podem ser também representadas por meio de vetores V, que representam os movimentos dos átomos na direção das amplitudes vibracionais. A Figura 5.6 reproduz os modos vibracionais normais V_1, V_2 e V_3 para a molécula AB_2 (H_2O, grupo pontual C_{2v}).

Aos vetores V_1, V_2 e V_3 pode-se aplicar os operadores do grupo pontual C_{2v}. A Figura 5.7 demonstra os efeitos destes operadores sobre o vetor V_3.

A adição vetorial para V_1, V_2 ou V_3 deve ser igual a zero. Isto se deve ao fato de que em uma vibração molecular normal o centro da molécula não pode sofrer deslocamento, portanto, a soma vetorial das amplitudes vibracionais deve ser igual a zero. Quando o vetor resultante não é paralelo a qualquer eixo das coordenadas, deve ser decomposto em seus

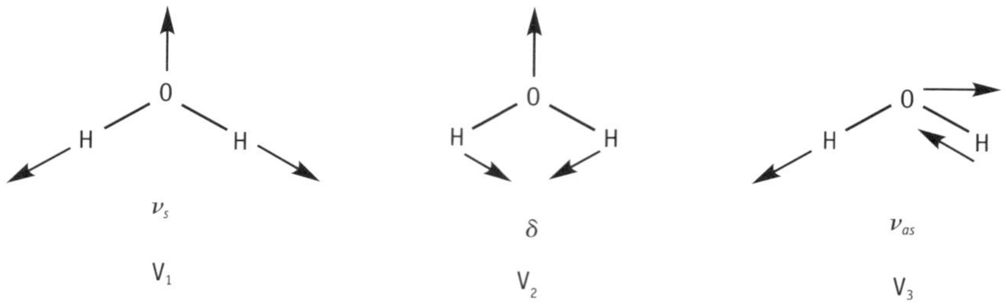

Figura 5.6 Modos vibracionais normais V da molécula de água (modelo vibracional de C_{2v}).

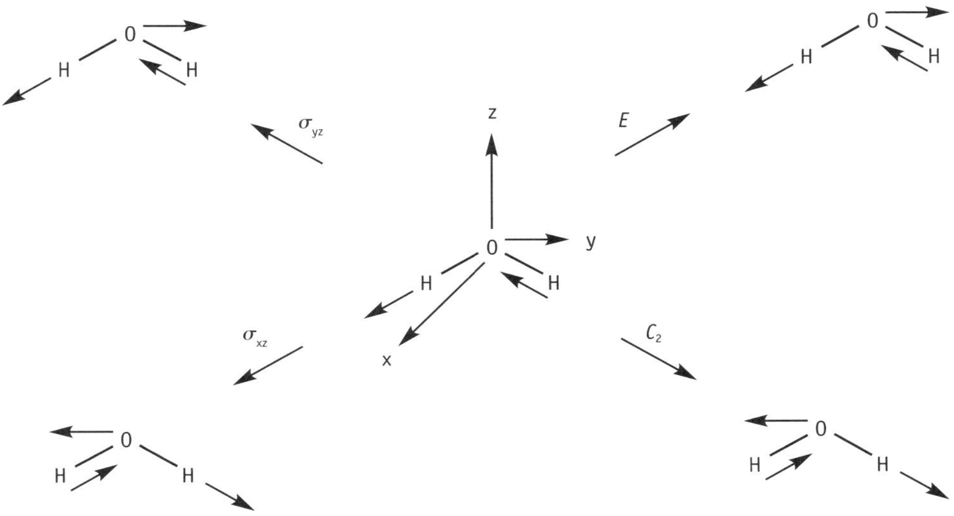

Figura 5.7 Efeito dos operadores do grupo pontual C_{2v} sobre V_3.

componentes ortogonais. A Figura 5.8 mostra exemplos de adição vetorial para V_1, V_2 e V_3, e os dois vetores opostos resultantes.

O comportamento de simetria dos modos vibracionais V_1, V_2 e V_3 pode também ser determinado aplicando-se os operadores do grupo pontual C_{2v} à soma vetorial obtida, considerando-se apenas um dos dois vetores resultantes, para cada modo vibracional considerado. Dessa forma, obtêm-se matrizes representativas da simetria dos vetores V para E, C_2, σ_{xz} e σ_{yz}:

E:

$$\begin{pmatrix} V'_1 \\ V'_2 \\ V'_3 \end{pmatrix} = E \times \begin{pmatrix} V_1 \\ V_2 \\ V_3 \end{pmatrix} = \begin{pmatrix} 1 & 0 & 0 \\ 0 & 1 & 0 \\ 0 & 0 & 1 \end{pmatrix} \begin{pmatrix} V_1 \\ V_2 \\ V_3 \end{pmatrix} \qquad \chi_r(E) = 3$$

Matriz Identidade

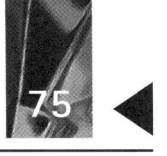

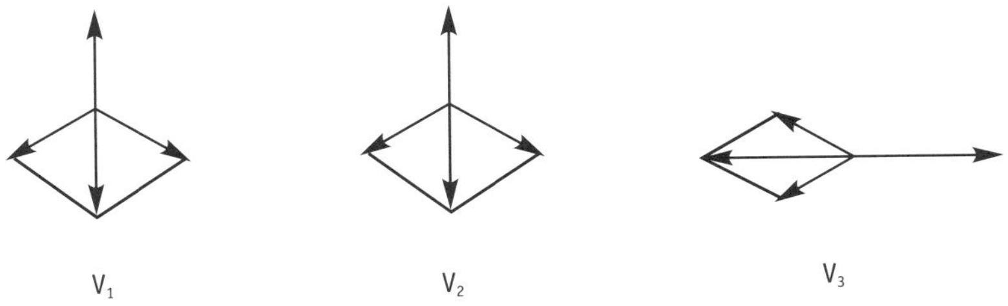

Figura 5.8 Vetores resultantes para as vibrações normais V em C_{2v}.

C_2:

1) $V'_1 = V_1$ $\chi_i(C_2) = 1$

2) $V'_2 = V_2$ $\chi_i(C_2) = 1$

3) $V'_3 = -V_3$ $\chi_i(C_2) = -1$

$$\begin{pmatrix} V'_1 \\ V'_2 \\ V'_3 \end{pmatrix} = C_2 \times \begin{pmatrix} V_1 \\ V_2 \\ V_3 \end{pmatrix} = \begin{pmatrix} 1 & 0 & 0 \\ 0 & 1 & 0 \\ 0 & 0 & -1 \end{pmatrix} \begin{pmatrix} V_1 \\ V_2 \\ V_3 \end{pmatrix} \qquad \chi_r(C_2) = 1$$

Matriz C_2

σ_{xz}:

1) $V'_1 = V_1$ $\chi_i(\sigma_{xz}) = 1$

2) $V'_2 = V_2$ $\chi_i(\sigma_{xz}) = 1$

3) $V'_3 = -V_3$ $\chi_i(\sigma_{xz}) = -1$

$$\begin{pmatrix} V'_1 \\ V'_2 \\ V'_3 \end{pmatrix} = \sigma_{xz} \times \begin{pmatrix} V_1 \\ V_2 \\ V_3 \end{pmatrix} = \begin{pmatrix} 1 & 0 & 0 \\ 0 & 1 & 0 \\ 0 & 0 & -1 \end{pmatrix} \begin{pmatrix} V_1 \\ V_2 \\ V_3 \end{pmatrix} \qquad \chi_r(\sigma_{xz}) = 1$$

Matriz σ_{xz}

σ_{yz}:

1) $V'_1 = V_1$ $\chi_i(\sigma_{yz}) = 1$

2) $V'_2 = V_2$ $\chi_i(\sigma_{yz}) = 1$

3) $V'_3 = V_3$ $\chi_i(\sigma_{yz}) = 1$

$$\begin{pmatrix} V'_1 \\ V'_2 \\ V'_3 \end{pmatrix} = \sigma_{yz} \times \begin{pmatrix} V_1 \\ V_2 \\ V_3 \end{pmatrix} = \begin{pmatrix} 1 & 0 & 0 \\ 0 & 1 & 0 \\ 0 & 0 & 1 \end{pmatrix} \begin{pmatrix} V_1 \\ V_2 \\ V_3 \end{pmatrix} \qquad \chi_r(\sigma_{yz}) = 3$$

Matriz σ_{yz}

5.3 ▶ MONTAGEM DA TABELA DE CARACTERES PARA O GRUPO PONTUAL C_{2V}

Os caracteres irredutíveis obtidos até agora por aplicação das operações de simetria do grupo pontual C_{2v} aos vetores T, R e V podem ser agrupados na forma de uma tabela. A Tabela 5.1 resume os dados para os vetores translacionais, rotacionais e vibracionais.

Tabela 5.1 Caracteres irredutíveis de T, R e V para a molécula AB_2

	C_{2v}	E	C_2	σ_{xz}	σ_{yz}	
TRANSLAÇÕES T	T_x	1	−1	1	−1	(a)
	T_y	1	−1	−1	1	(b)
	T_z	1	1	1	1	(c)
ROTAÇÕES R	R_x	1	−1	−1	1	(b)
	R_y	1	−1	1	−1	(a)
	R_z	1	1	−1	−1	(d)
VIBRAÇÕES V	V_1	1	1	1	1	(c)
	V_2	1	1	1	1	(c)
	V_3	1	−1	−1	1	(b)

Obtém-se, desta forma, nove conjuntos de caracteres irredutíveis χ_i, correspondentes aos nove graus de liberdade da molécula. Cada conjunto, ou grupo de caracteres irredutíveis, é uma *representação irredutível* Γ_i. Assim:

$$\Gamma_i\,(T_y) = (1 \quad -1 \quad -1 \quad 1),$$
$$\Gamma_i\,(R_z) = (1 \quad 1 \quad -1 \quad -1),$$
$$\Gamma_i\,(V_1) = (1 \quad 1 \quad 1 \quad 1),$$

correspondem, respectivamente, à representação irredutível para os vetores T_y, R_z e V_1.

Da mesma forma que caracteres, a soma de representações irredutíveis é definida como *representação reduzível* Γ_r. Desta maneira,

$\Gamma_r\,(T, R, V) = (9 \quad -1 \quad 1 \quad 3) \rightarrow$ representação reduzível dos vetores translacional, rotacional e vibracional, correspondente ao *número total de graus de liberdade*.

$\Gamma_r\,(V) = (3 \quad 1 \quad 1 \quad 3) \rightarrow$ representação reduzível dos vetores vibracionais (graus de liberdade vibracionais).

Como mostra a Tabela 5.1, existem, na verdade, apenas quatro diferentes conjuntos de caracteres irredutíveis (identificados pelas letras a, b, c e d, à direita), ou seja, apenas quatro diferentes representações irredutíveis. Isto se deve ao fato de que $\chi_i(E) = 1$ (sempre), e os três caracteres restantes, para as classes K_1 (C_2), K_2 (σ_{xz}) e K_3 (σ_{yz}), guardam entre si a seguinte relação:

$$\chi_i\,(K_1) \cdot \chi_i\,(K_2) = \chi_i\,(K_3)$$

Pode-se, portanto, organizar uma tabela simplificada (Tabela 5.2), com cada uma das quatro diferentes representações irredutíveis para o grupo pontual C_{2v} identificadas por um símbolo (Mulliken), cujo significado será discutido a seguir.

Tabela 5.2 Pró-tabela de caracteres do Grupo Pontual C_{2v}

Espécies de simetria m
("raças")
Símbolos de Mulliken

C_{2v}	E	C_2	σ_{xz}	σ_{yz}	Graus de Liberdade
A_1	1	1	1	1	T_z, V_1, V_2
A_2	1	1	−1	−1	R_z
B_1	1	−1	1	−1	T_x, R_y
B_2	1	−1	−1	1	T_y, R_x, V_3

Número de elementos (*ordem*) do grupo pontual = h
Número de elementos por classe = n

O tipo de representação da Tabela 5.2 denomina-se *tabela* (*ou tábua*) *de caracteres*. Conforme está explícito, todos os graus de liberdade encontram-se ordenados a determinadas representações irredutíveis (as quatro possíveis para C_{2v}), identificadas por um símbolo, de acordo com as suas características de simetria em relação aos elementos de simetria do grupo pontual. Esses grupos de caracteres irredutíveis (representações irredutíveis) e o símbolo que os identifica são denominados *espécies de simetria* ou *raças*, sendo esta última mais comum na literatura no idioma alemão. Uma denominação bastante frequente é simplesmente *representação irredutível*. Como na espécie de simetria A_1 todos os caracteres irredutíveis são +1, essa raça é denominada *totalmente simétrica*. O fato de todos os vetores vibracionais se transformarem como translações representa um caso especial, já que normalmente isto não ocorre.

5.4 ▸ SIMBOLOGIA DE MULLIKEN PARA AS ESPÉCIES DE SIMETRIA

O principal símbolo para a classificação de espécies de simetria ou raças informa o grau de degeneração, ou a *dimensão da matriz irredutível*. O índice (ou subíndice) adicional informa o comportamento de simetria em relação a C_n, i, σ_h e σ_v.

i) **Símbolo principal**

Para caracteres unidimensionais são usadas as letras A e B. Caracteres bidimensionais (duplamente degenerados) são identificados pela letra E. Para caracteres tri, tetra e pentadimensionais usam-se as letras T, G e H, respectivamente (também F em vez de T). Somente os grupos pontuais poliédricos possuem caracteres de dimensão superior a 2.

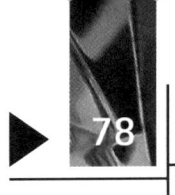

ii) Notação para o eixo principal C_n

Caracteres de dimensão unitária (unidimensionais, portanto) são representados pelas letras maiúsculas A e B. Considerando-se um eixo rotacional principal C_n, um dado vetor (T, R ou V) pode apresentar comportamento simétrico ou antissimétrico em relação a C_n.

Vetores simétricos em relação a C_n $\{\chi(C_n) = 1\}$ são identificados pela letra **A**;

vetores antissimétricos em relação a C_n $\{\chi(C_n) = -1\}$ são identificados pela letra **B**.

iii) Notação para o centro de inversão *i*

Esta notação é válida somente para moléculas com centro de inversão. Para vetores simétricos a i $\{\chi(i) = 1\}$, usa-se o subíndice **g** (do alemão *gerade* = par). Para vetores antissimétricos a i $\{\chi(i) = -1\}$, usa-se o subíndice **u** (*ungerade* = ímpar). Exemplos: A_g, B_u, T_g.

iv) Notação para o plano especular horizontal σ_h

Quando existe um plano especular horizontal, classifica-se o comportamento simétrico com relação a este plano por (') e antissimétrico por ("). Por exemplo, para o símbolo fundamental A: $\chi(\sigma_h) = 1 \rightarrow$ A'; $\chi(\sigma_h) = -1 \rightarrow$ A".

v) Notação para o eixo duplo secundário ou para planos verticais σ_v

Quando ocorre um eixo duplo perpendicular ao eixo rotacional principal ($C_2 \perp C_n$), por exemplo, em grupos pontuais D, usa-se os subíndices 1 e 2:

Para $\chi(C_2) = 1 \rightarrow$ subíndice 1 (A_1, B_1, etc.); para $\chi(C_2) = -1 \rightarrow$ subíndice 2 (A_2, B_2, etc.).

Para o caso de não existirem eixos duplos secundários, pode-se classificar com relação a σ_v. Como C_2 e σ_v ocorrem várias vezes, a ordenação é facultativa.

vi) Exceções

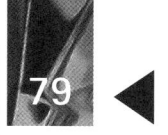

Em grupos pontuais de ordem superior (n > 3 e D_{2h}) podem ocorrer desvios deste esquema de notações apresentado. Para os grupos especiais $C_{\infty v}$, $D_{\infty h}$ e K_h normalmente são utilizados outros símbolos, originários da espectroscopia atômica e molecular. Por exemplo, nos grupos pontuais C_7, C_8, S_8, $C_{\infty v}$ e D_{4d} aparecem os símbolos E_1, E_2, E_3; no grupo pontual D_{6d} ocorrem E_1 até E_5; em D_{2h} aparecem B_1, B_2 e B_3. Em alguns grupos pontuais ocorrem espécies de simetria com degeneração igual a três ou ainda maior. Os índices que ocorrem, nestes casos, devem ser interpretados como "contadores" das diferentes combinações possíveis. Para o grupo pontual D_{2h} a tripla notação (B_1, B_2 e B_3) significa que os *três* eixos C_2 devem ser considerados equivalentes, com relação à ordenação dos índices 1 e 2: assim, B_1 caracteriza o comportamento do vetor simétrico ao eixo C_2(z), porém antissimétrico a $C_2(x)$ e $C_2(y)$; B_2 identifica vetores simétricos a $C_2(y)$, mas antissimétricos com relação a $C_2(x)$ e $C_2(z)$, e B_3 classifica os vetores simétricos a $C_2(x)$, porém antissimétricos em relação a $C_2(y)$ e $C_2(z)$.

5.5 ▸ RELAÇÕES FUNDAMENTAIS DAS TABELAS DE CARACTERES

As principais relações das tabelas de caracteres serão discutidas a seguir com base no exemplo do grupo pontual C_{2v}, sem maior aprofundamento matemático.

i) O número de classes é igual ao número de espécies de simetria

ii) Elementos da mesma classe possuem mesmos caracteres

iii) Caracteres são independentes da escolha do sistema de coordenadas

iv) O número de elementos de simetria **h** (ordem do grupo pontual) é igual à soma dos quadrados dos caracteres irredutíveis (horizontal ou vertical):

$$\sum_k n.\chi^2_{im}(k) = h \quad \text{("soma em linha")},$$

$$\sum_m n.\chi^2_{im}(k) = h \quad \text{("soma em coluna")}$$

Os termos das equações acima têm o seguinte significado:

$\sum_k n$ = somatório de n (número de elementos por classe) de todas as classes

$\sum_m n$ = somatório de n de todas as espécies de simetria (raças)

$\chi_{im}(k)$ = caráter irredutível da raça m e classe K

v) Princípio da ortogonalidade

A soma dos produtos dos caracteres irredutíveis de duas diferentes *espécies* de simetria, ou de duas diferentes *classes* de simetria, deve ser igual a zero:

$$\sum_k n.\chi_{im}(k)\chi_{io}(k) = 0 \quad \text{"produto horizontal" } (m \neq 0)$$

$$\sum_m \chi_{im}(k_1).\chi_{im}(K_2) = 0 \quad \text{"produto vertical" } (K_1 \neq K_2)$$

Exemplos: $\Gamma(A_1 \times A_2) = 1.1 + 1.1 - 1.1 - 1.1 = 0$

$\Gamma(A_2 \times B_2) = 1.1 - 1.1 + 1.1 - 1.1 = 0$

$\Gamma(\sigma_{xz} \times \sigma_{yz}) = 1.1 + 1.1 - 1.1 - 1.1 = 0$

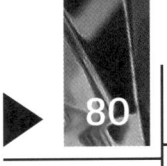

5.6 ▶ GRUPOS PONTUAIS DEGENERADOS: MOLÉCULA AB_4 – SIMETRIA C_{4v} (PIRAMIDAL)

Na Figura 5.9 encontram-se representadas duas perspectivas da molécula piramidal AB_4, pertencente ao grupo pontual C_{4v}.

O grupo pontual C_{4v} é um exemplo de um grupo pontual *degenerado*. Este tipo de grupo pontual contém, no mínimo, um elemento de simetria X_n com $n > 2$ (no presente exemplo trata-se do eixo rotacional C_4). Como consequência, aparecem também caracteres irredutíveis diferentes de 1, o que pode ser visualizado na tabela de caracteres parcial do grupo pontual C_{4v}, representada na Tabela 5.3. A causa para a ocorrência de $\chi_i \neq 1$ é que, em espécies de simetria não-degeneradas, todos os graus de liberdade são independentes, o que não acontece com espécies de simetria degeneradas, nas quais dois ou mais graus de liberdade estão inter-relacionados.

Tabela 5.3 Tabela de caracteres (parcial) do grupo pontual C_{4v}

C_{4v}	E	$2C_4$	C_2	$2\sigma_v$	$2\sigma_d$	
A_1	1	1	1	1	1	$z\ (= T_z)$
A_2	1	1	1	−1	−1	R_z
B_1	1	−1	1	1	−1	
B_2	1	−1	1	−1	1	
E	2	0	−2	0	0	$(x, y)\ (R_x, R_y)$

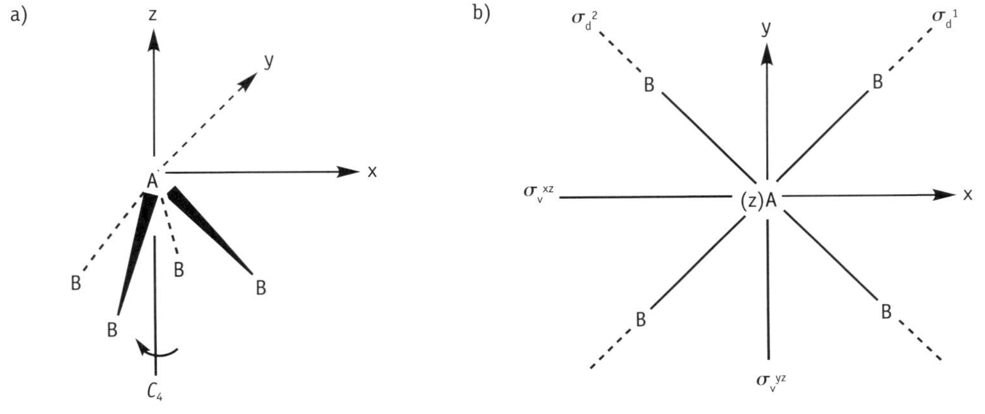

Figura 5.9 a) Perspectiva lateral da molécula piramidal AB_4; b) a molécula vista de cima.

Com base na Figura 5.9 pode-se construir matrizes para os vetores translacionais T_x, T_y e T_z da molécula piramidal AB_4 e, dessa forma, determinar os caracteres translacionais:

C_4:

1) $T'_x = -T_y$

2) $T'_y = T_x$

3) $T'_z = T_z$

$$\begin{pmatrix} T'_x \\ T'_y \\ T'_z \end{pmatrix} = C_4 \times \begin{pmatrix} T_x \\ T_y \\ T_z \end{pmatrix} = \left(\begin{array}{cc|c} 0 & -1 & 0 \\ 1 & 0 & 0 \\ \hline 0 & 0 & 1 \end{array}\right) \begin{pmatrix} T_x \\ T_y \\ T_z \end{pmatrix} \qquad \chi_r(C_4) = 1$$

Somente T_z é independente de T_x e T_y, portanto, $\chi_i(T_z) = 1$, mas neste caso não se pode mais referir ao caráter irredutível de T_x ou T_y *isoladamente*. Os dois vetores constituem agora uma *representação bidimensional*, ou seja, o caráter irredutível de ambos somente pode ser representado em conjunto, $\chi_i(T_x, T_y) = 0$. A matriz anterior pode ser desdobrada nas matrizes parciais, ou *desbloqueadas*, abaixo, simétricas à diagonal principal:

$$\begin{pmatrix} T'_x \\ T'_y \end{pmatrix} = \begin{pmatrix} 0 & -1 \\ 1 & 0 \end{pmatrix} \begin{pmatrix} T_x \\ T_y \end{pmatrix} \quad \text{e} \quad T'_z = (1).T_z$$

C_4^3:

1) $T'_x = T_y$

2) $T'_y = -T_x$

3) $T'_z = T_z$

$$\begin{pmatrix} T'_x \\ T'_y \\ T'_z \end{pmatrix} = C_4^3 \times \begin{pmatrix} T_x \\ T_y \\ T_z \end{pmatrix} = \left(\begin{array}{cc|c} 0 & 1 & 0 \\ -1 & 0 & 0 \\ \hline 0 & 0 & 1 \end{array}\right) \begin{pmatrix} T_x \\ T_y \\ T_z \end{pmatrix} \qquad \chi_r(C_4^3) = 1$$

A matriz irredutível (representação bidimensional) para T_x e T_y é:

$$\begin{pmatrix} T'_x \\ T'_y \end{pmatrix} = \begin{pmatrix} 0 & 1 \\ -1 & 0 \end{pmatrix} \begin{pmatrix} T_x \\ T_y \end{pmatrix} \quad \text{e} \quad T'_z = (1)T_z$$

O caráter irredutível de T_x e T_y para a tabela de caracteres á a soma da matriz parcial (diagonal), já que ambos são inter-relacionados. Note que, embora as matrizes de C_4 e C_4^3 sejam diferentes, os caracteres são iguais. Ambos pertencem, portanto, à mesma classe.

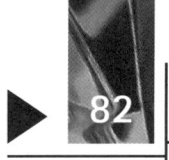

C_2 (= C_4^2):

1) $T'_x = -T_x$

2) $T'_y = -T_y$

3) $T'_z = T_z$

$$\begin{pmatrix} T'_x \\ T'_y \\ T'_z \end{pmatrix} = C_2 \times \begin{pmatrix} T_x \\ T_y \\ T_z \end{pmatrix} = \left(\begin{array}{cc:c} -1 & 0 & 0 \\ 0 & -1 & 0 \\ \hdashline 0 & 0 & 1 \end{array}\right) \begin{pmatrix} T_x \\ T_y \\ T_z \end{pmatrix}$$

E as matrizes parciais para (T_x, $_{Ty}$) e T_z, de forma resumida:

$$\begin{pmatrix} -1 & 0 \\ 0 & -1 \end{pmatrix}$$

$$(1)$$

Os caracteres irredutíveis são: $\chi_i(T_x, T_y) = -2$

$\chi_i(T_z) = 1$

O eixo C_2 forma, portanto, uma classe própria. Pode-se notar que os vetores T_x e T_y são independentes com relação a C_2, no entanto, quando ocorre degeneração com relação a um elemento de simetria, as representações para todos os demais elementos são também degeneradas.

σ_v^{xz}:

1) $T'_x = T_x$

2) $T'_y = -T_y$

3) $T'_z = T_z$

$$\begin{pmatrix} T'_x \\ T'_y \\ T'_z \end{pmatrix} = \sigma_v^{xz} \times \begin{pmatrix} T_x \\ T_y \\ T_z \end{pmatrix} = \left(\begin{array}{cc:c} 1 & 0 & 0 \\ 0 & -1 & 0 \\ \hdashline 0 & 0 & 1 \end{array}\right) \begin{pmatrix} T_x \\ T_y \\ T_z \end{pmatrix}$$

$$\begin{pmatrix} 1 & 0 \\ 0 & -1 \end{pmatrix} \text{ ---- } \chi_i = 0\ (T_x, T_y)$$

$$(1) \text{ ---- } \chi_i = 1\ (T_z)$$

$\boldsymbol{\sigma_v^{yz}}$:

1) $T'_x = -T_x$

2) $T'_y = T_y$

3) $T'_z = T_z$

$$\begin{pmatrix} T'_x \\ T'_y \\ T'_z \end{pmatrix} = \sigma_v^{yz} \times \begin{pmatrix} T_x \\ T_y \\ T_z \end{pmatrix} = \left(\begin{array}{cc:c} -1 & 0 & 0 \\ 0 & 1 & 0 \\ \hdashline 0 & 0 & 1 \end{array}\right) \begin{pmatrix} T_x \\ T_y \\ T_z \end{pmatrix}$$

$$\begin{pmatrix} -1 & 0 \\ 0 & 1 \end{pmatrix} \text{ ---- } \chi_i = 0 \ (T_x, T_y)$$

$$(1) \text{ ---- } \chi_i = 1 \ (T_z)$$

σ_v^{xz} e σ_v^{yz} pertencem à mesma classe.

$\boldsymbol{\sigma_d^{1}}$:

1) $T'_x = T_y$

2) $T'_y = T_x$

3) $T'_z = T_z$

$$\begin{pmatrix} T'_x \\ T'_y \\ T'_z \end{pmatrix} = \sigma_d^{1} \times \begin{pmatrix} T_x \\ T_y \\ T_z \end{pmatrix} = \left(\begin{array}{cc:c} 0 & 1 & 0 \\ 1 & 0 & 0 \\ \hdashline 0 & 0 & 1 \end{array}\right) \begin{pmatrix} T_x \\ T_y \\ T_z \end{pmatrix}$$

$$\begin{pmatrix} 1 & 0 \\ 0 & 1 \end{pmatrix} \text{ ---- } \chi_i = 0 \ (T_x, T_y)$$

$$(1) \text{ ---- } \chi_i = 1 \ (T_z)$$

Os mesmos resultados para χ_i são obtidos operando-se σ_d^2. Os caracteres de σ_v e σ_d são idênticos somente por acaso. No grupo pontual C_{4v} os vetores translacionais se transformam segundo as espécies de simetria A_1 e E, que apresentam os mesmos caracteres para σ_v e σ_d (ver Tabela 5.3). Os caracteres rotacionais são obtidos aplicando-se as operações de simetria do grupo pontual C_{4v} aos vetores rotacionais R_x, R_y e R_z, observando-se as particularidades desses vetores. Em grupos pontuais de alta simetria é possível a ocorrência de tripla ou múltipla degeneração (caracteres tri-, *n*-dimensionais).

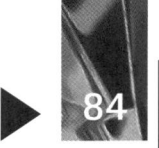

As tabelas de caracteres dos principais grupos pontuais estão apresentadas a seguir nas Tabelas 5.4 a 5.50. Detalhes necessários para a sua correta e proveitosa utilização serão abordados nas Seções 6.6 e 6.9.5 do Capítulo 6.

Tabela 5.4 Tabela de caracteres do grupo pontual C_1

C_1	E	
A	1	R, T, α

Tabela 5.5 Tabela de caracteres do grupo pontual C_s

C_s	E	σ_h		
A'	1	1	(x, y), R_z	x^2, y^2, z^2, xy
A"	1	−1	z, (R_x, R_y)	yz, xz

Tabela 5.6 Tabela de caracteres do grupo pontual C_i

C_i	E	i		
A_g	1	1	R_x, R_y, R_z	x^2, y^2, z^2, xy, xz, yz
A_u	1	−1	x, y, z	

Tabela 5.7 Tabela de caracteres do grupo pontual C_2

C_2	E	C_2		
A	1	1	z, R_z	x^2, y^2, z^2, xy
B	1	−1	(x, y) (R_x, R_y)	yz, xz

Tabela 5.8 Tabela de caracteres do grupo pontual C_3

C_3	E	C_3	C_3^2		$\varepsilon = \exp(2\pi i/3)$ $\varepsilon^* = \exp(-2\pi i/3)$
A	1	1	1	z, R_z	x^2+y^2, z^2
E	1 1	ε ε^*	ε^* ε	(x, y) (R_x, R_y)	(x^2-y^2, xy) (yz, xz)

Tabela 5.9 Tabela de caracteres do grupo pontual C_4

C_4	E	C_4	C_2	C_4^3		
A	1	1	1	1	z, R_z	x^2+y^2, z^2
B	1	−1	1	−1		x^2-y^2, xy
E	1 1	i $-i$	−1 −1	$-i$ i	(x, y) (R_x, R_y)	(yz, xz)

Tabela 5.10 Tabela de caracteres do grupo pontual C_5

C_5	E	C_5	C_5^2	C_5^3	C_5^4		$\varepsilon = \exp(2\pi i/5)$ $\varepsilon^* = \exp(-2\pi i/5)$
A	1	1	1	1	1	z, R_z	x^2+y^2, z^2
E_1	1 1	ε ε^*	ε^2 ε^{2*}	ε^{2*} ε^2	ε^* ε	(x, y) (R_x, R_y)	(yz, xz)
E_2	1 1	ε^2 ε^{2*}	ε^* ε	ε ε^*	ε^{2*} ε^2		(x^2-y^2, xy)

Tabela 5.11 Tabela de caracteres do grupo pontual C_6

C_6	E	C_6	C_3	C_2	C_3^2	C_6^5		$\varepsilon = \exp(2\pi i/6)$ $\varepsilon^* = \exp(-2\pi i/6)$
A	1	1	1	1	1	1	z, R_z	x^2+y^2, z^2
B	1	−1	1	−1	1	−1		
E_1	1 1	ε ε^*	$-\varepsilon^*$ $-\varepsilon$	−1 −1	$-\varepsilon$ $-\varepsilon^*$	ε^* ε	(x, y) (R_x, R_y)	(xz, yz)
E_2	1 1	$-\varepsilon^*$ $-\varepsilon$	$-\varepsilon$ $-\varepsilon^*$	1 1	$-\varepsilon^*$ $-\varepsilon$	$-\varepsilon$ $-\varepsilon^*$		(x^2-y^2, xy)

Tabela 5.12 Tabela de caracteres do grupo pontual C_7

C_7	E	C_7	C_7^2	C_7^3	C_7^4	C_7^5	C_7^6		$\varepsilon = \exp(2\pi i/7)$
A	1	1	1	1	1	1	1	z, R_z	x^2+y^2, z^2
E_1	1 1	ε ε^*	ε^2 ε^{2*}	ε^3 ε^{3*}	ε^{3*} ε^3	ε^{2*} ε^2	ε^* ε	(x, y) (R_x, R_y)	(xz, yz)
E_2	1 1	ε^2 ε^{2*}	ε^{3*} ε^3	ε^* ε	ε ε^*	ε^3 ε^{3*}	ε^{2*} ε^2		(x^2-y^2, xy)
E_3	1 1	ε^3 ε^{3*}	ε^* ε	ε^2 ε^{2*}	ε^{2*} ε^2	ε ε^*	ε^{3*} ε^3		

Tabela 5.13 Tabela de caracteres do grupo pontual C_{2v}

C_{2v}	E	C_2	$\sigma_v(xz)$	$\sigma_v(yz)$		
A_1	1	1	1	1	z	x^2, y^2, z^2
A_2	1	1	−1	−1	R_z	xy
B_1	1	−1	1	−1	x, R_y	xz
B_2	1	−1	−1	1	y, R_x	yz

Tabela 5.14 Tabela de caracteres do grupo pontual C_{3v}

C_{3v}	E	$2C_3$	$3\sigma_v$		
A_1	1	1	1	z	x^2+y^2, z^2
A_2	1	1	−1	R_z	
E	2	−1	0	(x, y) (R_x, R_y)	(x^2-y^2, xy) (xz, yz)

Tabela 5.15 Tabela de caracteres do grupo pontual C_{4v}

C_{4v}	E	$2C_4$	C_2	$2\sigma_v$	$2\sigma_d$		
A_1	1	1	1	1	1	z	x^2+y^2, z^2
A_2	1	1	1	−1	−1	R_z	
B_1	1	−1	1	1	−1		x^2-y^2
B_2	1	−1	1	−1	1		xy
E	2	0	−2	0	0	(x, y) (R_x, R_y)	(xz, yz)

Tabela 5.16 Tabela de caracteres do grupo pontual C_{5v}

C_{5v}	E	$2C_5$	$2C_5^2$	$5\sigma_v$		
A_1	1	1	1	1	z	x^2+y^2, z^2
A_2	1	1	1	−1	R_z	
E_1	2	$2\cos(2\pi/5)$	$2\cos(4\pi/5)$	0	(x, y) (R_x, R_y)	(xz, yz)
E_2	2	$2\cos(4\pi/5)$	$2\cos(2\pi/5)$	0		(x^2-y^2, xy)

Tabela 5.17 Tabela de caracteres do grupo pontual C_{6v}

C_{6v}	E	$2C_6$	$2C_3$	C_2	$3\sigma_v$	$3\sigma_d$		
A_1	1	1	1	1	1	1	z	x^2+y^2, z^2
A_2	1	1	1	1	−1	−1	R_z	
B_1	1	−1	1	−1	1	−1		
B_2	1	−1	1	−1	−1	1		
E_1	2	1	−1	−2	0	0	(x, y) (R_x, R_y)	(xz, yz)
E_2	2	−1	−1	2	0	0		(x^2-y^2, xy)

Tabela 5.18 Tabela de caracteres do grupo pontual $C_{\infty v}$

$C_{\infty v}$	E	$2C_\infty^\phi$	...	$\infty\sigma_v$		
$A_1=\Sigma^+$	1	1	...	1	z	x^2+y^2, z^2
$A_2=\Sigma^-$	1	1	...	−1	R_z	
$E_1=\Pi$	2	$2\cos(\Phi)$	...	0	(x, y) (R_x, R_y)	(xz, yz)
$E_2=\Delta$	2	$2\cos(2\varphi)$	...	0		(x^2-y^2, xy)
$E_3=\Phi$	2	$2\cos(3\varphi)$	...	0		
...	...	...	...	...		

Tabela 5.19 Tabela de caracteres do grupo pontual D_2

D_2	E	$C_2(z)$	$C_2(y)$	$C_2(x)$		
A	1	1	1	1		x^2, y^2, z^2
B_1	1	1	−1	−1	z, R_z	xy
B_2	1	−1	1	−1	y, R_y	xz
B_3	1	−1	−1	1	x, R_x	yz

Tabela 5.20 Tabela de caracteres do grupo pontual D_3

D_3	E	$2C_3$	$3C_2$		
A_1	1	1	1		x^2+y^2, z^2
A_2	1	1	−1	z, R_z	
E	2	−1	0	(x, y) (R_x, R_y)	(x^2-y^2, xy) (xz, yz)

Tabela 5.21 Tabela de caracteres do grupo pontual D_4

D_4	E	$2C_4$	$C_2(=C_4^2)$	$2C'_2$	$2C''_2$		
A_1	1	1	1	1	1		x^2+y^2, z^2
A_2	1	1	1	−1	−1	z, R_z	
B_1	1	−1	1	1	−1		x^2-y^2
B_2	1	−1	1	−1	1		xy
E	2	0	−2	0	0	$(x, y)\ (R_x, R_y)$	(xz, yz)

Tabela 5.22 Tabela de caracteres do grupo pontual D_5

D_5	E	$2C_5$	$2C_5^2$	$5C_2$		
A_1	1	1	1	1		x^2+y^2, z^2
A_2	1	1	1	−1	z, R_z	
E_1	2	$2\cos(2\pi/5)$	$2\cos(4\pi/5)$	0	$(x, y)\ (R_x, R_y)$	(xz, yz)
E_2	2	$2\cos(4\pi/5)$	$2\cos(2\pi/5)$	0		(x^2-y^2, xy)

Tabela 5.23 Tabela de caracteres do grupo pontual D_6

D_6	E	$2C_6$	$2C_3$	C_2	$3C'_2$	$3C''_2$		
A_1	1	1	1	1	1	1		x^2+y^2, z^2
A_2	1	1	1	1	−1	−1	z, R_z	
B_1	1	−1	1	−1	1	−1		
B_2	1	−1	1	−1	−1	1		
E_1	2	1	−1	−2	0	0	$(x, y)\ (R_x, R_y)$	(xz, yz)
E_2	2	−1	−1	2	0	0		(x^2-y^2, xy)

Tabela 5.24 Tabela de caracteres do grupo pontual C_{2h}

C_{2h}	E	C_2	i	σ_h		
A_g	1	1	1	1	R_z	x^2, y^2, z^2, xy
B_g	1	−1	1	−1	R_x, R_y	(xz, yz)
A_u	1	1	−1	−1	z	
B_u	1	−1	−1	1	x, y	

Tabela 5.25 Tabela de caracteres do grupo pontual C_{3h}

C_{3h}	E	C_3	C_3^2	σ_h	S_3	S_3^5		$\varepsilon = \exp(2\pi i/3)$ $\varepsilon^* = \exp(-2\pi i/3)$
A'	1	1	1	1	1	1	R_z	x^2+y^2, z^2
A"	1	1	1	−1	−1	−1	z	
E'	1 1	ε ε^*	ε^* ε	1 1	ε ε^*	ε^* ε	x, y	(x^2-y^2, xy)
E"	1 1	ε ε^*	ε^* ε	−1 −1	$-\varepsilon$ $-\varepsilon^*$	$-\varepsilon^*$ $-\varepsilon$	R_x, R_y	(xz, yz)

Tabela 5.26 Tabela de caracteres do grupo pontual C_{4h}

C_{4h}	E	C_4	C_2	C_4^3	i	S_4^3	σ_h	S_4		
A_g	1	1	1	1	1	1	1	1	R_z	x^2+y^2, z^2
B_g	1	−1	1	−1	1	−1	1	−1		(x^2-y^2, xy)
E_g	1 1	i $-i$	−1 −1	$-i$ i	1 1	i $-i$	−1 −1	$-i$ i	R_x, R_y	(xz, yz)
A_u	1	1	1	1	−1	−1	−1	−1	z	
B_u	1	−1	1	−1	−1	1	−1	1		
E_u	1 1	i $-i$	−1 −1	$-i$ i	−1 −1	$-i$ i	1 1	i $-i$	x, y	

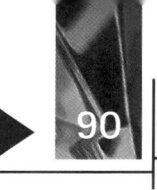

Tabela 5.27 Tabela de caracteres do grupo pontual C_{5h}

C_{5h}	E	C_5	C_5^2	C_5^3	C_5^4	σ_h	S_5	S_5^7	S_5^3	S_5^9		$\varepsilon = \exp(2\pi i/5)$ $\varepsilon^* = \exp(-2\pi i/5)$
A'	1	1	1	1	1	1	1	1	1	1	R_z	x^2+y^2, z^2
E'$_1$	1	ε	ε^2	ε^{2*}	ε^*	1	ε	ε^2	ε^{2*}	ε^*	x, y	
	1	ε^*	ε^{2*}	ε^2	ε	1	ε^*	ε^{2*}	ε^2	ε		
E'$_2$	1	ε^2	ε^*	ε	ε^{2*}	1	ε^2	ε^*	ε	ε^{2*}		(x^2-y^2, xy)
	1	ε^{2*}	ε	ε^*	ε^2	1	ε^{2*}	ε	ε^*	ε^2		
A"	1	1	1	1	1	−1	−1	−1	−1	−1	z	
E"$_1$	1	ε	ε^2	ε^{2*}	ε^*	−1	$-\varepsilon$	$-\varepsilon^2$	$-\varepsilon^{2*}$	$-\varepsilon^*$	R_x, R_y	(xz, yz)
	1	ε^*	ε^{2*}	ε^2	ε	−1	$-\varepsilon^*$	$-\varepsilon^{2*}$	$-\varepsilon^2$	$-\varepsilon$		
E"$_2$	1	ε^2	ε^*	ε	ε^{2*}	−1	$-\varepsilon^2$	$-\varepsilon^*$	$-\varepsilon$	$-\varepsilon^{2*}$		
	1	ε^{2*}	ε	ε^*	ε^2	−1	$-\varepsilon^{2*}$	$-\varepsilon$	$-\varepsilon^*$	$-\varepsilon^2$		

Tabela 5.28 Tabela de caracteres do grupo pontual C_{6h}

C_{6h}	E	C_6	C_3	C_2	C_3^2	C_6^5	i	S_3^5	S_6^5	σ_h	S_6	S_3		$\varepsilon = \exp(2\pi i/6)$ $\varepsilon^* = \exp(-2\pi i/6)$
A_g	1	1	1	1	1	1	1	1	1	1	1	1	R_z	x^2+y^2, z^2
B_g	1	−1	1	−1	1	−1	1	−1	1	−1	1	−1		
E_{1g}	1	ε	$-\varepsilon^*$	−1	$-\varepsilon$	ε^*	1	ε	$-\varepsilon^*$	−1	$-\varepsilon$	ε^*	R_x, R_y	(xz, yz)
	1	ε^*	$-\varepsilon$	−1	$-\varepsilon^*$	ε	1	ε^*	$-\varepsilon$	−1	$-\varepsilon^*$	ε		
E_{2g}	1	$-\varepsilon^*$	$-\varepsilon$	1	$-\varepsilon^*$	$-\varepsilon$	1	$-\varepsilon^*$	$-\varepsilon$	1	$-\varepsilon^*$	$-\varepsilon$		(x^2-y^2, xy)
	1	$-\varepsilon$	$-\varepsilon^*$	1	$-\varepsilon$	$-\varepsilon^*$	1	$-\varepsilon$	$-\varepsilon^*$	1	$-\varepsilon$	$-\varepsilon^*$		
A_u	1	1	1	1	1	1	−1	−1	−1	−1	−1	−1	z	
B_u	1	−1	1	−1	1	−1	−1	1	−1	1	−1	1		
E_{1u}	1	ε	$-\varepsilon^*$	−1	$-\varepsilon$	ε^*	−1	$-\varepsilon$	ε^*	1	ε	$-\varepsilon^*$	x, y	
	1	ε^*	$-\varepsilon$	−1	$-\varepsilon^*$	ε	−1	$-\varepsilon^*$	ε	1	ε^*	$-\varepsilon$		
E_{2u}	1	$-\varepsilon^*$	$-\varepsilon$	1	$-\varepsilon^*$	$-\varepsilon$	−1	ε^*	ε	−1	ε^*	ε		
	1	$-\varepsilon$	$-\varepsilon^*$	1	$-\varepsilon$	$-\varepsilon^*$	−1	ε	ε^*	−1	ε	ε^*		

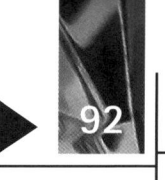

Tabela 5.29 Tabela de caracteres do grupo pontual D_{2d}

D_{2d}	E	$2S_4$	C_2	$2C'_2$	$2\sigma_d$		
A_1	1	1	1	1	1		x^2+y^2, z^2
A_2	1	1	1	−1	−1	R_z	
B_1	1	−1	1	1	−1		x^2-y^2
B_2	1	−1	1	−1	1	z	xy
E	2	0	−2	0	0	(x, y) (R_x, R_y)	(xz, yz)

Tabela 5.30 Tabela de caracteres do grupo pontual D_{3d}

D_{3d}	E	$2C_3$	$3C_2$	i	$2S_6$	$3\sigma_d$		
A_{1g}	1	1	1	1	1	1		x^2+y^2, z^2
A_{2g}	1	1	−1	1	1	−1	R_z	
E_g	2	−1	0	2	−1	0	(R_x, R_y)	(x^2-y^2, xy) (xz, yz)
A_{1u}	1	1	1	−1	−1	−1		
A_{2u}	1	1	−1	−1	−1	1	z	
E_u	2	−1	0	−2	1	0	x, y	

Tabela 5.31 Tabela de caracteres do grupo pontual D_{4d}

D_{4d}	E	$2S_8$	$2C_4$	$2S_8^3$	C_2	$4C'_2$	$4\sigma_d$		
A_1	1	1	1	1	1	1	1		x^2+y^2, z^2
A_2	1	1	1	1	1	−1	−1	R_z	
B_1	1	−1	1	−1	1	1	−1		
B_2	1	−1	1	−1	1	−1	1	z	
E_1	2	$(2)^{1/2}$	0	$-(2)^{1/2}$	−2	0	0	x, y	
E_2	2	0	−2	0	2	0	0		(x^2-y^2, xy)
E_3	2	$-(2)^{1/2}$	0	$(2)^{1/2}$	−2	0	0	R_x, R_y	(xz, yz)

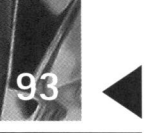

Tabela 5.32 Tabela de caracteres do grupo pontual D_{5d}

D_{5d}	E	$2C_5$	$2C_5^2$	$5C_2$	i	$2S_{10}^3$	$2S_{10}$	$5\sigma_d$		
A_{1g}	1	1	1	1	1	1	1	1		x^2+y^2, z^2
A_{2g}	1	1	1	−1	1	1	1	−1	R_z	
E_{1g}	2	$2\cos(2\pi/5)$	$2\cos(4\pi/5)$	0	2	$2\cos(2\pi/5)$	$2\cos(4\pi/5)$	0	R_x, R_y	(xz, yz)
E_{2g}	2	$2\cos(4\pi/5)$	$2\cos(2\pi/5)$	0	2	$2\cos(4\pi/5)$	$2\cos(2\pi/5)$	0		(x^2-y^2, xy)
A_{1u}	1	1	1	1	−1	−1	−1	−1		
A_{2u}	1	1	1	−1	−1	−1	−1	1	z	
E_{1u}	2	$2\cos(2\pi/5)$	$2\cos(4\pi/5)$	0	−2	$-2\cos(2\pi/5)$	$-2\cos(4\pi/5)$	0	x, y	
E_{2u}	2	$2\cos(4\pi/5)$	$2\cos(2\pi/5)$	0	−2	$-2\cos(4\pi/5)$	$-2\cos(2\pi/5)$	0		

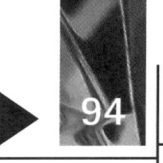

Tabela 5.33 Tabela de caracteres do grupo pontual D_{6d}

D_{6d}	E	$2S_{12}$	$2C_6$	$2S_4$	$2C_3$	$2S_{12}^5$	C_2	$6C'_2$	$6\sigma_d$		
A_1	1	1	1	1	1	1	1	1	1		x^2+y^2, z^2
A_2	1	1	1	1	1	1	1	−1	−1	R_z	
B_1	1	−1	1	−1	1	−1	1	1	−1		
B_2	1	−1	1	−1	1	−1	1	−1	1	z	
E_1	2	$(3)^{1/2}$	1	0	−1	$-(3)^{1/2}$	−2	0	0	x, y	
E_2	2	1	−1	−2	−1	1	2	0	0		(x^2-y^2, xy)
E_3	2	0	−2	0	2	0	−2	0	0		
E_4	2	−1	−1	2	−1	−1	2	0	0		
E_5	2	$-(3)^{1/2}$	1	0	−1	$(3)^{1/2}$	−2	0	0	R_x, R_y	(xz, yz)

Tabela 5.34 Tabela de caracteres do grupo pontual D_{2h}

D_{2h}	E	$C_2(z)$	$C_2(y)$	$C_2(x)$	i	$\sigma(xy)$	$\sigma(xz)$	$\sigma(yz)$		
A_g	1	1	1	1	1	1	1	1		x^2, y^2, z^2
B_{1g}	1	1	−1	−1	1	1	−1	−1	R_z	xy
B_{2g}	1	−1	1	−1	1	−1	1	−1	R_y	xz
B_{3g}	1	−1	−1	1	1	−1	−1	1	R_x	yz
A_u	1	1	1	1	−1	−1	−1	−1		
B_{1u}	1	1	−1	−1	−1	−1	1	1	z	
B_{2u}	1	−1	1	−1	−1	1	−1	1	y	
B_{3u}	1	−1	−1	1	−1	1	1	−1	x	

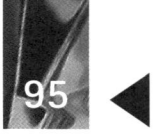

Tabela 5.35 Tabela de caracteres do grupo pontual D_{3h}

D_{3h}	E	$2C_3$	$3C_2$	σ_h	$2S_3$	$3\sigma_v$		
A'_1	1	1	1	1	1	1		x^2+y^2, z^2
A'_2	1	1	−1	1	1	−1	R_z	
E'	2	−1	0	2	−1	0	x, y	(x^2-y^2, xy)
A''_1	1	1	1	−1	−1	−1		
A''_2	1	1	−1	−1	−1	1	z	
E''	2	−1	0	−2	1	0	R_x, R_y	(xz, yz)

Tabela 5.36 Tabela de caracteres do grupo pontual D_{4h}

D_{4h}	E	$2C_4$	C_2	$2C'_2$	$2C''_2$	i	$2S_4$	σ_h	$2\sigma_v$	$2\sigma_d$		
A_{1g}	1	1	1	1	1	1	1	1	1	1		x^2+y^2, z^2
A_{2g}	1	1	1	−1	−1	1	1	1	−1	−1	R_z	
B_{1g}	1	−1	1	1	−1	1	−1	1	1	−1		x^2-y^2
B_{2g}	1	−1	1	−1	1	1	−1	1	−1	1		xy
E_g	2	0	−2	0	0	2	0	−2	0	0	R_x, R_y	(xz, yz)
A_{1u}	1	1	1	1	1	−1	−1	−1	−1	−1		
A_{2u}	1	1	1	−1	−1	−1	−1	−1	1	1	z	
B_{1u}	1	−1	1	1	−1	−1	1	−1	−1	1		
B_{2u}	1	−1	1	−1	1	−1	1	−1	1	−1		
E_u	2	0	−2	0	0	−2	0	2	0	0	x, y	

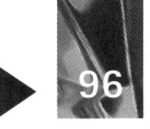

Tabela 5.37 Tabela de caracteres do grupo pontual D_{5h}

D_{5h}	E	$2C_5$	$2C_5^2$	$5C_2$	σ_h	$2S_5$	$2S_5^3$	$5\sigma_v$		
A'_1	1	1	1	1	1	1	1	1		x^2+y^2, z^2
A'_2	1	1	1	−1	1	1	1	−1	R_z	
E'_1	2	$2\cos(2\pi/5)$	$2\cos(4\pi/5)$	0	2	$2\cos(2\pi/5)$	$2\cos(4\pi/5)$	0	x, y	
E'_2	2	$2\cos(4\pi/5)$	$2\cos(2\pi/5)$	0	2	$2\cos(4\pi/5)$	$2\cos(2\pi/5)$	0		(x^2-y^2, xy)
A''_1	1	1	1	1	−1	−1	−1	−1		
A''_2	1	1	1	−1	−1	−1	−1	1	z	
E''_1	2	$2\cos(2\pi/5)$	$2\cos(4\pi/5)$	0	−2	$-2\cos(2\pi/5)$	$-2\cos(4\pi/5)$	0	R_x, R_y	(xz, yz)
E''_2	2	$2\cos(4\pi/5)$	$2\cos(2\pi/5)$	0	−2	$-2\cos(4\pi/5)$	$-2\cos(2\pi/5)$	0		

Tabela 5.38 Tabela de caracteres do grupo pontual D_{6h}

D_{6h}	E	$2C_6$	$2C_3$	C_2	$3C'_2$	$3C''_2$	i	$2S_3$	$2S_6$	σ_h	$3\sigma_d$	$3\sigma_v$		
A_{1g}	1	1	1	1	1	1	1	1	1	1	1	1		x^2+y^2, z^2
A_{2g}	1	1	1	1	−1	−1	1	1	1	1	−1	−1	R_z	
B_{1g}	1	−1	1	−1	1	−1	1	−1	1	−1	1	−1		
B_{2g}	1	−1	1	−1	−1	1	1	−1	1	−1	−1	1		
E_{1g}	2	1	−1	−2	0	0	2	1	−1	−2	0	0	R_x, R_y	(xz, yz)
E_{2g}	2	−1	−1	2	0	0	2	−1	−1	2	0	0		(x^2-y^2, xy)
A_{1u}	1	1	1	1	1	1	−1	−1	−1	−1	−1	−1		
A_{2u}	1	1	1	1	−1	−1	−1	−1	−1	−1	1	1	z	
B_{1u}	1	−1	1	−1	1	−1	−1	1	−1	1	−1	1		
B_{2u}	1	−1	1	−1	−1	1	−1	1	−1	1	1	−1		
E_{1u}	2	1	−1	−2	0	0	−2	−1	1	2	0	0	x, y	
E_{2u}	2	−1	−1	2	0	0	−2	1	1	−2	0	0		

Tabela 5.39 Tabela de caracteres do grupo pontual $D_{\infty h}$

$D_{\infty h}$	E	$2C_{\infty}^{\phi}$	...	$\infty\sigma_v$	i	$2S_{\infty}^{\phi}$	...	∞C_2		
$A_{1g}=\Sigma^+_g$	1	1	...	1	1	1	...	1		x^2+y^2, z^2
$A_{2g}=\Sigma^-_g$	1	1	...	−1	1	1	...	−1	R_z	
$E_{1g}=\Pi_g$	2	$2\cos(\varphi)$	...	0	2	$-2\cos(\varphi)$	...	0	R_x, R_y	(xz, yz)
$E_{2g}=\Delta_g$	2	$2\cos(2\varphi)$	...	0	2	$2\cos(2\varphi)$	...	0		(x^2-y^2, xy)
$E_{3g}=\Phi_g$	2	$2\cos(3\varphi)$	...	0	2	$-2\cos(3\varphi)$	...	0		
...	...	...	...	...	...	...	...	...		
$A_{1u}=\Sigma^+_u$	1	1	...	1	−1	−1	...	−1	z	
$A_{2u}=\Sigma^-_u$	1	1	...	−1	−1	−1	...	1		
$E_{1u}=\Pi_u$	2	$2\cos(\varphi)$	...	0	−2	$2\cos(\varphi)$	...	0	x, y	
$E_{2u}=\Delta_u$	2	$2\cos(2\varphi)$	...	0	−2	$-2\cos(2\varphi)$	...	0		
$E_{3u}=\Phi_u$	2	$2\cos(3\varphi)$	...	0	−2	$2\cos(3\varphi)$	...	0		
...	...	...	...	...	...	...	...	...		

Tabela 5.40 Tabela de caracteres do grupo pontual S_4

S_4	E	S_4	C_2	S_4^3		
A	1	1	1	1	R_z	x^2+y^2, z^2
B	1	−1	1	−1	z	(x^2-y^2, xy)
E	1 1	i $-i$	−1 −1	$-i$ i	(x, y) (R_x, R_y)	(xz, yz)

Tabela 5.41 Tabela de caracteres do grupo pontual S_6

S_6	E	C_3	C_3^2	i	S_6^5	S_6		$\varepsilon = \exp(2\pi i/3)$ $\varepsilon^* = \exp(-2\pi i/3)$
A_g	1	1	1	1	1	1	R_z	x^2+y^2, z^2
E_g	1 1	ε ε^*	ε^* ε	1 1	ε ε^*	ε^* ε	R_x, R_y	(x^2-y^2, xy) (xz, yz)
A_u	1	1	1	−1	−1	−1	z	
E_u	1 1	ε ε^*	ε^* ε	−1 −1	ε ε^*	ε^* ε	x, y	

Tabela 5.42 Tabela de caracteres do grupo pontual S_8

S_8	E	S_8	C_4	S_8^3	C_2	S_8^5	C_4^3	S_8^7		$\varepsilon = \exp(2\pi i/8)$ $\varepsilon^* = \exp(-2\pi i/8)$
A	1	1	1	1	1	1	1	1	R_z	x^2+y^2, z^2
B	1	−1	1	−1	1	−1	1	−1	z	
E_1	1 1	ε ε^*	i $-i$	$-\varepsilon^*$ $-\varepsilon$	−1 −1	$-\varepsilon$ $-\varepsilon^*$	$-i$ i	ε^* ε	(x, y) (R_x, R_y)	
E_2	1 1	i $-i$	−1 −1	$-i$ i	1 1	i $-i$	−1 −1	$-i$ i		(x^2-y^2, xy)
E_3	1 1	$-\varepsilon$ $-\varepsilon^*$	i $-i$	ε^* ε	−1 −1	ε ε^*	$-i$ i	$-\varepsilon^*$ $-\varepsilon$		(xz, yz)

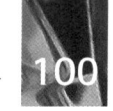

Tabela 5.43 Tabela de caracteres do grupo pontual T_d

T_d	E	$8C_3$	$3C_2$	$6S_4$	$6\sigma_d$		
A_1	1	1	1	1	1		$x^2+y^2+z^2$
A_2	1	1	1	−1	−1		
E	2	−1	2	0	0		$(2z^2-x^2-y^2, x^2-y^2)$
$T_1 \equiv F_1$	3	0	−1	1	−1	(R_x, R_y, R_z)	
$T_2 \equiv F_2$	3	0	−1	−1	1	(x, y, z)	(xy, xz, yz)

Tabela 5.44 Tabela de caracteres do grupo pontual T

T	E	$4C_3$	$4C_3^2$	C_2		$\varepsilon = \exp(2\pi i/3)$ $\varepsilon^* = \exp(-2\pi i/3)$
A	1	1	1	1		$x^2+y^2+z^2$
E	1 1	ε ε^*	ε^* ε	1 1		$(2z^2-x^2-y^2, x^2-y^2)$
$T \equiv F$	3	0	0	−1	$(x, y, z), (R_x, R_y, R_z)$	(xy, xz, yz)

Tabela 5.45 Tabela de caracteres do grupo pontual T_h

T_h	E	$4C_3$	$4C_3^2$	$3C_2$	i	$4S_6$	$4S_6^5$	$3\sigma_h$		$\varepsilon = \exp(2\pi i/3)$ $\varepsilon^* = \exp(-2\pi i/3)$
A_g	1	1	1	1	1	1	1	1		$x^2+y^2+z^2$
A_u	1	1	1	1	−1	−1	−1	−1		
E_g	1 1	ε ε^*	ε^* ε	1 1	1 1	ε ε^*	ε^* ε	1 1		$(2z^2-x^2-y^2, x^2-y^2)$
E_u	1 1	ε ε^*	ε^* ε	1 1	−1 −1	$-\varepsilon$ $-\varepsilon^*$	$-\varepsilon^*$ $-\varepsilon$	−1 −1		
$T_g \equiv F_g$	3	0	0	−1	1	0	0	−1	(R_x, R_y, R_z)	(xy, xz, yz)
$T_u \equiv F_u$	3	0	0	−1	−1	0	0	1	(x, y, z)	

Tabela 5.46 Tabela de caracteres do grupo pontual O_h

O_h	E	$8C_3$	$6C_2$	$6C_4$	$3C_2'$ $(=3C_4^2)$	i	$6S_4$	$8S_6$	$3\sigma_h$	$6\sigma_d$		
A_{1g}	1	1	1	1	1	1	1	1	1	1		$x^2+y^2+z^2$
A_{2g}	1	1	−1	−1	1	1	−1	1	1	−1		
E_g	2	−1	0	0	2	2	0	−1	2	0		$(2z^2-x^2-y^2, x^2-y^2)$
$T_{1g} \equiv F_{1g}$	3	0	−1	1	−1	3	1	0	−1	−1	(R_x, R_y, R_z)	
$T_{2g} \equiv F_{2g}$	3	0	1	−1	−1	3	−1	0	−1	1		(xz, yz, xy)
A_{1u}	1	1	1	1	1	−1	−1	−1	−1	−1		
A_{2u}	1	1	−1	−1	1	−1	1	−1	−1	1		
E_u	2	−1	0	0	2	−2	0	1	−2	0		
$T_{1u} \equiv F_{1u}$	3	0	−1	1	−1	−3	−1	0	1	1	(x, y, z)	
$T_{2u} \equiv F_{2u}$	3	0	1	−1	−1	−3	1	0	1	−1		

Tabela 5.47 Tabela de caracteres do grupo pontual ***O***

O	E	$8C_3$	$6C_2$	$6C_4$	$3C'_2\,(=3C_4^2)$		
A_1	1	1	1	1	1		$x^2+y^2+z^2$
A_2	1	1	−1	−1	1		
E	2	−1	0	0	2		$(2z^2-x^2-y^2,\ x^2-y^2)$
$T_1 \equiv F_1$	3	0	−1	1	−1	$(x, y, z)\ (R_x, R_y, R_z)$	
$T_2 \equiv F_2$	3	0	1	−1	−1		(xz, yz, xy)

Tabela 5.48 Tabela de caracteres do grupo pontual I_h

I_h	E	$12C_5$	$12C_5^2$	$20C_3$	$15C_2$	i	$12S_{10}$	$12S_{10}^3$	$20S_6$	15σ		$\eta^{\pm} = 1/2(1\pm\sqrt{5})$
A_g	1	1	1	1	1	1	1	1	1	1		$x^2+y^2+z^2$
T_{1g}	3	η^+	η^-	0	−1	3	η^-	η^+	0	−1	(R_x, R_y, R_z)	
T_{2g}	3	η^-	η^+	0	−1	3	η^+	η^-	0	−1		
G_g	4	−1	−1	1	0	4	−1	−1	1	0		
H_g	5	0	0	−1	1	5	0	0	−1	1		$[2z^2-x^2-y^2;\ x^2-y^2;\ xy, xz, yz]$
A_u	1	1	1	1	1	−1	−1	−1	−1	−1		
T_{1u}	3	η^+	η^-	0	−1	−3	$-\eta^-$	$-\eta^+$	0	1	(x, y, z)	
T_{2u}	3	η^-	η^+	0	−1	−3	$-\eta^+$	$-\eta^-$	0	1		
G_u	4	−1	−1	1	0	−4	1	1	−1	0		
H_u	5	0	0	−1	1	−5	0	0	1	−1		

Tabela 5.49 Tabela de caracteres do grupo pontual I

I	E	$12C_5$	$12C_5^2$	$20C_3$	$15C_2$		$\eta^{\pm} = 1/2(1 \pm \sqrt{5})$
A	1	1	1	1	1		$x^2+y^2+z^2$
T_1	3	η^+	η^-	0	−1	(x, y, z) (R_x, R_y, R_z)	
T_2	3	η^-	η^+	0	−1		
G	4	−1	−1	1	0		
H	5	0	0	−1	1		$[2z^2-x^2-y^2; x^2-y^2; xy, xz, yz]$

Tabela 5.50 Tabela de caracteres do grupo pontual K_h

K_h	E	∞C_∞^ϕ...	∞S_∞^ϕ...	i		
S_g	1	1	1	1		$x^2+y^2+z^2$
S_u	1	1	−1	−1		
P_g	3	$1 + 2\cos\varphi$	$1 - 2\cos\varphi$	1	$(R_x, R_y R_z)$	
P_u	3	$1 + 2\cos\varphi$	$-1 + 2\cos\varphi$	−1	(x, y, z)	
D_g	5	$1 + 2\cos\varphi + 2\cos2\varphi$	$1 - 2\cos\varphi + 2\cos2\varphi$	1		$[2z^2-x^2-y^2;$ $x^2-y^2; xy, xz, yz]$
D_u	5	$1 + 2\cos\varphi + 2\cos2\varphi$	$-1 + 2\cos\varphi - 2\cos2\varphi$	−1		
F_g	7	$1 + 2\cos\varphi + 2\cos2\varphi + 2\cos3\varphi$	$1 - 2\cos\varphi + 2\cos2\varphi - 2\cos3\varphi$	1		
F_u	7	$1 + 2\cos\varphi + 2\cos2\varphi + 2\cos3\varphi$	$-1 + 2\cos\varphi - 2\cos2\varphi + 2\cos3\varphi$	−1		
⋮	⋮	⋮	⋮	⋮		

5.7 ▸ MULTIPLICAÇÃO DE CARACTERES

Em muitas aplicações da teoria da simetria molecular torna-se necessário multiplicar espécies de simetria de um determinado grupo pontual, quando se deseja investigar os efeitos da combinação de graus de liberdade (coordenadas normais) sobre as propriedades de simetria resultantes. Quando, por exemplo, uma molécula que se encontra em um estado eletrônico descrito por uma função de onda Ψe de simetria **A** executa uma vibração normal Ψv de raça **b**, então a função de onda total resultante $\Psi ev = \Psi e \ x \ \Psi v$ possui simetria **A** × **b**. De forma correspondente, a função de onda vibracional total de uma molécula que executa uma *vibração de combinação*, ou seja, um modo vibracional resultante da combinação de dois modos vibracionais pertencentes às espécies **a** e **b**, respectivamente, será dada pelo produto **a** × **b**.

As regras a serem observadas para a realização deste tipo de multiplicação serão discutidas a seguir.

5.7.1 Multiplicação de duas espécies de simetria não-degeneradas

Para os grupos pontuais não-degenerados a multiplicação de espécies de simetria é bastante simples. Para determinar-se o caráter do produto de duas espécies com relação a uma determinada operação de simetria, simplesmente multiplica-se os caracteres de ambas as espécies (multiplicação direta, sem limitação). A Tabela 5.51 mostra que o produto dos caracteres de A_2 e B_1, com relação a todas as operações de simetria, corresponde aos caracteres da espécie B_2 ($A_2 \times B_1 = B_2$).

Tabela 5.51 O produto $A_2 \times B_1$ no grupo pontual C_{2v}

C_{2v}	E	C_2	$\sigma_{v(xz)}$	$\sigma_{v(yz)}$
A_2	1	1	−1	−1
B_1	1	−1	1	−1
$A_2 \times B_1 = \mathbf{B_2}$	1	−1	−1	1

A Tabela 5.52 contém a tabela de multiplicação completa para todas as espécies de simetria do grupo pontual C_{2v}.

Tabela 5.52 Tabela de multiplicação das espécies de simetria do grupo pontual C_{2v}

C_{2v}	A_1	A_2	B_1	B_2
A_1	A_1	A_2	B_1	B_2
A_2	A_2	A_1	B_2	B_1
B_1	B_1	B_2	A_1	A_2
B_2	B_2	B_1	A_2	A_1

Pode-se observar que $B_1 \times B_1 = A_1$, o que significa que o quadrado de uma espécie não-degenerada é igual à espécie totalmente simétrica (A_1). Ainda: $B_1 \times A_1 = B_1$ e $B_2 \times A_1 = B_2$, ou seja, qualquer espécie, degenerada ou não, multiplicada pela espécie totalmente simétrica permanece inalterada. De maneira análoga, podem ser multiplicadas também mais de duas espécies entre si; no grupo pontual C_{2v}, por exemplo: $A_2 \times B_1 \times B_2 = A_2 \times A_2 = A_1$. De qualquer forma é conveniente, além da observação das normas gerais acima, ter em mente as regras de multiplicação seguintes:

i) Se as espécies apresentam índices "g" ou "u", para todos os grupos pontuais é válido:

$$g \times g = g; \quad u \times u = g; \quad g \times u = u \times g = u$$

ii) Se as espécies apresentam uma ou duas linhas acima à direita, é válido igualmente para todos os grupos pontuais:

$$(\,'\,) \times (\,'\,) = (\,'\,); \quad (\,''\,) \times (\,''\,) = (\,'\,); \quad (\,'\,) \times (\,''\,) = (\,''\,).$$

iii) Em grupos pontuais, nos quais os subíndices das letras A e B não são maiores do que dois:

$$A \times A = A; \quad B \times B = A; \quad A \times B = B \times A = B.$$

iv) Para os índices:

$$1 \times 1 = 1; \quad 2 \times 2 = 1; \quad 1 \times 2 = 2 \times 1 = 2.$$

v) No grupo pontual D_{2h} a multiplicação dos índices obedece à seguinte *troca cíclica*:

$$1 \times 2 = 3; \quad 2 \times 3 = 1; \quad 3 \times 1 = 2$$

5.7.2 Multiplicação de uma espécie não-degenerada por uma espécie degenerada

Se uma das duas espécies de simetria a ser multiplicada é degenerada, a espécie resultante será sempre degenerada, e o método de multiplicação é o mesmo descrito na seção anterior. A Tabela 5.53 mostra, por exemplo, que para o grupo pontual C_{3v}, $A_2 \times E = E$; a Tabela 5.54 demonstra que para o grupo pontual O, $A_2 \times T_2 = T_1$.

Tabela 5.53 Multiplicação de espécie não-degenerada por espécie degenerada

C_{3v}	E	$2C_3$	$3\sigma_v$
A_2	1	1	−1
E	2	−1	0
$A_2 \times E = \mathbf{E}$	2	−1	0

Tabela 5.54 Multiplicação de espécie não-degenerada por espécie degenerada

O	E	$8C_3$	$6C_2$	$6C_4$	$3C_2'$ $(= 3C_4^2)$
A_2	1	1	−1	−1	1
T_2	3	0	1	−1	−1
$A_2 \times T_2 = \mathbf{T_1}$	3	0	−1	1	−1

5.7.3 Multiplicação de duas espécies de simetria degeneradas

Este tipo de multiplicação pode ser melhor esclarecido com base em exemplos de vibrações normais de moléculas. Uma característica importante da multiplicação de espécies de simetria degeneradas é que o resultado da multiplicação de duas espécies não-idênticas depende se elas representam uma molécula que está executando uma *harmônica* $2\nu_a$ (na qual ambas as vibrações fundamentais ν_a são idênticas), ou se a molécula está realizando uma *vibração de combinação*, resultante, como a própria denominação indica, da combinação de duas vibrações fundamentais $\nu_a + \nu_b$ diferentes, porém pertencentes à mesma espécie de simetria. A Figura 5.10 reproduz os modos vibracionais da molécula de amônia, onde as espécies de simetria A_1 e E aparecem em letras minúsculas, representação de modos vibracionais bastante frequente em simetria molecular.

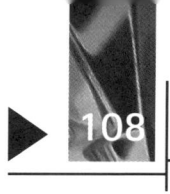

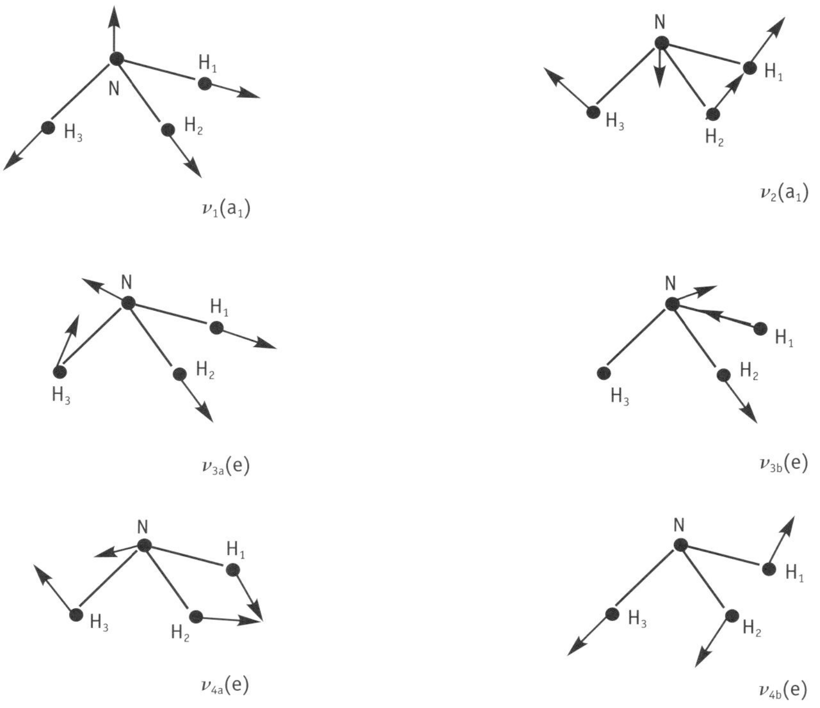

Figura 5.10 As vibrações normais da molécula de NH_3.

Se uma molécula de amônia, por exemplo, realiza uma harmônica $2\nu_3$, então as espécies de simetria dos estados vibracionais resultantes será dada por:

$$(\mathbf{e})^2 = A_1 + E \quad (5.1)$$

Para a vibração de combinação $\nu_3 + \nu_4$, ao contrário, tem-se:

$$\mathbf{e} \times \mathbf{e} = A_1 + A_2 + E \quad (5.2)$$

A diferença entre os dois casos é enfatizada pela forma de escrever – $(\mathbf{e})^2$ e $\mathbf{e} \times \mathbf{e}$ – bem como pela utilização de letras minúsculas para as espécies de simetria das vibrações normais, e letras maiúsculas para as espécies de simetria dos *estados vibracionais*. O resultado da multiplicação $\mathbf{e} \times \mathbf{e}$ pode ser decomposto em duas partes: uma parte simétrica $(A_1 + E)$ e uma parte *parcialmente* simétrica ou antissimétrica (A_2). A potência $(\mathbf{e})^2$ é igual à parte simétrica de $\mathbf{e} \times \mathbf{e}$ $(A_1 + E)$, o que vale como regra geral*. Como se chega aos resultados das Equações 5.1 e 5.2?

* Quando se calcula espécies de simetria para estados eletrônicos, com base em dois elétrons em orbitais degenerados, produtos do tipo $\mathbf{e} \times \mathbf{e}$ são utilizados rotineiramente; a parte simétrica do produto origina estados singlete, e a parte antissimétrica produz estados triplete.

Para calcular o produto **e** × **e**, o caráter irredutível de **e** para cada operação de simetria é elevado ao quadrado. Os caracteres resultantes representam sempre a soma dos caracteres de uma única combinação de espécies de simetria, neste caso, $A_1 + A_2 + E$. Conforme mostra a Tabela 5.55, para a operação C_3 vale:

$$\chi(E) \times \chi(E) = \chi(A_1) + \chi(A_2) + \chi(E) \qquad (5.3)$$

Tabela 5.55 O produto **e** × **e** no grupo pontual C_{3v}

C_{3v}	E	$2C_3$	$3\sigma_v$
A_1	1	1	1
A_2	1	1	−1
E	2	−1	0
e × e	4	1	0

A Tabela 5.56 mostra que para o grupo pontual D_{6h} (compare com a tabela de caracteres de D_{6h}, Tabela 5.38):

$$e_{2u} \times e_{2u} = A_{1g} + A_{2g} + E_{2g} \qquad (5.4)$$

$$e_{1g} \times e_{2u} = B_{1u} + B_{2u} + E_{1u} \qquad (5.5)$$

Tabela 5.56 Os produtos $e_{2u} \times e_{2u}$ e $e_{1g} \times e_{2u}$ no grupo pontual D_{6h}

D_{6h}	$2C_3$	C_2	$3C_2'$	i	σ_h	$3\sigma_v$
A_{1g}	1	1	1	1	1	1
A_{2g}	1	1	−1	1	1	−1
E_{2g}	−1	2	0	2	2	0
$e_{2u} \times e_{2u}$	1	4	0	4	4	0
B_{1u}	1	−1	1	−1	1	1
B_{2u}	1	−1	−1	−1	1	−1
E_{1u}	−1	−2	0	−2	2	0
$e_{1g} \times e_{2u}$	1	−4	0	−4	4	0

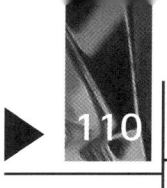

Como se pode facilmente deduzir, na multiplicação de espécies de simetria não há necessidade de multiplicar-se os caracteres de todos os elementos de simetria, bastando considerar apenas os caracteres de um conjunto de elementos geradores. A relação geral abaixo permite determinar as espécies F + G + ⋯, resultantes da multiplicação de duas espécies degeneradas, para qualquer operação k.

$$\chi(\mathrm{C})^{(k)} \times \chi(\mathrm{D})^{(k)} = \chi(\mathrm{F})^{(k)} + \chi(\mathrm{G})^{(k)} + \cdots \tag{5.6}$$

Até agora somente consideramos exemplos nos quais C = D. A Equação 5.6, no entanto, é bem mais ampla, permitindo multiplicar também espécies de simetria degeneradas com C ≠ D. A Tabela 5.56 mostra também, por exemplo, que para o grupo pontual D_{6h}: $e_{1g} \times e_{2u} = B_{1u} + B_{2u} + E_{1u}$ (Equação 5.5).

Para espécies de simetria degeneradas nas quais a degeneração é expressa separadamente (o caráter irredutível é representado por dois algarismos ou símbolos), obtém-se a soma dos caracteres do produto de duas espécies degeneradas multiplicando ambos os caracteres das espécies degeneradas em todas as combinações possíveis – quatro combinações, para duas espécies duplamente degeneradas. Os exemplos da Tabela 5.57 mostram que no grupo pontual C_7, cujo elemento gerador é C_7, obtém-se os seguintes resultados:

$$e_1 \times e_1 = 2A + E_2;\ e_2 \times e_3 = E_1 + E_2$$

O grupo pontual mais simples a apresentar *degeneração separada* (ou *separável*) é o grupo pontual C_3. Este fenômeno ocorre nos grupos pontuais que possuem um eixo rotacional superior a dois, porém não possuem σ_v nem C_2 perpendicular ao eixo principal. Exemplos para grupos pontuais desta espécie são C_3, C_4, ⋯, C_{3h}, C_{4h}, ⋯, S_4, S_6, ⋯. A razão para que a degeneração nestes grupos pontuais seja representada separadamente é explicada sem maiores aprofundamentos matemáticos, da seguinte forma: de maneira geral, a transformação de duas *coordenadas normais* (amplitudes vibracionais) Q_{ja} e Q_{jb} (como para as duas vibrações degeneradas ν_{3a} e ν_{3b} da Figura 5.10, por exemplo), com relação a uma operação C_n (quando $C_n > 2$), é dada pelas equações abaixo:

$$\begin{aligned} Q_{ja} &\xrightarrow{C_n} Q'_{ja} = Q_{ja}\cos 2\pi l/n + Q_{jb}\,\mathrm{sen}\,2\pi l/n \\ Q_{jb} &\xrightarrow{C_n} Q'_{jb} = -Q_{ja}\,\mathrm{sen}\,2\pi l/n + Q_{jb}\cos 2\pi l/n \end{aligned} \tag{5.7}$$

onde l é um número inteiro, entre 0 e n ($0 < l < n$). O caráter de uma espécie E com relação a uma operação C_n será $2\cos 2\pi l/n$. O valor de l é dado através de um índice, por exemplo, E_2, para $l = 2$. Embora uma vibração pertencente à espécie E, por exemplo, seja duplamente degenerada, as coordenadas normais Q_{ja} e Q_{jb} dos dois modos vibracionais se transformarão, com relação a C_n, em múltiplos de si mesmas, respectivamente, em vez de em uma combinação linear conforme a Equação 5.7. Uma característica interessante de grupos pontuais cuja degeneração é representada separadamente é de que todas as potências dos elementos de simetria C_n (n > 2) *pertencem a classes diferentes*. Por exemplo, os elementos

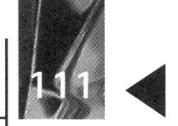

C_3 e C_3^2 no grupo pontual C_3 pertencem a diferentes classes. Portanto, deve-se contar separadamente os dois componentes da espécie de simetria duplamente degenerada neste tipo de grupo pontual, a fim de poder utilizar a regra segundo a qual, em um grupo pontual, o número de espécies de simetria é igual ao número de classes (ver Seção 5.5.i). Os elementos do grupo pontual C_3 formam três classes, E, C_3 e C_3^2, e há, correspondentemente, três espécies de simetria: A e dois componentes de E.

Tabela 5.57 Os produtos $e_1 \times e_1$ e $e_2 \times e_3$ no grupo pontual C_7

C_7	C_7
A_1	1
E_2	ε^2 ε^{2*}
$\mathbf{e}_1 \times \mathbf{e}_1$	ε^2 ε^{2*} 1 1
E_1	ε ε^*
E_2	ε^2 ε^{2*}
$\mathbf{e}_2 \times \mathbf{e}_3$	ε ε^* ε^2 ε^{2*}

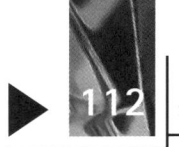

Para o cálculo geral do quadrado $(\mathbf{c})^2$ de uma espécie duplamente degenerada **c**, determina-se primeiramente, segundo os métodos vistos anteriormente, o produto $\mathbf{c} \times \mathbf{c}$. O resultado contém, em qualquer caso, duas espécies A. Para chegar-se ao valor de $(\mathbf{c})^2$ subtrai-se do resultado da multiplicação **c** × **c** *uma das espécies de simetria A, e sempre que possível, aquela que não for totalmente simétrica*. No grupo pontual C_{3v}, por exemplo, da soma $A_1 + A_2 + E$, encontrada como resultado da multiplicação **e** × **e** (Equação 5.2), subtrai-se A_2, e o restante $(A_1 + E)$ corresponde a $(\mathbf{e})^2$. No grupo pontual C_{4v}, $\mathbf{e} \times \mathbf{e} = 2A + 2B$, e $(\mathbf{e})^2 = A + 2B$. Esta regra, no entanto, não pode ser utilizada para o cálculo de estados que envolvem a combinação de vibrações com degeneração superior a dois. A Tabela 5.52 e as Tabelas 5.58 a 5.95 contêm os produtos de multiplicação completos das espécies de simetria dos principais grupos pontuais degenerados e não-degenerados.

Tabela 5.58 Produtos das espécies de simetria do grupo pontual C_1

C_1	A
A	A

Tabela 5.59 Produtos das espécies de simetria do grupo pontual C_s

C_s	A'	A"
A'	A'	A"
A"	A"	A'

Tabela 5.60 Produtos das espécies de simetria do grupo pontual C_i

C_i	A_g	A_u
A_g	A_g	A_u
A_u	A_u	A_g

Tabela 5.61 Produtos das espécies de simetria do grupo pontual C_2

C_2	A	B
A	A	B
B	B	A

Tabela 5.62 Produtos das espécies de simetria do grupo pontual C_3

C_3	A	E
A	A	E
E	E	2A+E

Tabela 5.63 Produtos das espécies de simetria do grupo pontual C_4

C_4	A	B	E
A	A	B	E
B	B	A	E
E	E	E	2A+2B

Tabela 5.64 Produtos das espécies de simetria do grupo pontual C_5

C_5	A	E_1	E_2
A	A	E_1	E_2
E_1	E_1	$2A+E_2$	E_1+E_2
E_2	E_2	E_1+E_2	$2A+E_1$

Tabela 5.65 Produtos das espécies de simetria do grupo pontual C_6

C_6	A	B	E_1	E_2
A	A	B	E_1	E_2
B	B	A	E_2	E_1
E_1	E_1	E_2	$2A+E_2$	$2B+E_1$
E_2	E_2	E_1	$2B+E_1$	$2A+E_2$

Tabela 5.66 Produtos das espécies de simetria do grupo pontual C_{3v}

C_{3v}	A_1	A_2	E
A_1	A_1	A_2	E
A_2	A_2	A_1	E
E	E	E	A_1+A_2+E

Tabela 5.67 Produtos das espécies de simetria do grupo pontual C_{4v}

C_{4v}	A_1	A_2	B_1	B_2	E
A_1	A_1	A_2	B_1	B_2	E
A_2	A_2	A_1	B_2	B_1	E
B_1	B_1	B_2	A_1	A_2	E
B_2	B_2	B_1	A_2	A_1	E
E	E	E	E	E	$A_1+A_2+B_1+B_2$

Tabela 5.68 Produtos das espécies de simetria do grupo pontual C_{5v}

C_{5v}	A_1	A_2	E_1	E_2
A_1	A_1	A_2	E_1	E_2
A_2	A_2	A_1	E_2	E_1
E_1	E_1	E_1	$A_1+A_2+E_2$	E_1+E_2
E_2	E_2	E_2	E_1+E_2	$A_1+A_2+E_2$

Tabela 5.69 Produtos das espécies de simetria do grupo pontual C_{6v}

C_{6v}	A_1	A_2	B_1	B_2	E_1	E_2
A_1	A_1	A_2	B_1	B_2	E_1	E_2
A_2	A_2	A_1	B_2	B_1	E_1	E_2
B_1	B_1	B_2	A_1	A_2	E_2	E_1
B_2	B_2	B_1	A_2	A_1	E_2	E_1
E_1	E_1	E_1	E_2	E_2	$A_1+A_2+E_2$	$B_1+B_2+E_1$
E_2	E_2	E_2	E_1	E_1	$B_1+B_2+E_1$	$A_1+A_2+E_2$

Tabela 5.70 Produtos das espécies de simetria do grupo pontual D_2

D_2	A	B_1	B_2	B_3
A	A	B_1	B_2	B_3
B_1	B_1	A	B_3	B_2
B_2	B_2	B_3	A	B_1
B_3	B_3	B_2	B_1	A

Tabela 5.71 Produtos das espécies de simetria do grupo pontual D_3

D_3	A_1	A_2	E
A_1	A_1	A_2	E
A_2	A_2	A_1	E
E	E	E	A_1+A_2+E

Tabela 5.72 Produtos das espécies de simetria do grupo pontual D_4

D_4	A_1	A_2	B_1	B_2	E
A_1	A_1	A_2	B_1	B_2	E
A_2	A_2	A_1	B_2	B_1	E
B_1	B_1	B_2	A_1	A_2	E
B_2	B_2	B_1	A_2	A_1	E
E	E	E	E	E	$A_1+A_2+B_1+B_2$

Tabela 5.73 Produtos das espécies de simetria do grupo pontual D_5

D_5	A_1	A_2	E_1	E_2
A_1	A_1	A_2	E_1	E_2
A_2	A_2	A_1	E_2	E_1
E_1	E_1	E_2	$A_1+A_2+E_2$	E_1+E_2
E_2	E_2	E_1	E_1+E_2	$A_1+A_2+E_2$

Tabela 5.74 Produtos das espécies de simetria do grupo pontual D_6

D_6	A_1	A_2	B_1	B_2	E_1	E_2
A_1	A_1	A_2	B_1	B_2	E_1	E_2
A_2	A_2	A_1	B_2	B_1	E_1	E_2
B_1	B_1	B_2	A_1	A_2	E_2	E_1
B_2	B_2	B_1	A_2	A_1	E_2	E_1
E_1	E_1	E_1	E_2	E_2	$A_1+A_2+E_2$	$B_1+B_2+E_1$
E_2	E_2	E_2	E_1	E_1	$B_1+B_2+E_1$	$A_1+A_2+E_2$

Tabela 5.75 Produtos das espécies de simetria do grupo pontual C_{2h}

C_{2h}	A_g	B_g	A_u	B_u
A_g	A_g	B_g	A_u	B_u
B_g	B_g	A_g	B_u	A_u
A_u	A_u	B_u	A_g	B_g
B_u	B_u	A_u	B_g	A_g

Tabela 5.76 Produtos das espécies de simetria do grupo pontual C_{3h}

C_{3h}	A'	E'	A"	E"
A'	A'	E'	A"	E"
E'	E'	2A'+E'	E"	2A"+E"
A"	A"	E"	A'	E'
E"	E"	2A"+E"	E'	2A'+E'

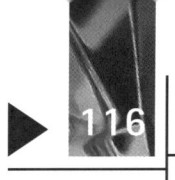

Tabela 5.77 Produtos das espécies de simetria do grupo pontual C_{4h}

C_{4h}	A_g	B_g	E_g	A_u	B_u	E_u
A_g	A_g	B_g	E_g	A_u	B_u	E_u
B_g	B_g	A_g	E_g	B_u	A_u	E_u
E_g	E_g	E_g	$A_g+B_g+E_g$	E_u	E_u	$A_u+B_u+E_u$
A_u	A_u	B_u	E_u	A_g	B_g	E_g
B_u	B_u	A_u	E_u	B_g	A_g	E_g
E_u	E_u	E_u	$A_u+B_u+E_u$	E_g	E_g	$A_g+B_g+E_g$

Tabela 5.78 Produtos das espécies de simetria do grupo pontual C_{5h}

C_{5h}	A'	$E_{1'}$	$E_{2'}$	A''	$E_{1''}$	$E_{2''}$
A'	A'	$E_{1'}$	$E_{2'}$	A''	$E_{1''}$	$E_{2''}$
$E_{1'}$	$E_{1'}$	$2A'+E_{2'}$	$E_{1'}+E_{2'}$	$E_{1''}$	$2A''+E_{2''}$	$E_{1''}+E_{2''}$
$E_{2'}$	$E_{2'}$	$E_{1'}+E_{2'}$	$2A'+E_{1'}$	$E_{2''}$	$E_{1''}+E_{2''}$	$2A''+E_{1''}$
A''	A''	$E_{1''}$	$E_{2''}$	A'	$E_{1'}$	$E_{2'}$
$E_{1''}$	$E_{1''}$	$2A''+E_{2''}$	$E_{1''}+E_{2''}$	$E_{1'}$	$2A'+E_{2'}$	$E_{1'}+E_{2'}$
$E_{2''}$	$E_{2''}$	$E_{1''}+E_{2''}$	$2A''+E_{1''}$	$E_{2'}$	$E_{1'}+E_{2'}$	$2A'+E_{1'}$

Tabela 5.79 Produtos das espécies de simetria do grupo pontual C_{6h}

C_{6h}	A_g	B_g	E_{1g}	E_{2g}	A_u	B_u	E_{1u}	E_{2u}
A_g	A_g	B_g	E_{1g}	E_{2g}	A_u	B_u	E_{1u}	E_{2u}
B_g	B_g	A_g	E_{2g}	E_{1g}	B_u	A_u	E_{2u}	E_{1u}
E_{1g}	E_{1g}	E_{2g}	$2A_g+E_{2g}$	$2B_g+E_{1g}$	E_{1u}	E_{2u}	$2A_u+E_{2u}$	$2B_u+E_{1u}$
E_{2g}	E_{2g}	E_{1g}	$2B_g+E_{1g}$	$2A_g+E_{2g}$	E_{2u}	E_{1u}	$2B_u+E_{1u}$	$2A_u+E_{2u}$
A_u	A_u	B_u	E_{1u}	E_{2u}	A_g	B_g	E_{1g}	E_{2g}
B_u	B_u	A_u	E_{2u}	E_{1u}	B_g	A_g	E_{2g}	E_{1g}
E_{1u}	E_{1u}	E_{2u}	$2A_u+E_{2u}$	$2B_u+E_{1u}$	E_{1g}	E_{2g}	$2A_g+E_{2g}$	$2B_g+E_{1g}$
E_{2u}	E_{2u}	E_{1u}	$2B_u+E_{1u}$	$2A_u+E_{2u}$	E_{2g}	E_{1g}	$2B_g+E_{1g}$	$2A_g+E_{2g}$

Tabela 5.80 Produtos das espécies de simetria do grupo pontual D_{2d}

D_{2d}	A_1	A_2	B_1	B_2	E
A_1	A_1	A_2	B_1	B_2	E
A_2	A_2	A_1	B_2	B_1	E
B_1	B_1	B_2	A_1	A_2	E
B_2	B_2	B_1	A_2	A_1	E
E	E	E	E	E	$A_1+A_2+B_1+B_2$

Tabela 5.81 Produtos das espécies de simetria do grupo pontual D_{3d}

D_{3d}	A_{1g}	A_{2g}	E_g	A_{1u}	A_{2u}	E_u
A_{1g}	A_{1g}	A_{2g}	E_g	A_{1u}	A_{2u}	E_u
A_{2g}	A_{2g}	A_{1g}	E_g	A_{2u}	A_{1u}	E_u
E_g	E_g	E_g	$A_{1g}+A_{2g}+E_g$	E_u	E_u	$A_{1u}+A_{2u}+E_u$
A_{1u}	A_{1u}	A_{2u}	E_u	A_{1g}	A_{2g}	E_g
A_{2u}	A_{2u}	A_{1u}	E_u	A_{2g}	A_{1g}	E_g
E_u	E_u	E_u	$A_{1u}+A_{2u}+E_u$	E_g	E_g	$A_{1g}+A_{2g}+E_g$

Tabela 5.82 Produtos das espécies de simetria do grupo pontual D_{4d}

D_{4d}	A_1	A_2	B_1	B_2	E_1	E_2	E_3
A_1	A_1	A_2	B_1	B_2	E_1	E_2	E_3
A_2	A_2	A_1	B_2	B_1	E_1	E_2	E_3
B_1	B_1	B_2	A_1	A_2	E_3	E_2	E_1
B_2	B_2	B_1	A_2	A_1	E_3	E_2	E_1
E_1	E_1	E_1	E_3	E_3	$A_1+A_2+E_2$	E_1+E_3	$B_1+B_2+E_2$
E_2	E_2	E_2	E_2	E_2	E_1+E_3	$A_1+A_2+B_1+B_2$	E_1+E_3
E_3	E_3	E_3	E_1	E_1	$B_1+B_2+E_2$	E_1+E_3	$A_1+A_2+E_2$

Tabela 5.83 Produtos das espécies de simetria do grupo pontual D_{5d}

D_{5d}	A_{1g}	A_{2g}	E_{1g}	E_{2g}	A_{1u}	A_{2u}	E_{1u}	E_{2u}
A_{1g}	A_{1g}	A_{2g}	E_{1g}	E_{2g}	A_{1u}	A_{2u}	E_{1u}	E_{2u}
A_{2g}	A_{2g}	A_{1g}	E_{1g}	E_{2g}	A_{2u}	A_{1u}	E_{1u}	E_{2u}
E_{1g}	E_{1g}	E_{1g}	$A_{1g}+A_{2g}+E_{2g}$	$E_{1g}+E_{2g}$	E_{1u}	E_{1u}	$A_{1u}+A_{2u}+E_{2u}$	$E_{1u}+E_{2u}$
E_{2g}	E_{2g}	E_{2g}	$E_{1g}+E_{2g}$	$A_{1g}+A_{2g}+E_{2g}$	E_{2u}	E_{2u}	$E_{1u}+E_{2u}$	$A_{1u}+A_{2u}+E_{2u}$
A_{1u}	A_{1u}	A_{2u}	E_{1u}	A_{2u}	A_{1g}	A_{2g}	E_{1g}	E_{2g}
A_{2u}	A_{2u}	A_{1u}	E_{1u}	E_{2u}	A_{2g}	A_{1g}	E_{1g}	E_{2g}
E_{1u}	E_{1u}	E_{1u}	$A_{1u}+A_{2u}+E_{2u}$	$E_{1u}+E_{2u}$	E_{1g}	E_{1g}	$A_{1g}+A_{2g}+E_{2g}$	$E_{1g}+E_{2g}$
E_{2u}	E_{2u}	E_{2u}	$E_{1u}+E_{2u}$	$A_{1u}+A_{2u}+E_{2u}$	E_{2g}	E_{2g}	$E_{1g}+E_{2g}$	$A_{1g}+A_{2g}+E_{2g}$

Tabela 5.84 Produtos das espécies de simetria do grupo pontual D_{6d}

D_{6d}	A_1	A_2	B_1	B_2	E_1	E_2	E_3	E_4	E_5
A_1	A_1	A_2	B_1	B_2	E_1	E_2	E_3	E_4	E_5
A_2	A_2	A_1	B_2	B_1	E_1	E_2	E_3	E_4	E_5
B_1	B_1	B_2	A_1	A_2	E_5	E_4	E_3	E_2	E_1
B_2	B_2	B_1	A_2	A_1	E_5	E_4	E_3	E_2	E_1
E_1	E_1	E_1	E_5	E_5	$A_1+A_2+E_2$	E_1+E_3	E_2+E_4	E_3+E_5	$B_1+B_2+E_4$
E_2	E_2	E_2	E_4	E_4	E_1+E_3	$A_1+A_2+E_4$	E_1+E_5	$B_1+B_2+E_3$	E_3+E_5
E_3	E_3	E_3	E_3	E_3	E_2+E_4	E_1+E_5	$A_1+A_2+B_1+B_2$	E_1+E_5	E_2+E_4
E_4	E_4	E_4	E_2	E_2	E_3+E_5	$B_1+B_2+E_2$	E_1+E_5	$A_1+A_2+E_4$	E_1+E_3
E_5	E_5	E_5	E_1	E_1	$B_1+B_2+E_4$	E_3+E_5	E_2+E_4	E_1+E_3	$A_1+A_2+E_2$

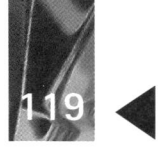

Tabela 5.85 Produtos das espécies de simetria do grupo pontual D_{2h}

D_{2h}	A_g	B_{1g}	B_{2g}	B_{3g}	A_u	B_{1u}	B_{2u}	B_{3u}
A_g	A_g	B_{1g}	B_{2g}	B_{3g}	A_u	B_{1u}	B_{2u}	B_{3u}
B_{1g}	B_{1g}	A_g	B_{3g}	B_{2g}	B_{1u}	A_u	B_{3u}	B_{2u}
B_{2g}	B_{2g}	B_{3g}	A_g	B_{1g}	B_{2u}	B_{3u}	A_u	B_{1u}
B_{3g}	B_{3g}	B_{2g}	B_{1g}	A_g	B_{3u}	B_{2u}	B_{1u}	A_u
A_u	A_u	B_{1u}	B_{2u}	B_{3u}	A_g	B_{1g}	B_{2g}	B_{3g}
B_{1u}	B_{1u}	A_u	B_{3u}	B_{2u}	B_{1g}	A_g	B_{3g}	B_{2g}
B_{2u}	B_{2u}	B_{3u}	A_u	B_{1u}	B_{2g}	B_{3g}	A_g	B_{1g}
B_{3u}	B_{3u}	B_{2u}	B_{1u}	A_u	B_{3g}	B_{2g}	B_{1g}	A_g

Tabela 5.86 Produtos das espécies de simetria do grupo pontual D_{3h}

D_{3h}	A'_1	A'_2	E'	A''_1	A''_2	E''
A'_1	A'_1	A'_2	E'	A'_1	A''_2	E''
A'_2	A'_2	A'_1	E'	A''_2	A''_1	E''
E'	E'	E'	$A'_1+A'_2+E'$	E''	E''	$A''_1+A''_2+E''$
A''_1	A''_1	A''_2	E''	A'_1	A'_2	E'
A''_2	A''_2	A''_1	E''	A'_2	A'_1	E'
E''	E''	E''	$A''_1+A''_2+E''$	E'	E'	$A'_1+A'_2+E'$

Tabela 5.87 Produtos das espécies de simetria do grupo pontual D_{4h}

D_{4h}	A_{1g}	A_{2g}	B_{1g}	B_{2g}	E_g	A_{1u}	A_{2u}	B_{1u}	B_{2u}	E_u
A_{1g}	A_{1g}	A_{2g}	B_{1g}	B_{2g}	E_g	A_{1u}	A_{2u}	B_{1u}	B_{2u}	E_u
A_{2g}	A_{2g}	A_{1g}	B_{2g}	B_{1g}	E_g	A_{2u}	A_{1u}	B_{2u}	B_{1u}	E_u
B_{1g}	B_{1g}	B_{2g}	A_{1g}	A_{2g}	E_g	B_{1u}	B_{2u}	A_{1u}	A_{2u}	E_u
B_{2g}	B_{2g}	B_{1g}	A_{2g}	A_{1g}	E_g	B_{2u}	B_{1u}	A_{2u}	A_{1u}	E_u
E_g	E_g	E_g	E_g	E_g	$A_{1g}+A_{2g}+B_{1g}+B_{2g}$	E_u	E_u	E_u	E_u	$A_{1u}+A_{2u}+B_{1u}+B_{2u}$
A_{1u}	A_{1u}	A_{2u}	B_{1u}	B_{2u}	E_u	A_{1g}	A_{2g}	B_{1g}	B_{2g}	E_g
A_{2u}	A_{2u}	A_{1u}	B_{2u}	B_{1u}	E_u	A_{2g}	A_{1g}	B_{2g}	B_{1g}	E_g
B_{1u}	B_{1u}	B_{2u}	A_{1u}	A_{2u}	E_u	B_{1g}	B_{2g}	A_{1g}	A_{2g}	E_g
B_{2u}	B_{2u}	B_{1u}	A_{2u}	A_{1u}	E_u	B_{2g}	B_{1g}	A_{2g}	A_{1g}	E_g
E_u	E_u	E_u	E_u	E_u	$A_{1u}+A_{2u}+B_{1u}+B_{2u}$	E_g	E_g	E_g	E_g	$A_{1g}+A_{2g}+B_{1g}+B_{2g}$

Tabela 5.88 Produtos das espécies de simetria do grupo pontual D_{5h}

D_{5h}	A'_1	A'_2	E'_1	E'_2	A''_1	A''_2	E''_1	E''_2
A'_1	A'_1	A'_2	E'_1	E'_2	A''_1	A''_2	E''_1	E''_2
A'_2	A'_2	A'_1	E'_1	E'_2	A''_2	A''_1	E''_1	E''_2
E'_1	E'_1	E'_1	$A'_1+A'_2+E'_2$	$E'_1+E'_2$	E''_1	E''_1	$A''_1+A''_2+E''_2$	$E''_1+E''_2$
E'_2	E'_2	E'_2	$E'_1+E'_2$	$A'_1+A'_2+E'_2$	E''_2	E''_2	$E''_1+E''_2$	$A''_1+A''_2+E''_2$
A''_1	A''_1	A''_2	E''_1	E''_2	A'_1	A'_2	E'_1	E'_2
A''_2	A''_2	A''_1	E''_1	E''_2	A'_2	A'_1	E'_1	E'_2
E''_1	E''_1	E''_1	$A''_1+A''_2+E''_2$	$E''_1+E''_2$	E'_1	E'_1	$A'_1+A'_2+E'_2$	$E'_1+E'_2$
E''_2	E''_2	E''_2	$E''_1+E''_2$	$A''_1+A''_2+E''_2$	E'_2	E'_2	$E'_1+E'_2$	$A'_1+A'_2+E'_2$

Tabela 5.89 Produtos das espécies de simetria do grupo pontual D_{6h}

D_{6h}	A_{1g}	A_{2g}	B_{1g}	B_{2g}	E_{1g}	E_{2g}	A_{1u}	A_{2u}	B_{1u}	B_{2u}	E_{1u}	E_{2u}
A_{1g}	A_{1g}	A_{2g}	B_{1g}	B_{2g}	E_{1g}	E_{2g}	A_{1u}	A_{2u}	B_{1u}	B_{2u}	E_{1u}	E_{2u}
A_{2g}	A_{2g}	A_{1g}	B_{2g}	B_{1g}	E_{1g}	E_{2g}	A_{2u}	A_{1u}	B_{2u}	B_{1u}	E_{1u}	E_{2u}
B_{1g}	B_{1g}	B_{2g}	A_{1g}	A_{2g}	E_{2g}	E_{1g}	B_{1u}	B_{2u}	A_{1u}	A_{2u}	E_{2u}	E_{1u}
B_{2g}	B_{2g}	B_{1g}	A_{2g}	A_{1g}	E_{2g}	E_{1g}	B_{2u}	B_{1u}	A_{2u}	A_{1u}	E_{2u}	E_{1u}
E_{1g}	E_{1g}	E_{1g}	E_{2g}	E_{2g}	$A_{1g}+A_{2g}+E_{2g}$	$B_{1g}+B_{2g}+E_{1g}$	E_{1u}	E_{1u}	E_{2u}	E_{2u}	$A_{1u}+A_{2u}+E_{2u}$	$B_{1u}+B_{2u}+E_{1u}$
E_{2g}	E_{2g}	E_{2g}	E_{1g}	E_{1g}	$B_{1g}+B_{2g}+E_{1g}$	$A_{1g}+A_{2g}+E_{2g}$	E_{2u}	E_{2u}	E_{1u}	E_{1u}	$B_{1u}+B_{2u}+E_{1u}$	$A_{1u}+A_{2u}+E_{2u}$
A_{1u}	A_{1u}	A_{2u}	B_{1u}	B_{2u}	E_{1u}	E_{2u}	A_{1g}	A_{2g}	B_{1g}	B_{2g}	E_{1g}	E_{2g}
A_{2u}	A_{2u}	A_{1u}	B_{2u}	B_{1u}	E_{1u}	E_{2u}	A_{2g}	A_{1g}	B_{2g}	B_{1g}	E_{1g}	E_{2g}
B_{1u}	B_{1u}	B_{2u}	A_{1u}	A_{2u}	E_{2u}	E_{1u}	B_{1g}	B_{2g}	A_{1g}	A_{2g}	E_{2g}	E_{1g}
B_{2u}	B_{2u}	B_{1u}	A_{2u}	A_{1u}	E_{2u}	E_{1u}	B_{2g}	B_{1g}	A_{2g}	A_{1g}	E_{2g}	E_{1g}
E_{1u}	E_{1u}	E_{1u}	E_{2u}	E_{2u}	$A_{1u}+A_{2u}+E_{2u}$	$B_{1u}+B_{2u}+E_{1u}$	E_{1g}	E_{1g}	E_{2g}	E_{2g}	$A_{1g}+A_{2g}+E_{2g}$	$B_{1g}+B_{2g}+E_{1g}$
E_{2u}	E_{2u}	E_{2u}	E_{1u}	E_{1u}	$B_{1u}+B_{2u}+E_{1u}$	$A_{1u}+A_{2u}+E_{2u}$	E_{2g}	E_{2g}	E_{1g}	E_{1g}	$B_{1g}+B_{2g}+E_{1g}$	$A_{1g}+A_{2g}+E_{2g}$

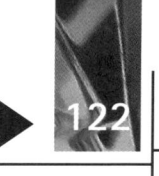

Tabela 5.90 Produtos das espécies de simetria do grupo pontual S_4

S_4	A	B	E
A	A	B	E
B	B	A	E
E	E	E	2A+2B

Tabela 5.91 Produtos das espécies de simetria do grupo pontual S_6

S_6	A_g	E_g	A_u	E_u
A_g	A_g	E_g	A_u	E_u
E_g	E_g	$2A_g+E_g$	A_u	$2A_u+E_u$
A_u	A_u	E_u	A_g	E_g
E_u	A_u	$2A_u+E_u$	E_g	$2A_g+E_g$

Tabela 5.92 Produtos das espécies de simetria do grupo pontual S_8

S_8	A	B	E_1	E_2	E_3
A	A	B	E_1	E_2	E_3
B	B	A	E_3	E_2	E_1
E_1	E_1	E_3	$2A+E_2$	E_1+E_3	$2B+E_2$
E_2	E_2	E_2	E_1+E_3	2A+2B	E_1+E_3
E_3	E_3	E_1	2A+B	E_1+E_3	$2A+E_2$

Tabela 5.93 Produtos das espécies de simetria do grupo pontual T_d

T_d	A_1	A_2	E	T_1	T_2
A_1	A_1	A_2	E	T_1	T_2
A_2	A_2	A_1	E	T_2	T_1
E	E	E	A_1+A_2+E	T_1+T_2	T_1+T_2
T_1	T_1	T_2	T_1+T_2	$A_1+E+T_1+T_2$	$A_2+E+T_1+T_2$
T_2	T_2	T_1	T_1+T_2	$A_2+E+T_1+T_2$	$A_1+E+T_1+T_2$

Tabela 5.94 Produtos das espécies de simetria do grupo pontual O_h

O_h	A_{1g}	A_{2g}	E_g	T_{1g}	T_{2g}	A_{1u}	A_{2u}	E_u	T_{1u}	T_{2u}
A_{1g}	A_{1g}	A_{2g}	E_g	T_{1g}	T_{2g}	A_{1u}	A_{2u}	E_u	T_{1u}	T_{2u}
A_{2g}	A_{2g}	A_{1g}	E_g	T_{2g}	T_{1g}	A_{2u}	A_{1u}	E_u	T_{2u}	T_{1u}
E_g	E_g	E_g	$A_{1g}+A_{2g}+E_g$	$T_{1g}+T_{2g}$	$T_{1g}+T_{2g}$	E_u	E_u	$A_{1u}+A_{2u}+E_u$	$T_{1u}+T_{2u}$	$T_{1u}+T_{2u}$
T_{1g}	T_{1g}	T_{2g}	$T_{1g}+T_{2g}$	$A_{1g}+E_g+T_{1g}+T_{2g}$	$A_{2g}+E_g+T_{1g}+T_{2g}$	T_{1u}	T_{2u}	$T_{1u}+T_{2u}$	$A_{1u}+E_u+T_{1u}+T_{2u}$	$A_{2u}+E_u+T_{1u}+T_{2u}$
T_{2g}	T_{2g}	T_{1g}	$T_{1g}+T_{2g}$	$A_{2g}+E_g+T_{1g}+T_{2g}$	$A_{1g}+E_g+T_{1g}+T_{2g}$	T_{2u}	T_{1u}	$T_{1u}+T_{2u}$	$A_{2u}+E_u+T_{1u}+T_{2u}$	$A_{1u}+E_u+T_{1u}+T_{2u}$
A_{1u}	A_{1u}	A_{2u}	E_u	T_{1u}	T_{2u}	A_{1g}	A_{2g}	E_g	T_{1g}	T_{2g}
A_{2u}	A_{2u}	A_{1u}	E_u	T_{2u}	T_{1u}	A_{2g}	A_{1g}	E_g	T_{2g}	T_{1g}
E_u	E_u	E_u	$A_{1u}+A_{2u}+E_u$	$T_{1u}+T_{2u}$	$T_{1u}+T_{2u}$	E_g	E_g	$A_{1g}+A_{2g}+E_g$	$T_{1g}+T_{2g}$	$T_{1g}+T_{2g}$
T_{1u}	T_{1u}	T_{2u}	$T_{1u}+T_{2u}$	$A_{1u}+E_u+T_{1u}+T_{2u}$	$A_{2u}+E_u+T_{1u}+T_{2u}$	T_{1g}	T_{2g}	$T_{1g}+T_{2g}$	$A_{1g}+E_g+T_{1g}+T_{2g}$	$A_{2g}+E_g+T_{1g}+T_{2g}$
T_{2u}	T_{2u}	T_{1u}	$T_{1u}+T_{2u}$	$A_{2u}+E_u+T_{1u}+T_{2u}$	$A_{1u}+E_u+T_{1u}+T_{2u}$	T_{2g}	T_{1g}	$T_{1g}+T_{2g}$	$A_{2g}+E_g+T_{1g}+T_{2g}$	$A_{1g}+E_g+T_{1g}+T_{2g}$

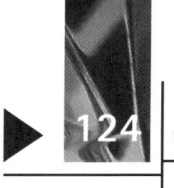

Tabela 5.95 Produtos das espécies de simetria do grupo pontual I_h

I_h	A_g	T_{1g}	T_{2g}	G_g	H_g	A_u	T_{1u}	T_{2u}	G_u	H_u
A_g	A_g	T_{1g}	T_{2g}	G_g	H_g	A_u	T_{1u}	T_{2u}	G_u	H_u
T_{1g}	T_{1g}	$A_g+T_{1g}+H_g$	G_g+H_g	$T_{2g}+G_g+H_g$	$T_{1g}+T_{2g}+G_g+H_g$	T_{1u}	$A_u+T_{1u}+H_u$	G_u+H_u	$T_{2u}+G_u+H_u$	$T_{1u}+T_{2u}+G_u+H_u$
T_{2g}	T_{2g}	G_g+H_g	$A_g+T_{2g}+H_g$	$T_{1g}+G_g+H_g$	$T_{1g}+T_{2g}+G_g+H_g$	T_{2u}	G_u+H_u	$A_u+T_{2u}+H_u$	$T_{1u}+G_u+H_u$	$T_{1u}+T_{2u}+G_u+H_u$
G_g	G_g	$T_{2g}+G_g+H_g$	$T_{1g}+G_g+H_g$	$A_g+T_{1g}+T_{2g}+G_g+H_g$	$T_{1g}+T_{2g}+G_g+2H_g$	G_u	$T_{2u}+G_u+H_u$	$T_{1u}+G_u+H_u$	$A_u+T_{1u}+T_{2u}+G_u+H_u$	$T_{1u}+T_{2u}+G_u+2H_u$
H_g	H_g	$T_{1g}+T_{2g}+G_g+H_g$	$T_{1g}+T_{2g}+G_g+H_g$	$T_{1g}+T_{2g}+G_g+2H_g$	$A_g+T_{1g}+T_{2g}+2G_g+2H_g$	H_u	$T_{1u}+T_{2u}+G_u+H_u$	$T_{1u}+T_{2u}+G_u+H_u$	$T_{1u}+T_{2u}+G_u+2H_u$	$A_u+T_{1u}+T_{2u}+2G_u+2H_u$
A_u	A_u	T_{1u}	T_{2u}	G_u	H_u	A_g	T_{1g}	T_{2g}	G_g	H_g
T_{1u}	T_{1u}	$A_u+T_{1u}+H_u$	G_u+H_u	$T_{2u}+G_u+H_u$	$T_{1u}+T_{2u}+G_u+H_u$	T_{1g}	$A_g+T_{1g}+H_g$	G_g+H_g	$T_{2g}+G_g+H_g$	$T_{1g}+T_{2g}+G_g+H_g$
T_{2u}	T_{2u}	G_u+H_u	$A_u+T_{2u}+H_u$	$T_{1u}+G_u+H_u$	$T_{1u}+T_{2u}+G_u+H_u$	T_{2g}	G_g+H_g	$A_g+T_{2g}+H_g$	$T_{1g}+G_g+H_g$	$T_{1g}+T_{2g}+G_g+H_g$
G_u	G_u	$T_{2u}+G_u+H_u$	$T_{1u}+G_u+H_u$	$A_u+T_{1u}+T_{2u}+G_u+H_u$	$T_{1u}+T_{2u}+G_u+2H_u$	G_g	$T_{2g}+G_g+H_g$	$T_{1g}+G_g+H_g$	$A_g+T_{1g}+T_{2g}+G_g+H_g$	$T_{1g}+T_{2g}+G_g+2H_g$
H_u	H_u	$T_{1u}+T_{2u}+G_u+H_u$	$T_{1u}+T_{2u}+G_u+H_u$	$T_{1u}+T_{2u}+G_u+2H_u$	$A_u+T_{1u}+T_{2u}+2G_u+2H_u$	H_g	$T_{1g}+T_{2g}+G_g+H_g$	$T_{1g}+T_{2g}+G_g+H_g$	$T_{1g}+T_{2g}+G_g+2H_g$	$A_g+T_{1g}+T_{2g}+2G_g+2H_g$

5.8 ▸ TEORIA DA REPRESENTAÇÃO

Uma matriz é a representação das diferentes operações de um grupo, ou seja, é um esquema de coeficientes, entre parênteses, que representa o efeito de um *operador* (um elemento/operação de simetria) sobre uma *base* qualquer. Essas representações podem ser feitas em forma de *transformações* (matrizes de transformação, do tipo 3n × 3n, onde n = número de átomos ou elementos), ou *permutações* (matrizes n × n). Também para matrizes é rigorosamente válida a tabela de multiplicação do grupo pontual considerado (ver Seção 3.13.6). Isto quer dizer que as matrizes que representam os elementos (operações) de um grupo pontual qualquer, devem, por multiplicação, gerar a matriz do elemento previsto na tabela de multiplicação. Se as matrizes não obedecem à tabela de multiplicação do grupo pontual, estão erradas, e isso vale para qualquer tipo de matriz do grupo pontual. Para o grupo pontual C_{2v}, por exemplo, $C_2 \times \sigma_v = \sigma'_v$, $\sigma_v \times \sigma'_v = C_2$, etc.

As matrizes correspondentes para $C_2 \times \sigma_v = \sigma'_v$ são:

$$\begin{pmatrix} 0 & 0 & 1 \\ 0 & 1 & 0 \\ 1 & 0 & 0 \end{pmatrix} \begin{pmatrix} 0 & 0 & 1 \\ 0 & 1 & 0 \\ 1 & 0 & 0 \end{pmatrix} = \begin{pmatrix} 1 & 0 & 0 \\ 0 & 1 & 0 \\ 0 & 0 & 1 \end{pmatrix}$$

As matrizes acima foram obtidas por operação de C_2 e σ_v aos átomos (matrizes de *permutação*), e não às coordenadas da molécula pertencente ao grupo pontual C_{2v} (H_2O), abaixo identificados:

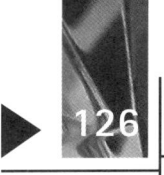

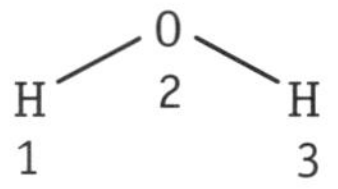

Matrizes representam as operações de simetria de um grupo pontual com relação a uma *base* qualquer. São, por isso, denominadas *representações de grau* n *do grupo*. Para qualquer grupo existe uma variedade de representações através de matrizes. Essas representações podem ser, respectivamente, do *mesmo grau*, ou de *graus diferentes* (grau = número de linhas). As representações diferem quando se escolhe diferentes **BASES** para elas. Em uma molécula pertencente a um determinado grupo pontual, as bases podem ser as mais diversas, daí por que cada grupo pontual pode ser representado de diversas maneiras. Por exemplo, pode-se escolher como bases as *coordenadas dos átomos*, os *átomos*, simplesmente, ou mesmo *ambos misturados*. As representações (matrizes) são válidas se obedecem à tabela de multiplicação do referido grupo pontual.

Geralmente as representações são feitas em forma de *transformações* (matrizes de transformação, referidas anteriormente), podendo também ser formuladas como *permutações*. Matrizes de transformação (ou transformacionais) representam o efeito das operações de simetria sobre as coordenadas dos átomos de uma molécula, e as matrizes permutacionais, em geral, sobre os átomos diretamente. Ambas descrevem as alterações das posições após a realização das operações de simetria. Em moléculas, as *bases fisicamente significativas* são os vetores dos graus de liberdade, ou seja, de Translações (T), Rotações (R) e Vibrações (V). As bases utilizadas para as *matrizes de transformação* — as representações até agora estudadas — foram esses vetores. Matrizes de *diagonais de blocos*, como abaixo, são assim chamadas por serem compostas, diagonalmente, de blocos de submatrizes. Esses blocos também obedecem às mesmas regras de multiplicação da matriz total (já vimos que cada bloco, ou submatriz, pode conter vários elementos).

$$\begin{pmatrix} 1 & 2 & 0 & 0 & 0 & 0 \\ 3 & 2 & 0 & 0 & 0 & 0 \\ 0 & 0 & 5 & 0 & 0 & 0 \\ 0 & 0 & 0 & 1 & 2 & 1 \\ 0 & 0 & 0 & 1 & 1 & 1 \\ 0 & 0 & 0 & 3 & 2 & 1 \end{pmatrix}$$

Em geral, diferenciam-se dois tipos de matrizes quanto à estrutura da diagonal: as matrizes **diagonais** e as matrizes de **blocos diagonais** (ou de diagonais de blocos). As primeiras (diagonais) são matrizes que apresentam elementos diferentes de zero somente na diagonal. As segundas (de **blocos diagonais)** contêm submatrizes em forma de quadrado ao longo da diagonal, e fora deles apenas zeros (lembrar que as matrizes diagonais com *blocos de apenas um elemento* representam um caso especial de matrizes de blocos). Em uma matriz de blocos diagonais, como acima, os elementos diferentes de zero estão agrupados em blocos quadrados ao longo da diagonal (submatrizes). Matrizes podem ser multiplicadas, tanto por vetores, como entre si. Da multiplicação de uma matriz com um *vetor* resulta um vetor, e da multiplicação de uma matriz por outra *matriz* resulta uma nova matriz. O produto de duas matrizes diagonais é também uma matriz diagonal, e o produto de duas matrizes de blocos diagonais é novamente uma matriz de blocos diagonais.

Cada matriz possui uma matriz inversa, assim como cada operação (de simetria) possui a sua operação inversa. Como uma operação multiplicada pelo seu inverso é igual à Identidade *E*, assim também uma matriz multiplicada pelo seu inverso é igual à matriz *unitária*, cuja diagonal é composta apenas por números unitários (1), sendo os números restantes somente zeros.

Para comparar: $C_n \times C_n^{-1} = E, \qquad Q \times Q^{-1} = 1$

Q e Q^{-1} possuem colunas e linhas *recíprocas* e *permutáveis*, o que significa que a primeira *linha* de Q é a primeira *coluna* de Q^{-1}, etc. Com uma matriz e sua recíproca pode ser realizada uma *operação de similaridade* (*analogia*); diz-se que as matrizes A e B são *conjugadas* quando $B = Q \times A \times Q^{-1}$ (ver Seção **3.13.5**).

Quando as várias matrizes que representam as diferentes operações de um grupo são submetidas a sucessivas operações de similaridade, até que resultem matrizes conjugadas em forma de blocos diagonais, obtém-se um novo conjunto de matrizes:

$$A' = Q^{-1} \times A \times Q$$
$$B' = Q^{-1} \times B \times Q$$
$$C' = Q^{-1} \times C \times Q$$
$$\vdots$$

As matrizes A', B' e C', são novas representações das mesmas operações e obedecem, portanto, à mesma tabela de multiplicação ($A \times B = C$).

$$\begin{aligned} A' \times B' &= (Q^{-1} \times A \times Q)(Q^{-1} \times B \times Q) \\ &= Q^{-1} \times A \times (Q \times Q^{-1}) \times B \times Q \\ &= Q^{-1} \times A \times E \text{ (identidade)} \times B \times Q \\ &= Q^{-1} \times A \times B \times Q = Q^{-1} \times C \times Q \\ &= C'. \text{ (Um exemplo numérico será dado} \\ &\quad \text{posteriormente, com a matriz ortogonal } \mathbf{T}.) \end{aligned}$$

As matrizes A', B' e C', encontradas mediante operações de similaridade, constituem-se, igualmente, de matrizes de blocos diagonais:

$$\begin{pmatrix} A'_1 & & \\ & A'_2 & \\ & & A'_3 \end{pmatrix} \times \begin{pmatrix} B'_1 & & \\ & B'_2 & \\ & & B'_3 \end{pmatrix} = \begin{pmatrix} C'_1 & & \\ & C'_2 & \\ & & B'_3 \end{pmatrix}$$

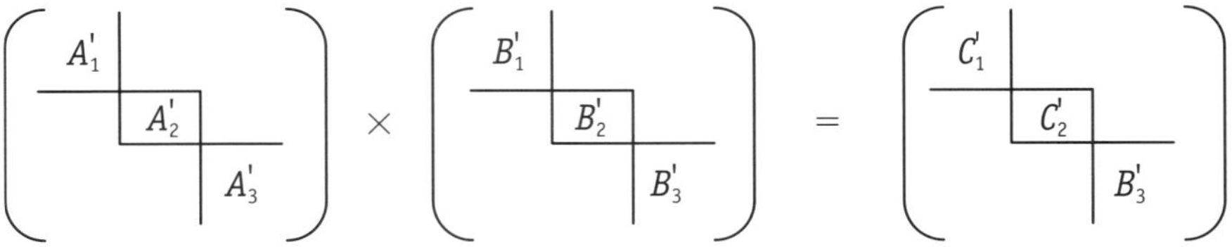

Cada pequeno bloco (submatriz) das matrizes maiores é uma nova representação da operação. Eles (os blocos menores) obedecem à mesma tabela de multiplicação, como as matrizes às quais pertencem. Quando, por meio de transformações, a representação com os *menores blocos possíveis* é determinada, esta denomina-se uma representação **reduzida**. Diz-se que a representação **reduzível** foi, através de sucessivas operações de similaridade, finalmente convertida em representações **irredutíveis**. Uma representação é denominada reduzível – que pode ser decomposta – quando é equivalente a *uma soma direta de matrizes*, de outro modo, diz-se que é irredutível. Uma representação irredutível é uma submatriz que não pode mais ser reduzida (foi simplificada ao máximo). Ela pode ser unidimensional, bidimensional, tridimensional, etc. A submatriz unidimensional representa, naturalmente, o limite extremo da redução. Como ilustração, consideremos as representações irredutíveis do grupo pontual C_{3v}, obtidas a partir de matrizes de permutação para a molécula NH_3, apresentadas na Tabela 5.96:

Tabela 5.96 Representações do grupo C_{3v}. Γ_1, Γ_2 e Γ_3 indicam representações irredutíveis

C_{3v}	E	C_3	C_3^2	σ_1	σ_2	σ_3
Γ_1	1	1	1	1	1	1
Γ_2	1	1	1	−1	−1	−1
Γ_3	$\begin{pmatrix} 1 & 0 \\ 0 & 1 \end{pmatrix}$	$\begin{pmatrix} -\frac{1}{2} & -\frac{\sqrt{3}}{2} \\ \frac{\sqrt{3}}{2} & -\frac{1}{2} \end{pmatrix}$	$\begin{pmatrix} -\frac{1}{2} & \frac{\sqrt{3}}{2} \\ -\frac{\sqrt{3}}{2} & -\frac{1}{2} \end{pmatrix}$	$\begin{pmatrix} 1 & 0 \\ 0 & -1 \end{pmatrix}$	$\begin{pmatrix} -\frac{1}{2} & -\frac{\sqrt{3}}{2} \\ -\frac{\sqrt{3}}{2} & \frac{1}{2} \end{pmatrix}$	$\begin{pmatrix} -\frac{1}{2} & \frac{\sqrt{3}}{2} \\ \frac{\sqrt{3}}{2} & \frac{1}{2} \end{pmatrix}$

Os caracteres irredutíveis de Γ_3 foram determinados mediante transformação com a matriz *assingular ortogonal*, **T**, cujo significado será resumido a seguir. Note que os caracteres irredutíveis finais para Γ_3, ou seja, o *caráter* – soma da diagonal – das matrizes bidimensionais, permanecem inalterados, iguais a **2** (para E), -1 (para C_3 e C_3^2 que pertencem à mesma classe) e **0** para σ_1, σ_2 e σ_3, que juntos formam outra classe.

5.8.1 A matriz assingular ortogonal T

Em transformações com matrizes, ou seja, para encontrar-se *novas* representações a partir de uma representação dada, é válido o seguinte princípio (já visto anteriormente, para Q e Q^{-1}): se as matrizes $\boldsymbol{D_1}, \boldsymbol{D_2}, \ldots, \boldsymbol{D_m}$ são a representação de um grupo de grau $\boldsymbol{n}$, então as matrizes resultantes $\boldsymbol{T^{-1}\, D_1\, T}, \boldsymbol{T^{-1}\, D_2\, T}, \ldots, \boldsymbol{T^{-1}\, D_m\, T}$, obtidas por transformação de $\boldsymbol{D_1}$, $\boldsymbol{D_2}, \ldots, \boldsymbol{D_m}$ com uma matriz assingular ortogonal **T**, são também uma representação deste grupo. Representações como estas, por serem inter-relacionadas, são denominadas **equivalentes**. Para comprovação deste princípio basta apenas provar que as matrizes transformadas obedecem à mesma tabela de multiplicação que as matrizes originais: a partir de $\boldsymbol{D_i\, D_k = D_l}$, por exemplo, tem-se: $\boldsymbol{(T^{-1}D_i\, T)\,(T^{-1}D_k\, T) = T^{-1}D_i\, D_k T = T^{-1}D_l\, T}$. Como exemplo numérico, consideremos primeiramente as matrizes (representações) bidimensionais do grupo pontual C_{2v} (H_2O), obtidas somente para os dois átomos de hidrogênio:

$$\mathrm{E} \leftrightarrow \mathbf{E} = \begin{pmatrix} 1 & 0 \\ 0 & 1 \end{pmatrix},\ \mathrm{C_2} \leftrightarrow \mathbf{C_2} = \begin{pmatrix} 0 & 1 \\ 1 & 0 \end{pmatrix},\ \sigma_v \leftrightarrow \sigma_v = \begin{pmatrix} 0 & 1 \\ 1 & 0 \end{pmatrix},\ \sigma'_v \leftrightarrow \sigma'_v = \begin{pmatrix} 1 & 0 \\ 0 & 1 \end{pmatrix} \quad (5.7)$$

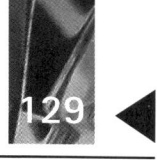

Como se pode verificar, nesta representação as matrizes para C_2 e σ_v, como para E e σ'_v, são iguais. As matrizes são verdadeiras, já que obedecem à tabela de multiplicação do grupo pontual C_{2v}, representada na Tabela 5.97.

Tabela 5.97 Tabela de multiplicação do grupo pontual C_{2v}

C_{2v}	E	C_2	σ_v	σ'_v
E	E	C_2	σ_v	σ'_v
C_2	C_2	E	σ'_v	σ_v
σ_v	σ_v	σ'_v	E	C_2
σ'_v	σ'_v	σ_v	C_2	E

Vamos agora transformar as representações do grupo pontual C_{2v} da Equação 5.7, para as operações E, C_2, σ_v e σ'_v, com auxílio da matriz assingular **T**:

$$\mathbf{T} = \begin{pmatrix} \frac{1}{\sqrt{2}} & -\frac{1}{\sqrt{2}} \\ \frac{1}{\sqrt{2}} & \frac{1}{\sqrt{2}} \end{pmatrix}$$

Como esta é uma matriz ortogonal, obtém-se a matriz inversa invertendo-se as colunas e linhas:

$$\mathbf{T}^{-1} = \begin{pmatrix} \frac{1}{\sqrt{2}} & \frac{1}{\sqrt{2}} \\ -\frac{1}{\sqrt{2}} & \frac{1}{\sqrt{2}} \end{pmatrix}$$

Quando se realiza as multiplicações de matrizes correspondentes, após substituir em $\boldsymbol{T^{-1}\,D_1\,T, T^{-1}\,D_2\,T, \ldots\ldots, T^{-1}\,D_m\,T}$ os termos $\boldsymbol{D_1}$, $\boldsymbol{D_2}$, etc., pelas representações (matrizes) das operações do grupo pontual C_{2v}, relacionadas na Equação 5.7, obtém-se:

$$T^{-1}\varepsilon\,T = \begin{pmatrix} 1 & 0 \\ 0 & 1 \end{pmatrix}, T^{-1}\,C_2\,T = \begin{pmatrix} 1 & 0 \\ 0 & -1 \end{pmatrix}, \; T^{-1}\sigma_v T = \begin{pmatrix} 1 & 0 \\ 0 & -1 \end{pmatrix}, \; T^{-1}\sigma'_v T = \begin{pmatrix} 1 & 0 \\ 0 & 1 \end{pmatrix}$$

As matrizes obtidas obedecem à tabela de multiplicação do grupo pontual C_{2v}, portanto, são verdadeiras.

Para a solução de matrizes ortogonais de segunda ordem são deduzidas matrizes semelhantes àquelas que serão utilizadas para a dedução da *matriz rotacional* (ver próximo capítulo), por exemplo,

$$A^{DS} = \begin{pmatrix} \cos\varphi & -\mathrm{sen}\varphi \\ \mathrm{sen}\varphi & \cos\varphi \end{pmatrix}.$$

Isto porque o raciocínio em ambos os casos é o mesmo, ou seja, considera-se a rotação de um vetor *r* em torno do eixo *z* e investiga-se a variação da sua projeção sobre as coordenadas *x* e *y*.

Na prática, em vez de decompor-se representações redutíveis em irredutíveis através de matrizes, os caracteres redutíveis são reduzidos mediante o uso de *fórmulas de redução*. O número total de caracteres irredutíveis determinado dessa forma corresponde então à representação desejada. O uso das fórmulas de redução será abordado no Capítulo 7, Seção 7.3.2.

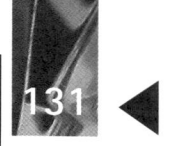

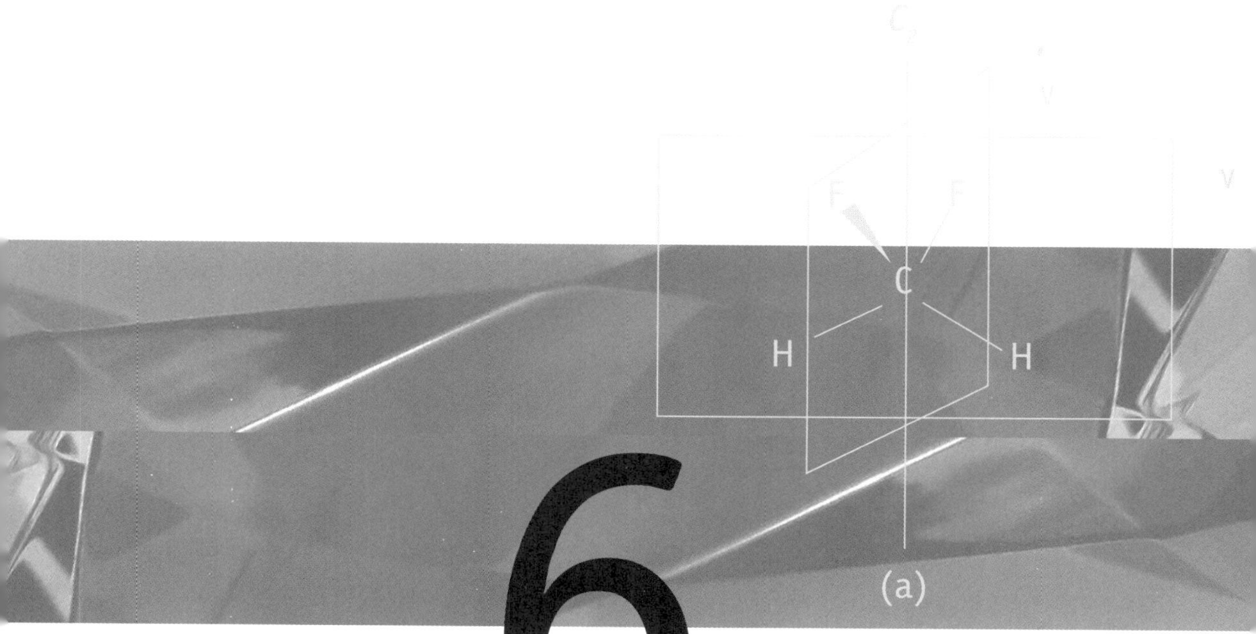

6

ESPECTROSCOPIA NO INFRAVERMELHO E RAMAN

6.1 ▸ A MATRIZ ROTACIONAL

As transformações até agora estudadas envolveram somente ângulos retos ou seus múltiplos, com cos $\phi = 0$ ou ± 1. Interessa-nos agora, como próximo passo, desenvolver matrizes válidas para qualquer ângulo rotacional ϕ.

A translação do centro de gravidade de uma molécula é um vetor, assim como o movimento de um dipolo. Inicialmente, vamos considerar um vetor com os componentes x, y e z, e investigar suas propriedades de transformação quando a ele são aplicadas operações de simetria. Se o vetor gira em torno do eixo z, o seu componente z não se modificará. A Figura 6.1 ilustra a projeção desse vetor no plano xy.

A projeção do vetor r parte da posição em **A**, e após o giro de um ângulo ϕ, alcança a posição **B**. A partir da Figura 6.1 podem ser escritas as seguintes relações:

$$r = r' \qquad x = r\cos\alpha \qquad y = r\,\text{sen}\,\alpha \tag{6.1}$$

$$x' = r\cos(\alpha + \phi) \qquad y' = r\,\text{sen}(\alpha + \phi) \qquad z' = z \tag{6.2}$$

As equações a seguir são trigonometricamente idênticas:

$$\cos(\alpha + \phi) = \cos\alpha\cos\phi - \text{sen}\,\alpha\,\text{sen}\,\phi \tag{6.3}$$

$$\text{sen}(\alpha + \phi) = \cos\alpha\,\text{sen}\,\phi + \text{sen}\,\alpha\cos\phi \tag{6.4}$$

Multiplicando-se ambos os lados destas Equações por r, tem-se:

$$r\cos(\alpha + \phi) = r\,(\cos\alpha\cos\phi - \text{sen}\,\alpha\,\text{sen}\,\phi) = r\cos\alpha\cos\phi - r\,\text{sen}\,\alpha\,\text{sen}\,\phi \tag{6.5}$$

$$r\,\text{sen}(\alpha + \phi) = r\,(\cos\alpha\,\text{sen}\,\phi + \text{sen}\,\alpha\cos\phi) = r\cos\alpha\,\text{sen}\,\phi + r\,\text{sen}\,\alpha\cos\phi \tag{6.6}$$

Substituindo pelos valores de x, y, x' e y', das Equações 6.1 e 6.2, obtém-se as equações de transformação para uma rotação *própria* de um vetor em um ângulo ϕ, em torno de um eixo de simetria como C_3:

$$\begin{aligned} x' &= x\cos\phi - y\,\text{sen}\,\phi \\ y' &= x\,\text{sen}\,\phi + y\cos\phi \\ z' &= z \end{aligned} \tag{6.7}$$

A operação de Identidade é uma rotação própria em um ângulo de zero grau. Uma rotação *imprópria* é uma rotação seguida de espelhamento em um plano perpendicular ao eixo

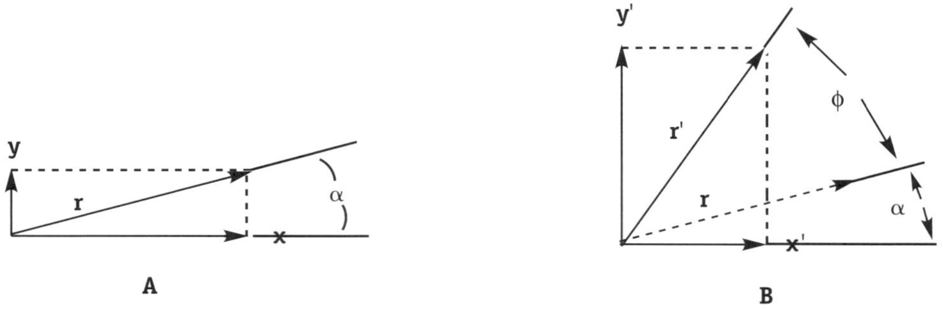

Figura 6.1 Rotação de um vetor em torno de um eixo de simetria em um ângulo ϕ.

de rotação (um exemplo é a operação S_2). A inversão em um centro de simetria é o mesmo que uma rotação imprópria em um ângulo de 180°. A reflexão em um plano especular é uma rotação imprópria em um ângulo de zero grau. As equações de transformação para uma rotação imprópria são as mesmas deduzidas para uma rotação própria (6.7), com exceção de $z' = -z$. A Equação 6.7 pode ser escrita também em forma de matriz:

$$\begin{pmatrix} x' \\ y' \\ z' \end{pmatrix} = \begin{pmatrix} \cos\phi & -\mathrm{sen}\phi & 0 \\ \mathrm{sen}\phi & \cos\phi & 0 \\ 0 & 0 & \pm 1 \end{pmatrix} \times \begin{pmatrix} T_x \\ T_y \\ T_z \end{pmatrix} \tag{6.8}$$

onde +1 e −1 são usados para rotações próprias e impróprias, respectivamente.

O caráter para a transformação de um vetor para qualquer operação de simetria é, portanto:

$$\chi = \pm 1 + 2\cos\phi \tag{6.9}$$

A matriz acima deduzida denomina-se **matriz rotacional** e representa a rotação de um vetor em um ângulo ϕ em torno de um eixo C_n(z). Possui significado fundamental na análise vibracional. Essa matriz pode ser aplicada para movimentos de translação e rotação, ou seja, para vetores translacionais e rotacionais.

Considerando as definições acima para rotações próprias e rotações impróprias, conclui-se facilmente que o caráter reduzível da matriz rotacional apresenta sinais diferentes para translações e rotações. Para **translações**, $\chi_{rt} = \pm 2\cos\phi + 1$: sinal positivo para E, C_n (rotações próprias) e negativo para σ, i, S_n (rotações impróprias). Para **rotações**, $\chi_{rr} = 2\cos\phi + 1$ (sinal positivo) para todas as operações. Pode-se ainda definir o ângulo ϕ da matriz rotacional, para as diferentes operações de simetria, que se encontra resumido na Tabela 6.1.

Tabela 6.1 Ângulos da matriz rotacional para rotações próprias e impróprias

Operação	Ângulo ϕ
E	0°
C_n	$2\pi/n$
σ	π
i	$\pi + \pi = 2\pi$
S_n	$2\pi/n + \pi$

6.2 ▸ ATIVIDADE DE VIBRAÇÕES

Por *atividade de vibrações* entende-se a ocorrência de bandas em espectros de infravermelho (IV) e Raman (RA). Conforme será visto na sequência, essa atividade pode ser predeterminada pela teoria de grupos, isso porque os movimentos vibratórios das moléculas estão associados às suas *translações*. Em princípio, tanto a espectroscopia no infravermelho como a espectroscopia Raman baseiam-se no movimento vibratório (ou oscilações) presente nas moléculas. Ambos os métodos espectroscópicos diferem, no entanto, quanto à natureza da interação da radiação eletromagnética com as moléculas, e quanto ao tipo de radiação medida no detector. Embora os dois métodos tenham por base a absorção de radiação na região do infravermelho, na análise por infravermelho a amostra é irradiada com comprimentos de onda nesta faixa espectral, e o detector mede a quantidade de radiação absorvida pela amostra. Na espectroscopia Raman, a amostra é irradiada por um feixe de radiação de frequência bem maior que as frequências vibracionais (ultravioleta e visível), e o detector mede a quantidade de radiação *espalhada* (*scattered*) pela amostra. A diferença entre a radiação incidente e a radiação espalhada será relacionada às transições vibracionais, conforme veremos a seguir.

6.3 ▸ OS MODOS NORMAIS DE VIBRAÇÃO

Já foi visto que os 3N–6 graus internos de liberdade (ou movimento) de moléculas não-lineares correspondem a 3N–6 *modos vibracionais normais independentes* (3N–5 para moléculas lineares). Em cada modo vibracional normal todos os átomos na molécula *oscilam com a mesma frequência e todos passam simultaneamente por suas posições de equilíbrio*. As amplitudes vibracionais relativas dos átomos individuais podem ser diferentes, em intensidade e direção, porém o centro de gravidade da molécula *não se move*, e ela não efetua qualquer movimento de rotação (não gira). Se as forças que tendem a "segurar" a molécula estruturalmente – ou seja, a conservar a sua "individualidade química" – são funções lineares do deslocamento dos núcleos das suas configurações de equilíbrio, então a vibração molecular é dita *harmônica*. Nestas condições, cada coordenada cartesiana de cada átomo, plotada em função do tempo, será uma onda senoidal (ou cosenoidal), para um determinado modo vibracional normal da molécula. A Figura 6.2 reproduz uma vibração harmônica para uma molécula diatômica do tipo HCl (modelo de bolas e molas).

6.4 ▸ MODELOS MOLECULARES MECÂNICOS

Modos vibracionais normais podem ser demonstrados experimentalmente mediante o uso de modelos mecânicos. Um modelo conhecido é o de bolas e molas, idealizado por

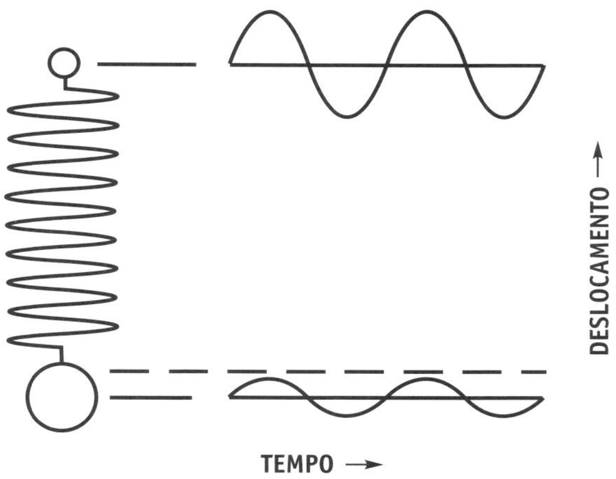

Figura 6.2 Modo normal de vibração demonstrado para um modelo de bolas e molas de uma molécula diatômica como HCl. O deslocamento em função do tempo para cada massa é uma senoide, e o centro de gravidade da molécula (linha pontilhada) mantém-se imóvel.

Kettering, Shutts e Andrews[2], reproduzido na Figura 6.3 para a molécula de CO_2. Um sistema de três esferas ligadas por molas helicoidais é suspenso por fios, de forma a ficar livre de atrito, podendo movimentar-se livremente no plano horizontal. Um eixo excêntrico, movido por um motor cuja frequência de rotação pode ser controlada, é acoplado a um dos fios que sustenta o modelo. Quando a velocidade do motor varia, a frequência da força perturbadora também se modifica.

Quando a frequência da força perturbadora exercida pelo eixo excêntrico atinge uma das frequências naturais de vibração do modelo, ocorre ressonância, isto é, o modelo *responde*, realizando um de seus modos normais de vibração. Pode-se notar que *todas as massas efetuam movimentos harmônicos simples, com a mesma frequência, e passam simultaneamente por suas posições de equilíbrio*. Quando a frequência da força perturbadora não coincide com a frequência de um modo vibracional normal qualquer, o modelo permanece imóvel. Apesar da limitação natural de modelos mecânicos, e de eles permitirem apenas uma representação aproximada do campo de forças moleculares, pode-se construir modelos que apresentam boa concordância entre as frequências relativas obtidas e aquelas da molécula real.

Se considerarmos a situação extrema, na qual o motor é retirado e a "molécula" é golpeada com um martelo nas extremidades, o movimento errático resultante, aparentemente assenoidal, poderia levar-nos a supor, erroneamente, que todas as formas de simetria foram

[2] KETTERING, C. F.; SHUTTS, L. W.; ANDREWS, D. H. A Representation of the dynamic properties of molecules by mechanical models. *Phys. Rev.* v. 36, p. 531, 1930.

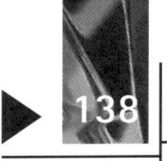

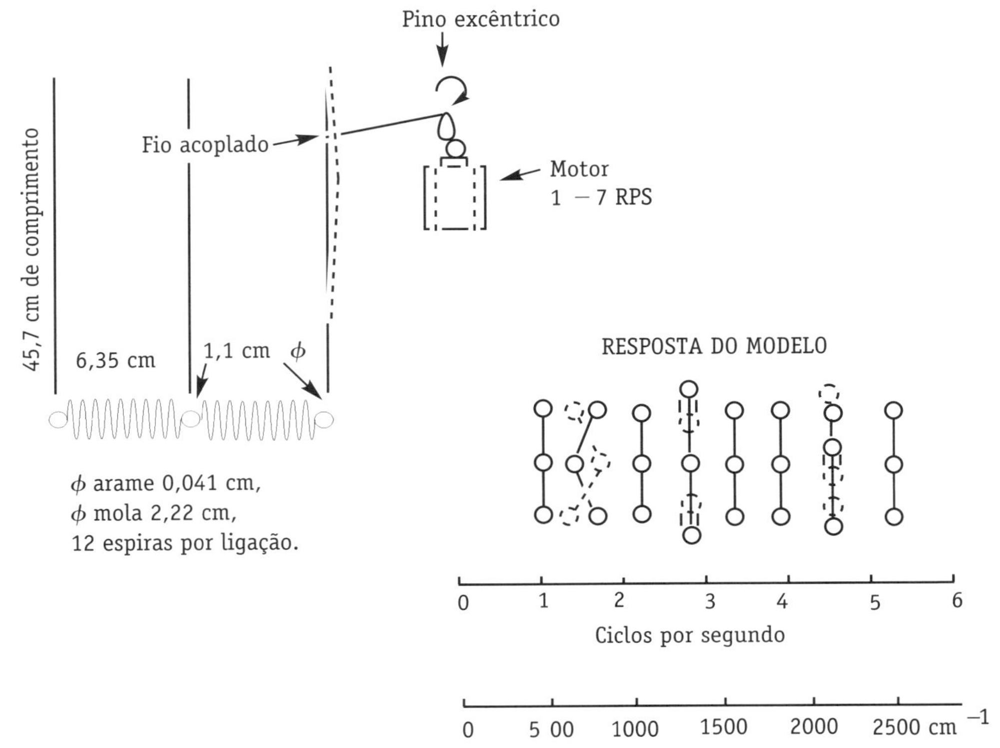

Figura 6.3 Demonstração de vibrações moleculares por meio de modelos moleculares compostos por esferas e molas helicoidais, neste caso representando a molécula de CO_2.

perdidas. Na verdade, um exame mais detalhado mostra que o movimento resultante é, nada mais, do que a realização *simultânea* de todos os movimentos excitados anteriormente, ou seja, de todos os modos normais de vibração, acrescidos de *translações* e *rotações*. As "translações" e "rotações" transformam-se, neste caso, em movimentos pendulares, já que o modelo é fixo, preso por fios aos suportes.

A molécula linear CO_2 apresenta 3N−5 = 4 modos fundamentais de vibração. O modelo discutido possui somente três, porque está obrigado, devido ao sistema de suspensão, a mover-se em um único plano. O quarto modo fundamental é uma deformação fora do plano (*out-of-plane*), idêntica em caráter e frequência à primeira vibração (deformação) realizada pelo modelo. Estes pares de vibrações que apresentam a mesma frequência são vibrações *duplamente degeneradas*. Uma deformação que ocorra em qualquer direção perpendicular ao eixo molecular pode ser descrita como uma *combinação linear* destes dois componentes fundamentais.

6.5 ▸ VIBRAÇÕES IV ATIVAS: ABSORÇÃO NO INFRAVERMELHO E VARIAÇÃO DO MOMENTO DIPOLAR

Na discussão sobre o comportamento do modelo mecânico da seção anterior, vimos que quando a força perturbadora do motor – transmitida ao modelo pelo eixo excêntrico – atinge uma das frequências vibracionais naturais do modelo, este executa uma vibração e, absorvendo energia do motor, aumenta a sua própria energia vibracional, o que produz um aumento da amplitude da vibração. Frequências não-ressonantes não produzem vibrações, nem absorção de energia do motor pelo modelo.

Este fenômeno é semelhante à absorção de radiação infravermelha por moléculas, na qual elas absorvem energia radiante (IV) *aumentando a sua própria energia vibracional*. Em um espectrômetro IV, a molécula (amostra) é irradiada com todas as frequências situadas na região espectral do infravermelho (a escala da maioria dos equipamentos abrange, normalmente, de 400 a 4000 cm^{-1}), mas só é capaz de absorver radiação com frequências específicas, que, necessariamente, devem igualar as frequências vibracionais naturais da molécula, o que ocorre na região do infravermelho do espectro eletromagnético. Uma banda de absorção situada nominalmente em um determinado número de onda ($\bar{\nu}$), ou comprimento de onda (λ), indica absorção de radiação IV pela molécula *nesta frequência, porque esta é a frequência natural em que ocorre uma determinada vibração fundamental da molécula* (Figura 6.4).

A **frequência** de absorção depende, portanto, da frequência da vibração molecular, porém a **intensidade** da absorção dependerá de quão efetivamente o fóton de radiação infravermelha pode ser transferido à molécula, e isto, por sua vez, vai depender da *variação do momento dipolar*, que tem lugar como resultado da vibração molecular (esta interação está representada na Figura 6.5). O momento dipolar, para um dipolo simples, é definido como a magnitude de ambas as cargas do dipolo, multiplicada pela distância entre elas:

$$\vec{\mu} = q.\vec{r}$$

O campo elétrico do fóton exerce forças sobre as cargas do dipolo, causando variação do momento dipolar, que oscila com a mesma frequência que o fóton. Para uma molécula complexa, este mesmo modelo pode ser aplicado, se a partícula positiva representa a carga positiva total dos prótons, concentrada no centro de cargas dos prótons, e a partícula negativa representa a carga negativa total dos elétrons, concentrada no centro de cargas dos elétrons. O centro de cargas dos prótons coincide com o centro de gravidade dos prótons, e o centro de cargas dos elétrons coincide com o centro de gravidade dos elétrons.

Uma vez que o comprimento de onda da radiação infravermelha é muito maior do que o tamanho da maioria das moléculas, o campo elétrico do fóton nas vizinhanças de

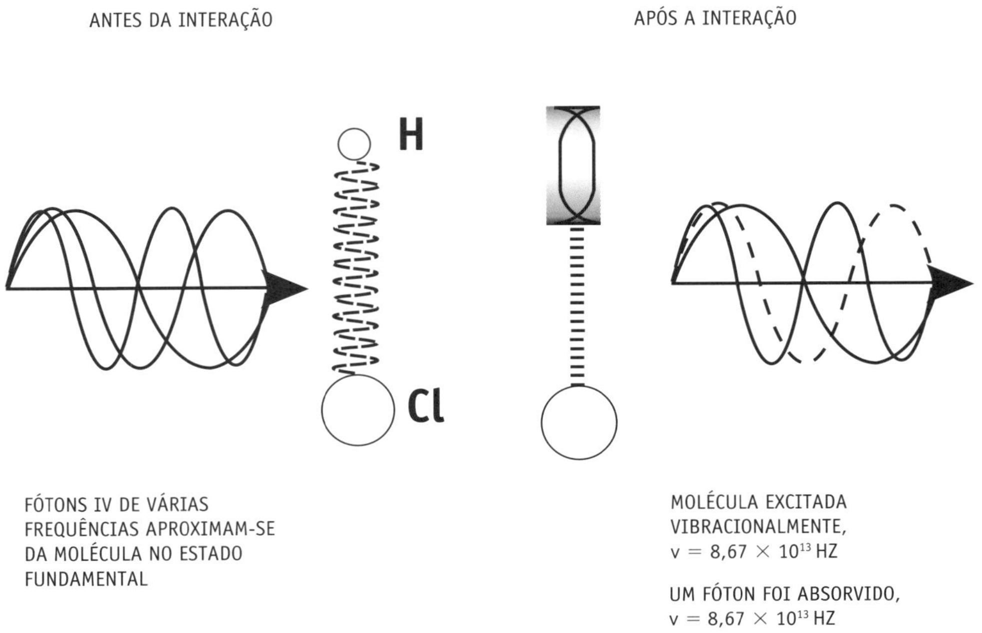

Figura 6.4 Ilustração esquemática da absorção no infravermelho. A molécula HCl, cuja frequência vibracional é de $8{,}67 \times 10^{13}$ Hz, aumenta sua energia vibracional absorvendo energia de um fóton infravermelho com a mesma frequência.

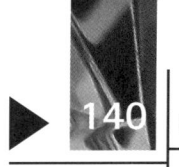

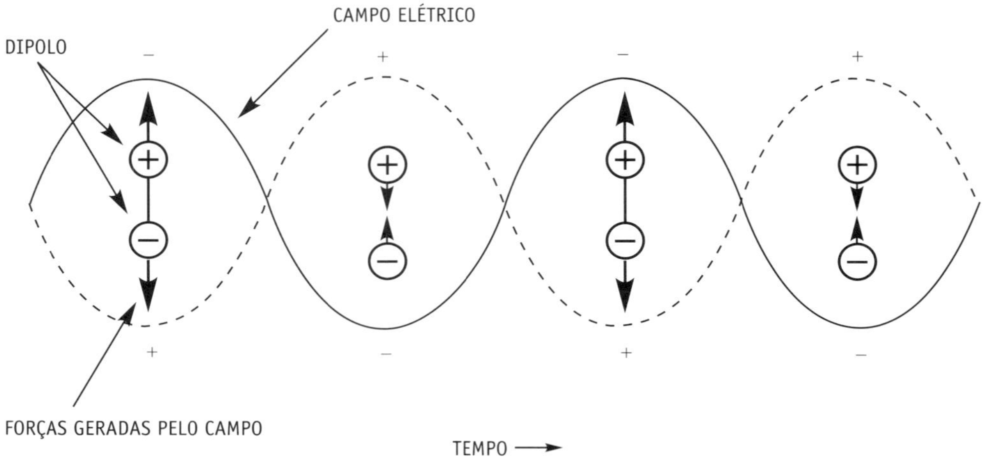

Figura 6.5 Forças geradas em um dipolo por um campo elétrico oscilante. Estas forças tendem a aumentar e diminuir de forma alternada o espaçamento entre as cargas do dipolo.

uma molécula pode ser considerado uniforme em relação à molécula como um todo. O campo elétrico do fóton exerce forças sobre as cargas moleculares, e, por definição, forças exercidas sobre cargas opostas ocorrerão em direções também opostas (ver Figura 6.5). O campo elétrico oscilante do fóton exercerá forças tendendo a alternar a distância entre os centros de cargas de prótons e elétrons, desta forma, induzindo o momento dipolar da molécula a oscilar com a mesma frequência do fóton. Em determinadas frequências uma oscilação forçada do momento dipolar tenderá a ativar uma vibração nuclear. Estas são frequências de vibrações moleculares nas quais a vibração dos núcleos causa uma modificação do momento dipolar. Quanto maior for a mudança do momento dipolar durante a vibração, mais facilmente o campo elétrico do fóton poderá ativar tal vibração. Se uma dada vibração molecular não é capaz de produzir mudança do momento dipolar, então uma oscilação forçada do momento dipolar não é capaz de ativar a vibração. Esta situação pode ser resumida na seguinte *regra de seleção*: para poder absorver radiação infravermelha, uma vibração molecular deve causar mudança do momento dipolar da molécula. Pode ser demonstrado que a intensidade de uma banda de absorção no infravermelho é proporcional ao quadrado da modificação do momento dipolar com relação à modificação da coordenada normal $(\delta\mu/\delta Q)^2$ da vibração molecular. Alguns exemplos de variação (ou não) de momentos dipolares, associados à modificação da coordenada normal de vibrações moleculares, estão representados na Figura 6.6.

Na molécula de HCl [Figura 6.6(a)], o eletronegativo átomo de cloro apresenta um ligeiro excesso de carga negativa, e o átomo de hidrogênio um excesso de carga positiva. Estes dois átomos podem ser vistos como constituintes de um dipolo simples. Durante a vibração da molécula de HCl, o espaçamento do dipolo sofre modificação, da mesma forma que a distribuição do excesso de cargas. Ambos os efeitos causam variação do momento dipolar, o que significa que esta molécula é ativa no IV. O campo elétrico oscilante do fóton exercerá forças opostamente direcionadas nos dois átomos, o que excitará a vibração molecular, se a frequência do fóton igualar a frequência vibracional. Na molécula H_2 [Figura 6.6(b)] está presente um centro de simetria. Como se encontra demonstrado na Figura 6.6(c), isto quer dizer que, no equilíbrio, qualquer átomo que não esteja situado no centro da molécula possui um átomo exatamente equivalente no lado oposto ao centro, e equidistante dele. Este arranjo faz com que o centro das cargas positivas e o centro das cargas negativas coincidam no centro da molécula, o que implica um momento dipolar igual a zero. Durante a vibração da molécula de hidrogênio [Figura 6.6(b)], a molécula vibracionalmente distorcida retém o centro de simetria, de forma que o momento dipolar não muda, já que se mantém igual a zero. Esta vibração é inativa no infravermelho, já que não existe uma variação do momento dipolar (de origem vibracional), com a qual o campo elétrico do fóton possa interagir. O campo elétrico do fóton não pode "puxar" os dois átomos de hidrogênio (eletricamente

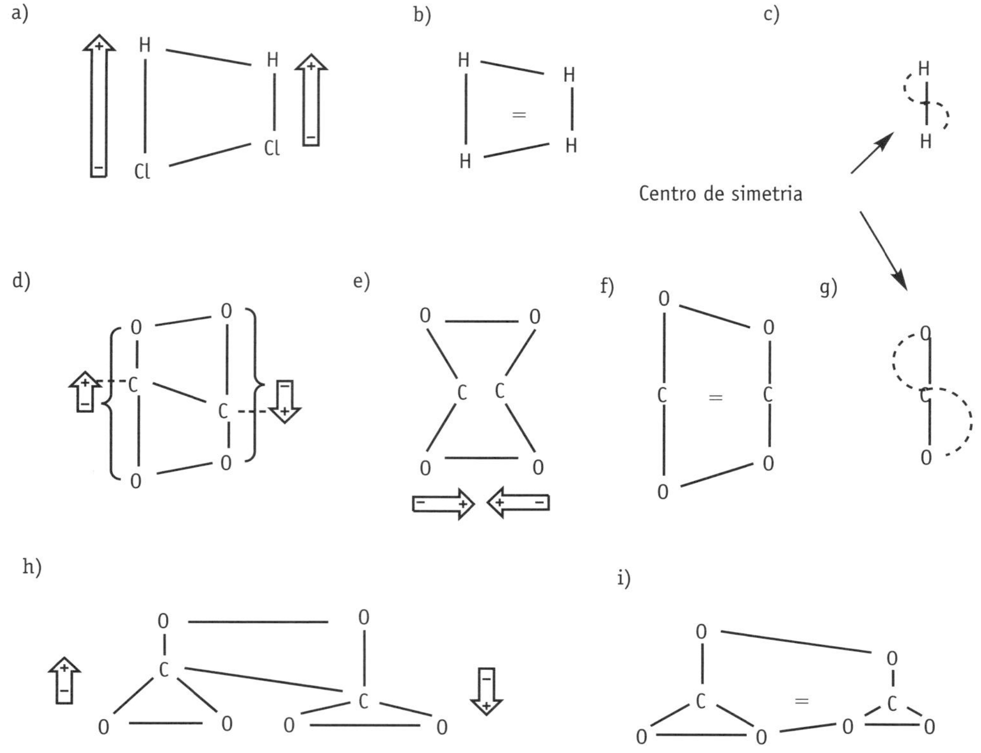

Figura 6.6 Variação do momento dipolar em algumas vibrações moleculares.

equivalentes) em direções opostas, como é necessário em uma vibração diatômica. Este tipo de vibração é ativa no efeito Raman, que será discutido posteriormente.

Na molécula de CO_2, o centro de simetria presente no equilíbrio [Figura 6.6(g)] é mantido durante a ocorrência da vibração em fase (estiramento simétrico) da Figura 6.6(f). Essa vibração é simétrica com relação ao centro de simetria, e inativa no infravermelho. O campo elétrico do fóton não pode tracionar os dois átomos de oxigênio eletricamente equivalentes em direções opostas, como seria necessário para ativar esta vibração. Uma molécula poliatômica distorcida vibracionalmente pode apresentar menor simetria do que em sua configuração de equilíbrio, como se pode notar nos outros dois modos vibracionais da molécula de CO_2, nas Figuras 6.6(d) e 6.6(e). Essas moléculas distorcidas vibracionalmente não possuem centro de simetria. Tais vibrações são antissimétricas quanto ao centro de simetria e podem ser ativas no infravermelho. Assumindo-se que o centro das cargas negativas do CO_2 localiza-se a meia distância entre os dois eletronegativos átomos de oxigênio, e o centro das cargas positivas está localizado no átomo de carbono, torna-se então evidente que, tanto o estiramento fora de fase assimétrico da Figura 6.6(d), como o arqueamento resultante da vibração da Figura 6.6(e), produzem variação do momento dipolar, ao longo ou através do eixo molecular, sendo ambas vibrações infravermelho ativas. O campo elétrico do fóton atrai o átomo de carbono (positivamente carregado) em uma direção e os átomos de oxigênio eletricamente negativos na direção oposta (ao longo do eixo molecular ou perpendicularmente a este), fenômeno necessário para que essas vibrações sejam ativadas.

Com base nos raciocínios desenvolvidos até agora parece estar explícito que, se uma molécula possui um centro de simetria, qualquer vibração da mesma na qual o centro de simetria se mantém, será inativa no infravermelho. No entanto, moléculas que não possuem centro de simetria podem também apresentar vibrações inativas no infravermelho se outros tipos de simetria estão presentes (planos especulares ou eixos rotacionais). Um exemplo é a vibração (estiramento) em fase do íon carbonato (CO_3^{2-}), representada na Figura 6.6(i). Este íon não possui centro de simetria, porém, durante esta vibração o centro das cargas negativas (dos três átomos de oxigênio carregados negativamente) sempre coincidirá com o centro de cargas positivas no átomo de carbono, tornando esta vibração inativa no infravermelho. Na Figura 6.6(h) encontra-se demonstrado apenas uma das vibrações infravermelho ativas do $(CO_3)^{2-}$: esta envolve estiramento fora de fase (assimétrico), associado com deformação angular, e mostra alguma semelhança com o estiramento assimétrico do CO_2 da Figura 6.6(d).

6.6 ▶ VIBRAÇÕES IV ATIVAS E TABELAS DE CARACTERES

Uma dada vibração normal será ativa no infravermelho quando a ela estiver associada uma modificação periódica do momento dipolar μ (HCl, por exemplo). Moléculas diatômicas devem apresentar um *momento dipolar permanente*. Portanto, moléculas homonucleares do tipo O_2, N_2, H_2, ... etc., são IV *inativas* [Figura 6.6(c)]. Para moléculas poliatômicas mais complexas, é suficiente a existência de um momento dipolar no estado vibracional excitado. Além disso, moléculas que apresentam um momento dipolar permanente *não podem ter centro de inversão*, e nem tampouco um eixo rotacional S_n com n > 2. Devem, portanto, pertencer aos grupos pontuais C_1, C_s, C_n e C_{nv}.

Na seção anterior foi discutida a regra de seleção para absorção no IV, que generalizaremos a seguir: uma vibração normal é *IV ativa* quando o momento dipolar μ ou um componente μ_i, paralelo aos eixos das coordenadas, modifica-se:

$$\vec{\mu} = q.\vec{r}$$

$$\vdots$$

$$\vec{\mu}_y = q.\vec{x}$$
$$\vec{\mu}_y = q.\vec{y}$$
$$\vec{\mu}_y = q.\vec{z}$$

Os componentes do vetor momento dipolar *x*, *y* e *z* apresentam as mesmas propriedades de simetria que os vetores translacionais T_x, T_y e T_z, e possuem os *mesmos caracteres*. Isso quer dizer que vibrações IV ativas somente podem pertencer às espécies de simetria às quais também pertencem os vetores translacionais T_x, T_y e T_z. Para fins práticos, espécies de simetria que podem apresentar atividade no infravermelho são localizadas na terceira coluna da tabela de caracteres, e são somente aquelas que transformam os vetores translacionais T_x, T_y e T_z. Para o grupo pontual C_{2v}, por exemplo, cuja tabela de caracteres encontra-se parcialmente representada na Tabela 6.2 (ver tabela completa na Tabela 5.13), apenas nas espécies A_1, B_1 e B_2 pode-se esperar a ocorrência de vibrações IV ativas, já que a estas espécies pertencem os vetores translacionais T_z (A_1), T_x (B_1) e T_y (B_2).

Os vetores rotacionais (R) não têm significado para espectros no infravermelho. Do ponto de vista quantum-mecânico, as regras de seleção são determinadas pelo *momento de transição P*:

$$P = \int \Psi_2^* p \Psi_1 d\tau$$

onde P é o momento de transição, p o operador momento dipolar, ψ_2^* e ψ_1 são as funções de onda dos dois estados vibracionais e $d\tau$ é a integração no espaço. A *probabilidade de transição D* (força dipolar) – e, portanto, a intensidade de uma absorção – é proporcional a P^2. Quando se decompõe a integral do momento de transição P em seus componentes ortogonais, encontramos as regras de seleção generalizadas anteriormente para os componentes μ_i paralelos aos eixos das coordenadas:

$$P_x = \int \varphi_2^* p_x \varphi_1 d\tau$$
$$P_y = \int \varphi_2^* p_y \varphi_1 d\tau$$
$$P_z = \int \varphi_2^* p_z \varphi_1 d\tau$$

No mínimo um componente P_i deve ser diferente de zero. Quando apenas um dado $P_i \neq 0$, a transição é dita *polarizada em direção a i*. Para que um dado componente P_i seja

Tabela 6.2 Pró-tabela de caracteres do Grupo Pontual C_{2v}

C_{2v}	E	C_2	σ_{xz}	σ_{yz}	Graus de Liberdade
A_1	1	1	1	1	T_z, V_1, V_2
A_2	1	1	−1	−1	R_z
B_1	1	−1	1	−1	T_x, R_y
B_2	1	−1	−1	1	T_y, R_x, V_3

diferente de zero, da integral deve resultar uma espécie *totalmente simétrica* (somente são possíveis combinações dos tipos "ggg" e "guu").

6.7 ▸ ANARMONICIDADE E OVERTONES (HARMÔNICAS)

Até agora nossas discussões envolveram apenas vibrações *harmônicas*. No entanto, anarmonicidade *mecânica* pode ocorrer se as forças que tendem a restaurar a posição de equilíbrio da molécula em vibração não são diretamente proporcionais à coordenada de deslocamento nuclear. A anarmonicidade *elétrica*, por sua vez, resulta se a variação do momento dipolar não é linearmente proporcional à coordenada de deslocamento nuclear. Se uma vibração é mecanicamente harmônica, a representação clássica do deslocamento dos núcleos em função do tempo é uma onda senoidal ou cossenoidal, como mostra a Figura 6.7. Se, no entanto, ocorre anarmonicidade mecânica, o gráfico será uma onda periódica, porém não-senoidal ou cossenoidal.

Uma consequência da anarmonicidade mecânica é o fato de que a frequência vibracional deixa de ser completamente independente da amplitude, como acontece em uma vibração harmônica.

Quando se plota o momento dipolar em função do tempo para uma vibração clássica, resultará uma onda periódica, porém não-senoide, sempre que ocorrer anarmonicidade *mecâ-*

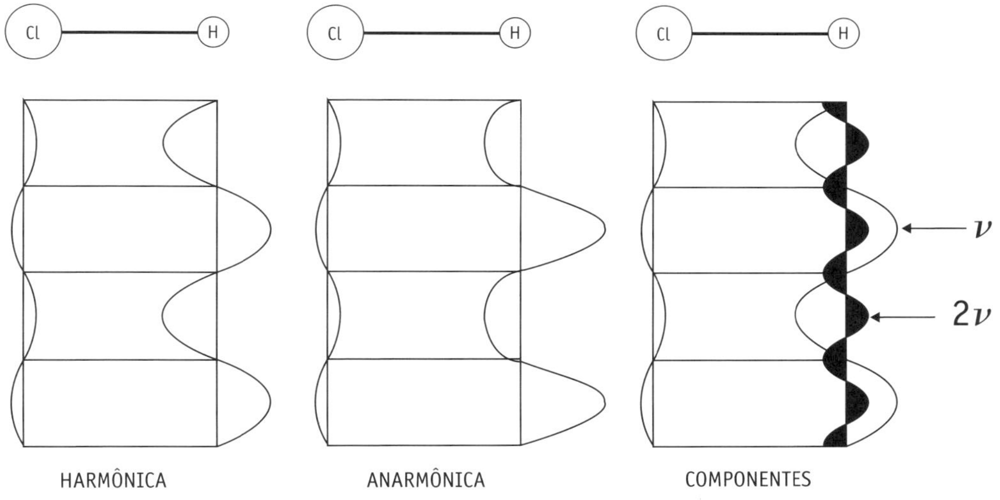

Figura 6.7 Deslocamento das massas em função do tempo para vibrações harmônicas e anarmônicas. À direita encontram-se os componentes principais da curva anarmônica do centro.

nica ou *elétrica*. No entanto, qualquer função periódica deste tipo pode ser decomposta nos componentes simples seno ou cosseno (ver Figura 6.7), onde as frequências são múltiplos integrais das frequências das vibrações fundamentais (análise de Fourier). Isso significa que, se uma vibração molecular é anarmônica, o momento dipolar oscilará com a frequência fundamental em que a vibração ocorre *e com seus múltiplos integrais*. Estas são denominadas primeira harmônica fundamental, segunda harmônica, etc., e essas oscilações de momento dipolar podem interagir com radiação eletromagnética que apresenta a frequência fundamental *e os múltiplos integrais da mesma*. A intensidade de uma banda harmônica depende do maior ou menor caráter anarmônico da vibração. Harmônicas podem ser detectadas no espectro de infravermelho, apesar de serem bastante fracas. Embora vibrações moleculares possuam um certo grau de anarmonicidade, ela pode ser ignorada em uma primeira aproximação.

6.8 ▸ A FUNÇÃO POTENCIAL VIBRACIONAL E O OSCILADOR ANARMÔNICO

A função potencial vibracional de uma molécula diatômica está ilustrada na Figura 6.8 e mostra a representação da energia potencial *V* em função da distância internuclear *r*. Mudanças da energia potencial internuclear são causadas por modificações das energias de repulsão eletrônica e nuclear em diferentes distâncias internucleares. Uma vez que o movimento de núcleos em vibração é muito mais lento do que o movimento de elétrons, assume-se que a energia eletrônica ajusta-se instantaneamente às mudanças de posição dos

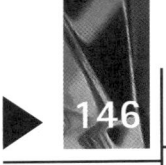

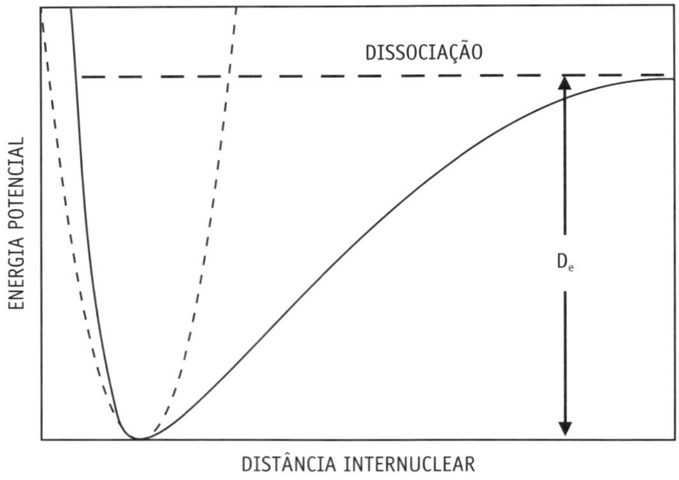

Figura 6.8 A energia potencial de uma molécula diatômica em função da distância internuclear. A linha pontilhada representa a função potencial do oscilador harmônico.

núcleos (aproximação de Born-Oppenheimer). A grandes distâncias internucleares os dois componentes atômicos atraem-se, enquanto que em distâncias pequenas a repulsão entre os núcleos torna-se dominante, resultando em um espaçamento de equilíbrio r_e para os núcleos a uma certa distância internuclear, onde a energia encontra-se em um mínimo. Em distâncias internucleares maiores as forças de atração entram em colapso, atingindo níveis de energia suficientes para causar dissociação da molécula.

Não há uma expressão matemática exata para representar as forças que "seguram" os núcleos em suas posições de equilíbrio. Na verdade, tanto a espectroscopia IV como Raman são usadas como ferramentas para determinar o campo de forças moleculares. Uma primeira aproximação, comumente assumida para uma molécula diatômica, é a função potencial oscilador harmônico, na qual a energia potencial V em função de $(r - r_e)$ é igual a:

$$V = \tfrac{1}{2} F(r - r_e)^2, \tag{6.10}$$

onde r é a distância internuclear, r_e é a distância internuclear de equilíbrio e F é uma constante. Plotando-se V versus $(r - r_e)$ obtém-se uma parábola, que, para valores suficientemente pequenos de $(r - r_e)$, é uma boa aproximação para a curva real da energia potencial em torno do valor mínimo (ver Figura 6.8). Da física clássica sabe-se que *força* é igual ao negativo da derivada da energia potencial em relação às coordenadas. Da Equação 6.10 tem-se:

$$\text{Força} = \frac{-dV}{d(r - r_e)} = -F(r - r_e) \tag{6.11}$$

equação que representa a lei de Hooke, quando a força restauradora é proporcional à distorção do comprimento de ligação ou coordenada interna $(r - r_e)$. A constante de força F é igual à derivada segunda da energia potencial (Equação 6.10) com relação à coordenada interna $(r - r_e)$:

$$F = \frac{d^2V}{d(r - r_e)^2} \tag{6.12}$$

Uma equação empírica frequentemente usada, chamada função de Morse[3] (ilustrada na Figura 6.8), pode ser utilizada como uma aproximação mais apropriada do que a função quadrática simples para a energia potencial da molécula diatômica, principalmente para deslocamentos maiores do que apenas infinitesimais.

$$V = D_e\,(1 - e^{-\beta(r - r_e)})^2 \tag{6.13}$$

Nesta equação, V é a energia potencial como uma função de $(r - r_e)$, β é uma constante e D_e é a energia requerida para dissociar a molécula, medida a partir do mínimo da curva

[3] MORSE, P. M. Diatomic molecules according to the wave mechanics. II. vibrational levels. *Phys. Rev.* v. 34, p. 57-64, 1929.

da Figura 6.8. Para valores muito pequenos de $(r - r_e)$ próximo do equilíbrio, o expoente da Equação 6.13 é aproximado por expansão ($e^x \cong 1 + x$), obtendo-se:

$$V = D_e\beta^2(r - r_e)^2 \tag{6.14}$$

Portanto, próximo ao equilíbrio, a função de Morse assemelha-se à função oscilador harmônico (Equação 6.10); introduzindo-se os resultados da Equação 6.12 e da equação $F = 4\pi^2\nu^2u$, que permite calcular a constante de força (F) de uma ligação em uma molécula diatômica a partir da frequência de absorção no infravermelho e da massa reduzida u, chega-se a $F = 2D_e\beta^2 = 4\pi^2\nu_e^2 u$, da qual obtém-se, por rearranjo:

$$\beta = \nu_e\sqrt{\frac{2u\pi^2}{D_e}} \tag{6.15}$$

na qual ν_e é a frequência vibracional para uma amplitude infinitesimal e u é a massa reduzida.

A energia potencial para uma molécula diatômica como uma função da coordenada interna S (igual a $r - r_e$) pode ser expandida em uma série de Taylor em torno da configuração de equilíbrio, de forma que

$$V = V_e + \left(\frac{\delta V}{\delta S}\right)_e S + \frac{1}{2}\left(\frac{\delta^2 V}{\delta S^2}\right)_e S^2 \tag{6.16}$$

além de termos de ordem S^3 e potências superiores. O primeiro termo V_e é a energia do equilíbrio, a qual pode ser definida como zero, para o problema vibracional. O segundo termo $\left(\frac{\delta V}{\delta S}\right)$ é a taxa linear de mudança da energia potencial na posição de equilíbrio, que é igual a zero. Para amplitudes suficientemente pequenas os termos cúbicos (e de ordens superiores) podem ser negligenciados, restando apenas os termos quadráticos, ou seja, a aproximação harmônica. Quando igualamos $(\delta^2V/\delta S^2)_e$ com uma constante de força F, a Equação 6.16 torna-se idêntica à Equação 6.10.

De uma maneira geral, a energia potencial para uma molécula poliatômica em função das coordenadas internas S pode ser expandida de maneira análoga, obtendo-se:

$$V = \frac{1}{2}\sum_i \sum_j F_{ij} S_i S_j \tag{6.17}$$

onde

$$F_{ij} = \left(\frac{\delta^2 V}{\delta S_i \delta S_j}\right)_e,$$

tendo sido negligenciados os termos cúbicos e superiores na aproximação harmônica. As constantes de força mais importantes são aquelas onde $i = j$, uma vez que aquelas onde $i \neq j$, normalmente são pequenas quando coordenadas internas são usadas, sendo igualadas a zero em tratamentos aproximativos.

A "aproximação oscilador harmônico" é adequada para a maioria das características de um espectro, porém alguns detalhes finos, como o aparecimento de harmônicas, indicam que moléculas reais apresentam uma percentagem de funções potenciais anarmônicas (função potencial de Morse, ou expansão serial de Taylor, por exemplo). Um tratamento à luz da mecânica quântica para o oscilador anarmônico fornece a equação abaixo para os níveis de energia:

$$E_{\text{vib}} = hc\bar{\nu}_e(v + 1/2) - hcx_e\bar{\nu}_e(v + 1/2)^2 + \cdots \qquad (6.18)$$

onde h é a constante de Planck, $\bar{\nu}_e$ é o número de onda da distância internuclear de equilíbrio, v é um número quântico que pode apresentar somente valores integrais (0, 1, 2, 3, $\cdots$) e x é a coordenada cartesiana, uma vez que esta expressão considera a oscilação de uma partícula movendo-se livremente em apenas uma direção, em uma caixa unidimensional* (a partir da equação de Schrödinger e sua simplificação para uma partícula movendo-se em um espaço unidimensional).

Termos de ordem superior normalmente não são necessários. Os termos de níveis de energia expressos em cm^{-1} (E/hc) são dados por:

$$E_{\text{vib}}/hc = \bar{\nu}_e(v + 1/2) - x_e\bar{\nu}_e(v + 1/2)^2 \cdots \qquad (6.19)$$

Este resultado corresponde ao clássico caso em que a frequência não é completamente independente da amplitude, quando a anarmonicidade mecânica está presente. Além disso, mostra que o espaçamento não-uniforme dos níveis de energia em um oscilador anarmônico significa que uma harmônica não será encontrada a exatamente 2, 3, 4, $\cdots$ vezes a frequência da vibração fundamental. Os números de onda $\bar{\nu}_v$ do fundamental e suas harmônicas são obtidos subtraindo da Equação 6.19 a mesma equação com $v = 0$ e substituindo $\Delta E_{\text{vib}}/hc = \bar{\nu}_v$:

$$\nu_v = \bar{\nu}_e v - x_e\bar{\nu}_e(v + v^2) \quad v = 1, 2, 3, \cdots \qquad (6.20)$$

Na molécula de $CHCl_3$ (clorofórmio), o modo vibracional que seguramente envolve estiramento C–H apresenta uma frequência muito maior (3019 cm^{-1}) que as demais vibrações da molécula. Como resultado desse espaçamento energético, uma série de harmônicas para esta vibração pode ser identificada no espectro e está listada na Tabela 6.3.

Na Tabela 6.3 os valores de harmônicas calculados usando as aproximações para o oscilador harmônico são múltiplos integrais simples da vibração fundamental em 3019

* Uma simplificação análoga é adotada para o movimento de *rotação* de uma partícula, restrito a um círculo de raio *r*.

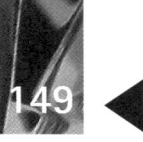

Tabela 6.3 Os estiramentos C–H para $CHCl_3$ líquido

Transição $v = 0$ a $v =$	Números de onda observados (cm^{-1})	Cálculos para o oscilador anarmônico[a] (cm^{-1})	Cálculos para o oscilador harmônico[b] (cm^{-1})	Absorvância para uma cela de 1 cm
1	3019	3019	3019	170
2	5912	5912	6038	15
3	8677	8679	9057	0.55
4	11318	11320	12076	0.02
5	13850	13835	15095	0.001
6	16270	16224	18114	0.0001

[a] $\bar{\nu} = 3145\,v - 63(v^2 + v) \quad v = 1, 2, 3, \cdots.$
[b] $\bar{\nu} = 3019\,v \quad v = 1, 2, 3, \cdots.$

cm^{-1}, resultados que não apresentam boa concordância com os valores experimentais. Os cálculos utilizando o oscilador anarmônico (Equação 6.20) com $\bar{\nu}_e = 3145\ cm^{-1}$ e $x_e\bar{\nu}_e = 63\ cm^{-1}$ são claramente mais consistentes. Os valores de absorbância na Tabela 6.3 indicam a queda das intensidades de absorção para harmônicas superiores. Essas bandas de maiores frequências foram medidas passando a radiação através de uma cela de cerca de um metro de espessura de clorofórmio líquido.

Os níveis de energia para o estiramento C–H do clorofórmio encontram-se ilustrados na Figura 6.9 para ambos os casos, harmônico e anarmônico. A função de Morse foi adotada para a função potencial anarmônico (tratando a ligação C–H como uma molécula diatômica). A energia de dissociação experimental, D_0, para a ligação C–H do clorofórmio[4] é 95,7 ± 1 kcal/mol, a qual, expressa em cm^{-1}, é igual a 33.460 cm^{-1}. Este valor representa a diferença de energia entre o nível $v = 0$ (a menor energia vibracional possível) e valores de energia para distâncias de ligação bastante grandes (ver Figura 6.9). Para obter-se o valor de D_e – a energia de dissociação espectroscópica medida a partir da base da curva da Figura 6.9 –, a energia do nível $v = 0$ (ver Equação 6.19) deve ser adicionada à energia de dissociação experimental D_0. Neste caso, a energia do nível $v = 0$ é 1557 cm^{-1}, o que torna o valor experimental de D_e igual a cerca de 35.000 cm^{-1}. Se a função potencial de Morse[3] é considerada, pode-se derivar a equação:

$$D_e = \frac{\bar{\nu}_e^2}{4x_e\bar{\nu}_e} \tag{6.21}$$

[4] COTTREL, T. L. *The strength of chemical bonds*. London: Butterworth, 1958. p. 186.

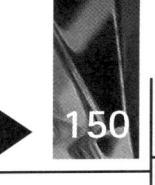

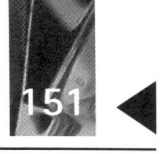

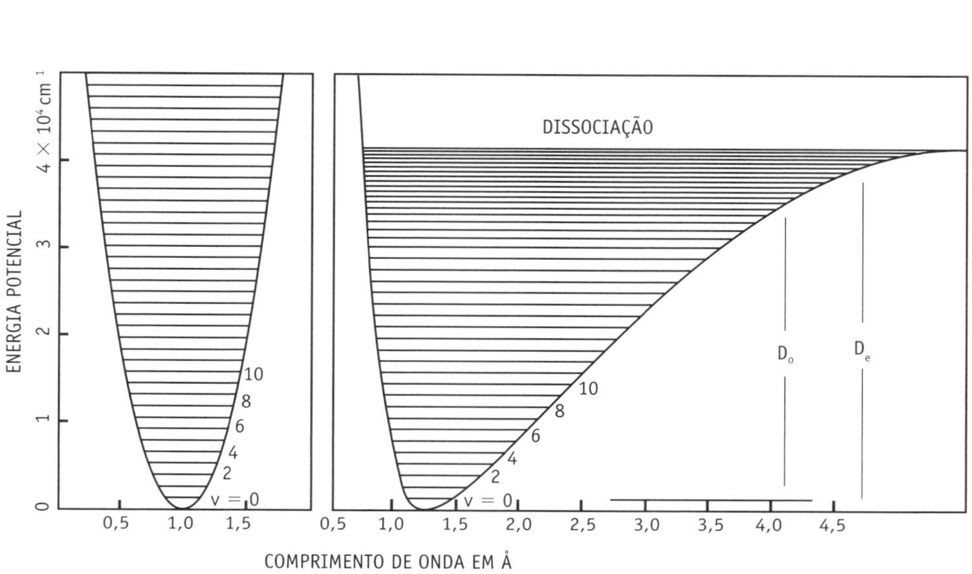

Figura 6.9 Funções potencial harmônico, potencial anarmônico e níveis de energia para a vibração de estiramento C–H em $CHCl_3$. As unidades para as coordenadas verticais são cm^{-1} ou E/hc.

a qual permite o cálculo de valores aproximados para D_e. Para a ligação C–H do clorofórmio, o valor de D_e calculado segundo esta equação de função de Morse é igual a 39.250 cm^{-1}, resultado bastante desviado do valor experimental.

6.9 ▶ O EFEITO RAMAN

Quando radiação eletromagnética de conteúdo energético $h\nu$ incide sobre uma molécula, a energia pode ser transmitida, absorvida ou espalhada. No efeito Tyndall, a radiação é espalhada por partículas (fumaça ou neblina, por exemplo). No espalhamento Rayleigh as moléculas espalham a luz. Tanto um como outro efeito não implicam em alterações dos comprimentos de onda dos fótons da radiação incidente. Em 1928, C. V. Raman descreveu outro tipo de espalhamento, conhecido a partir de então como *efeito Raman*. Este efeito havia sido previsto teoricamente por Smekal, antes da sua demonstração experimental por Raman, portanto, é também referido na literatura como *efeito Smekal-Raman*.

Em um espectrômetro Raman, a amostra é irradiada com uma fonte intensa de radiação monocromática, normalmente na região visível do espectro. Normalmente a frequência desta radiação é muito maior do que a frequência vibracional, porém bem menor do que a frequência requerida para a ocorrência de transições eletrônicas. A radiação espalhada pela amostra é analisada no espectrômetro. O espalhamento Rayleigh pode ser considerado uma colisão elástica entre a molécula e o fóton incidente. Uma vez que tanto a energia vibracional como a energia rotacional da molécula não sofre alteração em uma colisão inelástica, a energia – e, portanto, a frequência – do fóton espalhado é a mesma do fóton incidente, característica principal deste tipo de colisão.

O efeito Raman pode ser visto como uma colisão inelástica entre o fóton incidente e a molécula, onde, como consequência, a energia vibracional ou rotacional é modificada em uma quantidade ΔE_m. De forma a haver conservação de energia, a energia do fóton espalhado, $h\nu_s$, deve ser diferente da energia do fóton incidente, $h\nu_i$, por uma quantidade igual a ΔE_m.

$$h\nu_i - h\nu_s = \Delta E_m \tag{6.22}$$

Se a molécula ganha energia, ΔE_m é positivo e, portanto, ν_s é menor do que ν_i, originando *linhas Stokes** no espectro Raman. Esta terminologia origina-se da lei de Stokes da fluorescência, que determina que radiação fluorescente sempre ocorre a frequências menores do que aquela da radiação incidente. Quando a molécula perde energia, ΔE_m é negativo, e ν_s é maior do que ν_i, originando *linhas anti-Stokes* no espectro. Uma comparação esquemática entre espalhamento Raman, Rayleigh e absorção no infravermelho encontra-se na Figura 6.10, na qual as linhas designadas por $v = 0$ e $v = 1$ representam níveis de energia vibracionais de uma molécula como HCl. A diferença de energia entre estes níveis é igual a $\Delta E_m = h\nu_m$. Uma transição direta entre estes dois níveis é causada por absorção de um fóton IV cuja frequência é a mesma que a frequência molecular ν_m. Nos espalhamentos Rayleigh e Raman, a frequência do fóton incidente normalmente é muito maior que ν_m. Quando o fóton incidente interage com uma molécula no estado vibracional fundamental $v = 0$, a molécula absorve a energia do fóton e é excitada momentaneamente a um determinado estado energético muito alto, o qual não é estável (linhas pontilhadas da Figura 6.10). A molécula, portanto, perde energia imediatamente, retornando (com maior probabilidade) ao nível vibracional fundamental, emitindo um fóton espalhado (para compensar a sua perda de energia) com mesma frequência e mesma energia que o fóton incidente. Este fenômeno é o espalhamento Rayleigh.

No entanto, uma pequena percentagem das moléculas que se encontram no nível instável, muito alto de energia, pode retornar, em vez de diretamente ao nível vibracional fundamental, ao nível de energia $v = 1$. O fóton espalhado, neste caso, apresenta energia menor que o fóton excitador, sendo a diferença dada por:

$$h\nu_i - h\nu_s = \Delta E_m = h\nu_m \tag{6.23}$$

onde $\nu_s = \nu_i - \nu_m$, quando $\Delta v = +1$. Este fóton espalhado origina uma linha Stokes no espectro Raman. De acordo com a mecânica quântica, a mudança permitida do número quântico vibracional para uma transição Raman é $\Delta v = \pm 1$ para uma vibração harmônica. A possibilidade final

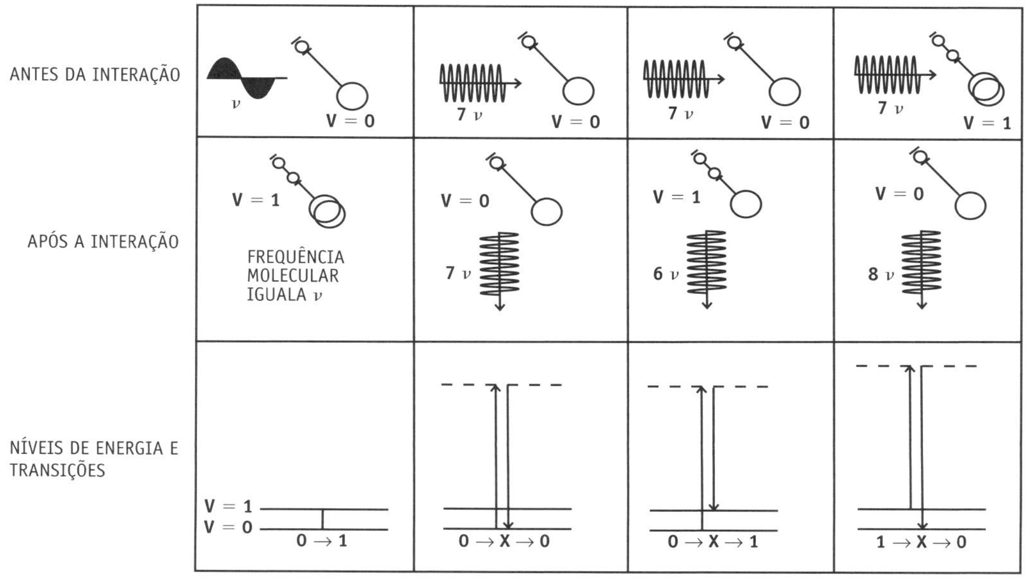

Figura 6.10 Ilustração esquemática dos espalhamentos Raman, Rayleigh e da absorção no infravermelho. Na absorção no infravermelho, o fóton incidente tem a mesma frequência que a vibração molecular. Nos espalhamentos Rayleigh e Raman, o fóton incidente tem frequência muito mais alta (7ν na figura). O fóton espalhado é igual ao fóton incidente no espalhamento Rayleigh, porém no espalhamento Raman o fóton espalhado apresenta frequência maior ou menor ($7\nu \pm \nu$). A diferença de frequência do fóton corresponde à frequência vibracional da molécula.

é de que a molécula inicialmente encontra-se no estado excitado $v = 1$, absorve a energia do fóton incidente e é excitada para um nível energético instável muito alto. Quando a molécula decai para o nível vibracional fundamental $v = 0$, a perda de energia é compensada pela emissão de um fóton, cuja energia é $h\nu_m$ maior do que aquela do fóton incidente. Este fóton espalhado produz uma linha anti-Stokes no espectro Raman. De acordo com a função distribuição de Boltzmann, a relação entre o número de moléculas que se encontra no estado vibracional $v = 1$ e o número de moléculas no nível $v = 0$ para uma dada vibração é dada por:

$$\frac{n_1}{n_0} = e^{-(h\nu_m/kT)} \tag{6.24}$$

Em temperaturas medianas, a maioria das moléculas encontra-se no estado fundamental. Linhas Stokes, portanto, apresentam maiores intensidades do que as linhas anti-Stokes, as quais se originam do estado excitado com menor população. Esta diferença aumenta com o aumento da frequência vibracional.

Em espectroscopia Raman é rotineira a terminologia *acoustic and optical phonons*, os primeiros ainda subdividindo-se em LA e TA phonons (transversal and longitudinal acoustic phonons). *Phonons* representam uma versão da mecânica quântica para os modos vibracionais normais. Phonons *acústicos* são assim chamados por que correspondem a ondas sonoras na rede cristalina de um metal, em razão de sua baixa frequência. Phonons *óticos* ocorrem em cristais com mais de um átomo na cela elementar e apresentam sempre uma mínima frequência vibracional, mesmo para baixas frequências. São denominados *óticos* porque em cristais iônicos (como NaCl) são facilmente excitáveis pela luz (radiação infravermelha) devido à existência de momentos dipolares naturais no cristal. Phonons óticos são também classificados em longitudinais e transversos – LO e TO phonons.

6.9.1 A polarizabilidade

Espectros Raman e IV envolvem transições rotacionais e vibracionais, no entanto, não são duplicatas um do outro, ao contrário, complementam-se, conforme mostra a Figura 6.11.

Isto ocorre porque a *intensidade* das bandas espectrais depende da eficiência com que a energia do fóton é transferida para a molécula, e o mecanismo de transferência da energia do fóton é diferente para as duas técnicas, conforme se mostrará a seguir.

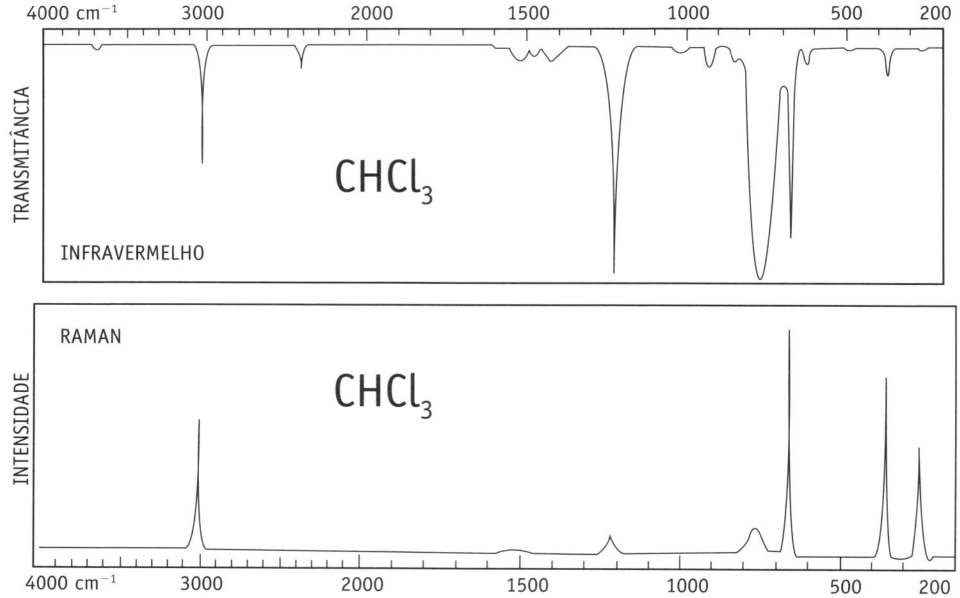

Figura 6.11 Espectros IV e Raman do clorofórmio.

Quando uma molécula é exposta ao campo elétrico da radiação eletromagnética, seus elétrons e seus prótons sofrerão forças opostamente direcionadas, exercidas pelo campo elétrico da radiação. Como resultado, os elétrons sofrem um deslocamento com relação aos prótons, e a molécula polarizada apresenta um momento dipolar induzido, causado pelo campo elétrico externo. O momento dipolar induzido μ, dividido pela força do campo elétrico E, causador do momento dipolar induzido, é a *polarizabilidade* α

$$\mu = \alpha E \tag{6.25}$$

A polarizabilidade pode ser vista como a maior ou menor deformação da nuvem de elétrons da molécula pelo campo elétrico. *Para que uma dada vibração molecular seja Raman ativa, ela deve ser acompanhada de uma mudança da polarizabilidade da molécula.*

O campo elétrico da radiação eletromagnética nas vizinhanças da molécula varia com o tempo, de forma que:

$$E = E_0 \cos 2\pi\nu t \tag{6.26}$$

onde E_0 é uma constante, o valor máximo do campo, ν a frequência da radiação e t é o tempo. Este campo elétrico oscilante induzirá na molécula, por sua vez, um momento dipolar oscilante μ, cuja frequência será a mesma que aquela do campo elétrico externo. Combinando-se as Equações 6.25 e 6.26 tem-se:

$$\mu = \alpha E_0 \cos 2\pi\nu t \tag{6.27}$$

Da teoria clássica, este momento dipolar oscilatório emitirá radiação em todas as direções que apresentarem a mesma frequência que a sua (e, portanto, também da radiação excitante). A intensidade da radiação emitida é proporcional ao quadrado do valor máximo de μ, que é $\mu^2 E_0^2$ na Equação 6.27.

Em moléculas, a polarizabilidade α não apresenta um valor constante, já que certas vibrações e rotações podem causar variação nela. Por exemplo, durante a vibração de uma molécula diatômica, sua configuração é alternadamente comprimida e distendida. Uma vez que a forma da nuvem eletrônica do estado de equilíbrio é diferente daquela das formas extremas da vibração, resulta uma mudança da polarizabilidade. Para pequenos deslocamentos, a polarizabilidade pode ser expandida em uma série de Taylor:

$$\alpha = \alpha_0 + \frac{\delta\alpha}{\delta Q} Q + \ldots \tag{6.28}$$

onde α_0 é a polarizabilidade de equilíbrio, Q é uma coordenada normal (igual a $r - r_e$ no caso diatômico), e $\delta\alpha/\delta Q$ é a taxa de variação da polarizabilidade com relação a Q, medida na configuração de equilíbrio. Na aproximação harmônica, termos de ordem superior podem ser negligenciados. A coordenada normal Q varia periodicamente

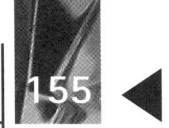

$$Q = Q_0 \cos 2\pi\nu_v t \quad (6.29)$$

onde ν_v é a freqüência de vibração da coordenada normal, e Q_0 é uma constante, o valor máximo de Q. Combinando as Equações 6.28 e 6.29:

$$\alpha = \alpha_0 + \frac{\delta\alpha}{\delta Q} Q_0 \cos 2\pi\nu_v t \quad (6.30)$$

Substituindo-se este valor por α na Equação 6.27 tem-se:

$$\mu = \alpha_0 E_0 \cos 2\pi\nu t + \frac{\delta\alpha}{\delta Q} Q_0 E_0 (\cos 2\pi\nu_v t)(\cos 2\pi\nu t) \quad (6.31)$$

Utilizando-se uma identidade trigonométrica podemos escrever:

$$\mu = \alpha_0 E_0 \cos 2\pi\nu t + \frac{\delta\alpha}{\delta Q}\frac{Q_0 E_0}{2}[\cos 2\pi(\nu - \nu_v)t + \cos 2\pi(\nu + \nu_v)t] \quad (6.32)$$

Pode-se deduzir a partir desta equação que o momento dipolar induzido μ varia com três frequências componentes: ν, $\nu - \nu_v$ e $\nu + \nu_v$, podendo, portanto, originar espalhamento Rayleigh, Raman Stokes e Raman anti-Stokes, respectivamente. Esta predição clássica para estas frequências corresponde ao resultado quantum-mecânico para transições Raman quando $\Delta v = \pm 1$. Se as vibrações não são capazes de causar variação da polarizabilidade, de maneira que $\delta\alpha/\delta Q = 0$, a Equação 6.32 mostra que as frequências Raman componentes ($\nu - \nu_v$ e $\nu + \nu_v$) do momento dipolar induzido apresentam amplitudes iguais a zero, de forma que a radiação gerada não é capaz de excitar o espalhamento Raman.

6.9.2 A polarizabilidade como tensor

Conforme já foi referido, o momento dipolar é um vetor, cuja direção é a linha que une o centro de carga dos prótons ao centro de carga dos elétrons em uma molécula. A polarizabilidade é um TENSOR, cuja forma será vista a seguir, com base na discussão da seção anterior.

Em moléculas com simetria tetraédrica ou octaédrica, um campo elétrico externo irá gerar um momento dipolar induzido cuja direção será a mesma do campo elétrico, independentemente da orientação da molécula. Estas são moléculas *isotrópicas*. Para este tipo de molécula, quando o vetor campo elétrico é decomposto nas coordenadas cartesianas, os componentes do vetor momento dipolar induzido são: $\mu_x = \alpha E_x$; $\mu_y = \alpha E_y$; $\mu_z = \alpha E_z$, o que significa que a polarizabilidade é a *mesma* em todas as direções. Para outras moléculas, a polarizabilidade pode ser diferente nas três direções x, y e z. Disso resulta que o momento dipolar induzido pode não ser paralelo ao campo elétrico gerado pela radiação eletromagnética. Estas são moléculas *anisotrópicas*. Nestes casos, o componente E_x do campo elétrico induzirá um momento dipolar que possui um componente na direção x, porém pode também ter componentes nas direções y e z. Isso significa que a radiação espalhada conterá *ondas perpendiculares entre si*. Para este caso geral são válidas as seguintes equações:

$$\begin{aligned} \mu_x &= \alpha_{xx} E_x + \alpha_{xy} E_y + \alpha_{xz} E_z \\ \mu_y &= \alpha_{yx} E_x + \alpha_{yy} E_y + \alpha_{yz} E_z \\ \mu_z &= \alpha_{zx} E_x + \alpha_{zy} E_y + \alpha_{zz} E_z \end{aligned} \tag{6.33}$$

A polarizabilidade total será, portanto, a resultante de todo este sistema de constantes α, ou coeficientes. Um sistema de coeficientes como este, que estabelece uma relação linear entre vetores – μ e E – é denominado um *tensor*, e, portanto, a polarizabilidade é um tensor. O tensor polarizabilidade é *simétrico*, o que significa que $\alpha_{xy} = \alpha_{yx}$, $\alpha_{yz} = \alpha_{zy}$ e $\alpha_{xz} = \alpha_{zx}$.

Tensores simétricos apresentam a propriedade de se poder escolher um conjunto particular de coordenadas x', y' e z', de modo que apenas $\alpha_{x'x'}$, $\alpha_{y'y'}$ e $\alpha_{z'z'}$ são diferentes de zero (*significativas*, por convenção). Estes eixos especiais são três direções perpendiculares entre si na molécula, para as quais os momentos dipolares induzidos são paralelos ao campo elétrico. As equações para μ_x, μ_y e μ_z, acima, ficam reduzidas a:

$$\mu_{x'} = \alpha_{x'x'} E_{x'}, \qquad \mu_{y'} = \alpha_{y'y'} E_{y'}, \qquad \mu_{z'} = \alpha_{z'z'} E_{z'}.$$

Estes três eixos, nestas três direções, são chamados de *eixos principais da polarizabilidade*. O ponto de convergência (centro) dos pontos obtidos quando se plota $1/\alpha^{1/2}$ em qualquer direção a partir da origem forma uma superfície denominada *elipsoide de polarizabilidade*, cujos eixos são x', y' e z'. Para uma molécula *completamente anisotrópica*, $\alpha_{x'x'} \neq \alpha_{y'y'} \neq \alpha_{z'z'}$, e a elipsoide apresenta três eixos de comprimentos desiguais (a forma de um ovo achatado longitudinalmente). Se a polarizabilidade é a mesma em duas direções, a elipsoide torna-se uma *elipsoide rotacional*, com dois eixos iguais (forma oval). Se a molécula é *isotrópica*, a elipsoide transforma-se em esfera.

A elipsoide de polarizabilidade pode apresentar simetria *maior* do que a da molécula. Portanto, todos os elementos de simetria apresentados pela molécula estarão também contidos na elipsoide. Se a elipsoide de polarizabilidade sofre alteração em seu *tamanho*, *forma* ou *orientação*, como consequência de um movimento vibracional ou rotacional da molécula, resultará um espectro Raman. Como regra geral, um modo vibracional é Raman ativo quando a polarizabilidade α se altera durante a transição.

6.9.3 Determinação dos caracteres da polarizabilidade

A investigação dos caracteres da polarizabilidade é mais difícil, já que, conforme visto, μ nem sempre é paralelo a E, e a polarizabilidade α é variável (moléculas anisotrópicas). A Equação 6.33 pode ser escrita em forma de matriz:

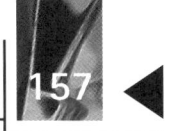

$$\begin{pmatrix} \mu_x \\ \mu_y \\ \mu_z \end{pmatrix} = \begin{pmatrix} \alpha_{xx} & \alpha_{xy} & \alpha_{xz} \\ \alpha_{yx} & \alpha_{yy} & \alpha_{yz} \\ \alpha_{zx} & \alpha_{zy} & \alpha_{zz} \end{pmatrix} \begin{pmatrix} E_x \\ E_y \\ E_z \end{pmatrix} = \begin{pmatrix} x^2 & xy & xz \\ xy & y^2 & yz \\ xz & yz & z^2 \end{pmatrix} \begin{pmatrix} E_x \\ E_y \\ E_z \end{pmatrix}$$

Tensor

O tensor polarizabilidade é simétrico à diagonal principal e, conforme visto, $\alpha_{zx} = \alpha_{xz}$, $\alpha_{yx} = \alpha_{xy}$, $\alpha_{zy} = \alpha_{yz}$, podendo-se escrever (genericamente) $\alpha_{ij} = \alpha_{ji}$ (ou, simplesmente, *ij*, *ji*), onde *i* e *j* identificam *x*, *y* ou *z*.

O *caráter reduzível da polarizabilidade* é obtido através da multiplicação das matrizes translacionais 2 cos φ + 1 e 2 cos φ, já deduzidas, pois o tensor contém produtos de $T_i.T_j$.

Tem-se: $\chi_r(RA) = 2 \cos \varphi\ (2 \cos \varphi + 1)$, para *todos* os elementos de simetria.

Um tratamento quantum-mecânico análogo àquele brevemente discutido para a absorção no infravermelho, na Seção 6.6, será abordado a seguir para a absorção Raman.

O campo elétrico oscilante induz na molécula, conforme já foi visto, um momento dipolar oscilante. Consideremos, na Equação 6.25 ($\mu = \alpha E$) apenas os componentes de μ e E independentes do tempo, identificando-os, respectivamente, por p^0 e E^0. A expressão equivalente substituta é:

$$p^0 = \alpha\, E^0 \tag{6.34}$$

A intensidade da radiação Raman espalhada (probabilidade de transição) é proporcional ao quadrado da *polarizabilidade de transição*, P^0, definida da seguinte maneira:

$$P^0 = \int \psi'^*_v P^0 \psi''_v d\tau \tag{6.35}$$

onde o asterisco identifica a função de onda do estado vibracional excitado.

A equação a seguir é a Equação 6.33 reescrita com $\mu = p$, observando ainda que $\alpha_{ij} = \alpha_{ji}$:

$$\begin{aligned} p_x &= \alpha_{xx} E_x + \alpha_{xy} E_y + \alpha_{xz} E_z \\ p_y &= \alpha_{xy} E_x + \alpha_{yy} E_y + \alpha_{yz} E_z \\ p_z &= \alpha_{xz} E_x + \alpha_{yz} E_y + \alpha_{zz} E_z \end{aligned} \tag{6.36}$$

Substituindo a Equação 6.34 na Equação 6.35, e considerando-se uma molécula anisotrópica, obtém-se:

$$\begin{aligned} P_x^0 &= E_x^0 \int \psi'^*_v \alpha_{xx} \psi''_v d\tau + E_y^0 \int \psi'^*_v \alpha_{xy} \psi''_v d\tau + E_z^0 \int \psi'^*_v \alpha_{xz} \psi''_v d\tau \\ P_y^0 &= E_x^0 \int \psi'^*_v \alpha_{xy} \psi''_v d\tau + E_y^0 \int \psi'^*_v \alpha_{yy} \psi''_v d\tau + E_z^0 \int \psi'^*_v \alpha_{yz} \psi''_v d\tau \\ P_z^0 &= E_x^0 \int \psi'^*_v \alpha_{xz} \psi''_v d\tau + E_y^0 \int \psi'^*_v \alpha_{yz} \psi''_v d\tau + E_z^0 \int \psi'^*_v \alpha_{zz} \psi''_v d\tau \end{aligned}$$

Para que a transição vibracional Raman seja permitida, a polarizabilidade de transição P^0 na Equação 6.35 deve ser diferente de zero. Essa exigência é cumprida quando *qualquer uma* das nove integrais parciais é diferente de zero. Nessas condições, o modo vibracional é Raman ativo.

Para que uma dessas integrais seja diferente de zero, em transições entre níveis vibracionais não-degenerados, o produto das espécies de simetria das grandezas dentro da integral deve dar como resultado a espécie *totalmente simétrica*:

$$\Gamma(\psi'_v) \times \Gamma(\alpha_{ij}) \times \Gamma(\psi''_v) = A \qquad (i \text{ e } j \text{ podem ser iguais a } x,\, y \text{ ou } z).$$

Para transições entre níveis vibracionais dos quais um (no mínimo) é degenerado, vale:

$$\Gamma(\psi'_v) \times \Gamma(\alpha_{ij}) \times \Gamma(\psi''_v) \supset A$$

E quando o nível vibracional menos energético corresponde ao estado fundamental (v = 0, "nível do ponto zero"), o que se verifica na maioria das vezes, a regra de seleção para transições Raman permitidas fica:

$$\Gamma(\psi'_v) = \Gamma(\alpha_{ij}),$$

onde α_{ij} é um dos seis componentes da polarizabilidade (α_{xx}, α_{yy}, α_{zz}, α_{xy}, α_{xz}, α_{yz}, ou, simplificadamente, x^2, y^2, z^2, xy, xz, yz).

Conforme se verá na sequência, para grupos pontuais degenerados, as espécies de simetria não podem ser atribuídas a apenas um dos componentes α_{ij}, como se encontram ordenados na Equação 6.33, porém a determinadas combinações lineares deles.

As espécies de simetria dos componentes da polarizabilidade são dadas nas tabelas de caracteres dos grupos pontuais, na última (quarta) coluna. A seguir, veremos resumidamente como determinar essas raças para grupos pontuais não-degenerados e degenerados.

6.9.4 Espécies de simetria de vibrações Raman ativas

É facilmente demonstrável que, de uma maneira geral, o espalhamento Raman pode ser considerado como uma sequência imediata de duas transições *dipolares*, portanto, permitidas, em razão do momento dipolar elétrico. A primeira transição leva do estado inicial ao estado virtual, a segunda, do estado virtual ao estado final. As regras de seleção são as mesmas que aquelas para combinações de duas transições dipolares, o que significa que deve se formar o produto das representações irredutíveis das *translações*.

$\Gamma(\alpha_{xx}) = \Gamma(T_x)^2$ (o quadrado da espécie de simetria do vetor translacional T_x)

$\Gamma(\alpha_{xy}) = \Gamma(T_x) \times \Gamma(T_y)$ (o produto da espécie de simetria do vetor translacional T_x pela espécie do vetor translacional T_y).

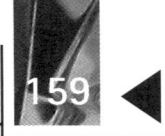

Ou, de forma geral:

$$\Gamma(\alpha_{ij}) = \Gamma(T_i) \times \Gamma(T_j)$$

i) GRUPOS PONTUAIS NÃO-DEGENERADOS:

Exemplo C_{2v}: para $\Gamma(\alpha_{xz}) = \Gamma(_{xz}) = B_1 \times A_1 = B_1$ (B_1, $A_1 \Rightarrow$ espécies de T_x e T_z).

$$\Gamma(_{yz}) = B_2 \times A_1 = B_2$$

Para grupos pontuais não-degenerados, o cálculo é simplificado, já que um componente do campo elétrico pode sempre ser adotado como sendo *paralelo ao eixo rotacional*, de forma que os componentes ortogonais são iguais a zero. Se o vetor campo elétrico da radiação excitadora oscila paralelamente ao eixo *z*, tem-se: $E_x = E_y = 0$ e $E_z \neq 0$. Com isso, a Equação 6.36 reduz-se a:

$$p_x = \alpha_{xz} E_z$$
$$p_y = \alpha_{yz} E_z$$
$$p_z = \alpha_{zz} E_z$$

Na tabela de caracteres não aparecem combinações de α.

ii) GRUPOS PONTUAIS DEGENERADOS:

Em grupos pontuais degenerados, os eixos *x* e *y* são indiferenciáveis. Portanto, quando $E_z = 0$, obrigatoriamente $E_x = E_y \neq 0$. Neste caso obtém-se a partir da Equação 6.36:

$$p_x = \alpha_{xx} E_x + \alpha_{xy} E_y$$

$$p_y = \alpha_{xy} E_x + \alpha_{yy} E_y,$$

ou uma *matriz bidimensional*:

$$\begin{pmatrix} x^2 & xy \\ xy & y^2 \end{pmatrix}$$

Aparecem então *combinações de* α na tabela de caracteres, porque os seis componentes do tensor global não são mais independentes.

iii) O PRINCÍPIO DA EXCLUSÃO

Para a atividade de uma vibração podem ser diferenciadas quatro situações:

1) $\Delta\mu \neq 0$; $\Delta\alpha = 0$ $\rightarrow$ *IR – ativa, RA inativa*

2) $\Delta\mu = 0$; $\Delta\alpha \neq 0$ $\rightarrow$ *IR – inativa, RA ativa*

3) $\Delta\mu \neq 0$; $\Delta\alpha \neq 0$ $\rightarrow$ *IR e RA ativa*

4) $\Delta\mu = 0$; $\Delta\alpha = 0$ $\rightarrow$ *IR e RA inativa*

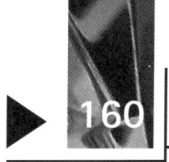

Os dois primeiros casos caracterizam-se pela exclusão recíproca da atividade no IV e no RA. Esta situação é denominada *princípio da exclusão*, o que é *rigorosamente válido* para todas as moléculas com centro de simetria (centro de inversão). O último caso é raro e só ocorre, normalmente, em grupos pontuais de alta simetria.

6.9.5 Tabelas de caracteres e suas informações

Uma tabela de caracteres resume as principais características de simetria de um grupo pontual. As espécies de simetria estão ordenadas na primeira coluna, e a correspondente representação irredutível para todas as classes de operadores do grupo pontual encontra-se na segunda coluna. Na terceira coluna estão listados os graus de liberdade translacionais, vibracionais e rotacionais das moléculas pertencentes ao grupo pontual, nas respectivas espécies de simetria em que ocorrem. A atividade de vibrações ativas no infravermelho está associada às espécies de simetria dos vetores translacionais, conforme visto na Seção 6.6. Na quarta coluna da tabela de caracteres encontram-se as transformações da polarizabilidade, ou o produto das translações, que estão associadas à atividade Raman: apenas espécies de simetria em que ocorrem combinações ou produtos de α apresentam atividade Raman. No grupo pontual C_{3v}, por exemplo (Tabela 5.14), modos vibracionais pertencentes às espécies A_1 e E são ativas no infravermelho e no Raman, uma vez que apenas estas espécies contêm os vetores translacionais (terceira coluna) e transformações da polarizabilidade (quarta coluna).

Nota

* **George Gabriel Stokes (Sir)** (13 de agosto de 1819 – 1 de fevereiro de 1903). Matemático e físico inglês com importantes contribuições à dinâmica de fluidos (equações de Navier-Stokes)1903), ótica e matemática física (teorema de Stokes). Foi quem primeiro descreveu o fenômeno de fluorescência.

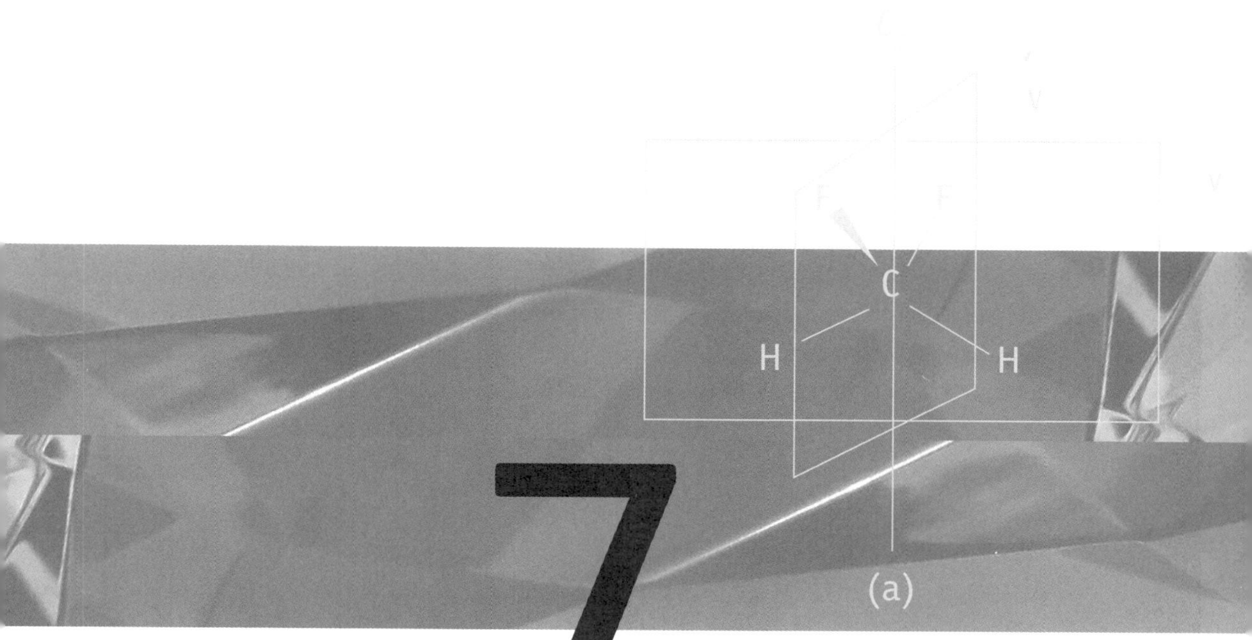

7

ANÁLISE VIBRACIONAL

7.1 ▸ SISTEMÁTICAS PARA O CÁLCULO DA REPRESENTAÇÃO REDUZÍVEL DA SOMA DE TODOS OS GRAUS DE LIBERDADE

Nosso objetivo neste capítulo é desenvolver métodos, a partir do grupo pontual de uma molécula, com os quais seja possível determinar a espécie de simetria de uma vibração molecular, e, com isso, definir a sua atividade. Um roteiro útil cuja observação permite atingir o objetivo com clareza e objetividade consiste nas etapas seguintes.

Determina-se primeiramente a representação redutível de todos os 3N graus de liberdade da molécula, ou seja, os caracteres redutíveis de cada classe de simetria do grupo pontual. Lembre que o número de representações *redutíveis* é igual ao número de *moléculas* pertencentes a um determinado grupo pontual, porém existe apenas uma única representação irredutível para cada grupo pontual (tabela de caracteres).

Para cada átomo que compõe a molécula fixam-se três coordenadas ortogonais *x*, *y* e *z*, conforme representado na Figura 7.1, para a molécula piramidal AB_3 (tipo amônia). Como uma molécula qualquer possui 3N graus de liberdade, as transformações de todas as 3N coordenadas atômicas deverão conter obrigatoriamente os caracteres redutíveis de todos os 3N graus de liberdade, uma vez que se tem um conjunto de três coordenadas para cada átomo (N).

As transformações das coordenadas podem ser feitas de duas diferentes maneiras:

a) operando-se os vetores translacionais de todas as coordenadas locais e obtendo-se as matrizes transformacionais para cada elemento de simetria da molécula;

b) usando-se a matriz rotacional.

Veremos, a seguir, nas Seções 7.2 e 7.3, a utilização dos dois métodos [(a) e (b)], respectivamente.

7.2 ▸ EXEMPLO DO USO DAS COORDENADAS DE DESLOCAMENTO CARTESIANO COMO BASE PARA A OBTENÇÃO DA REPRESENTAÇÃO REDUZÍVEL DE UMA MOLÉCULA

Para cada átomo que compõe a molécula fixa-se um conjunto de três coordenadas ortogonais, como demonstrado na Figura 7.1. Na Figura 7.2 encontram-se representados a molécula A_2B (tipo H_2O, grupo pontual C_{2v}) e os componentes *x*, *y* e *z* de deslocamentos arbitrários da posição de equilíbrio dos átomos H_2O, significado físico real das coordenadas

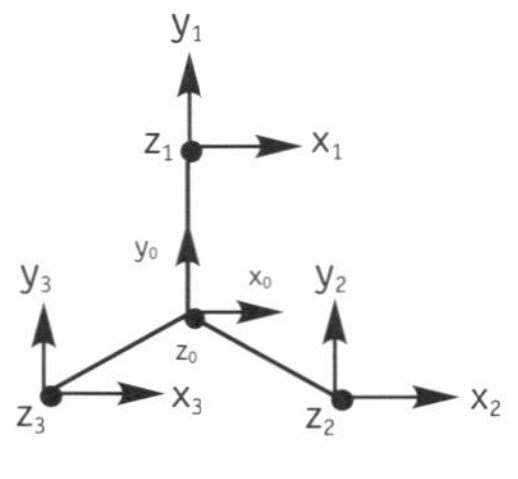

Figura 7.1 Coordenadas cartesianas dos átomos que compõem a molécula piramidal AB_3, vista de cima.

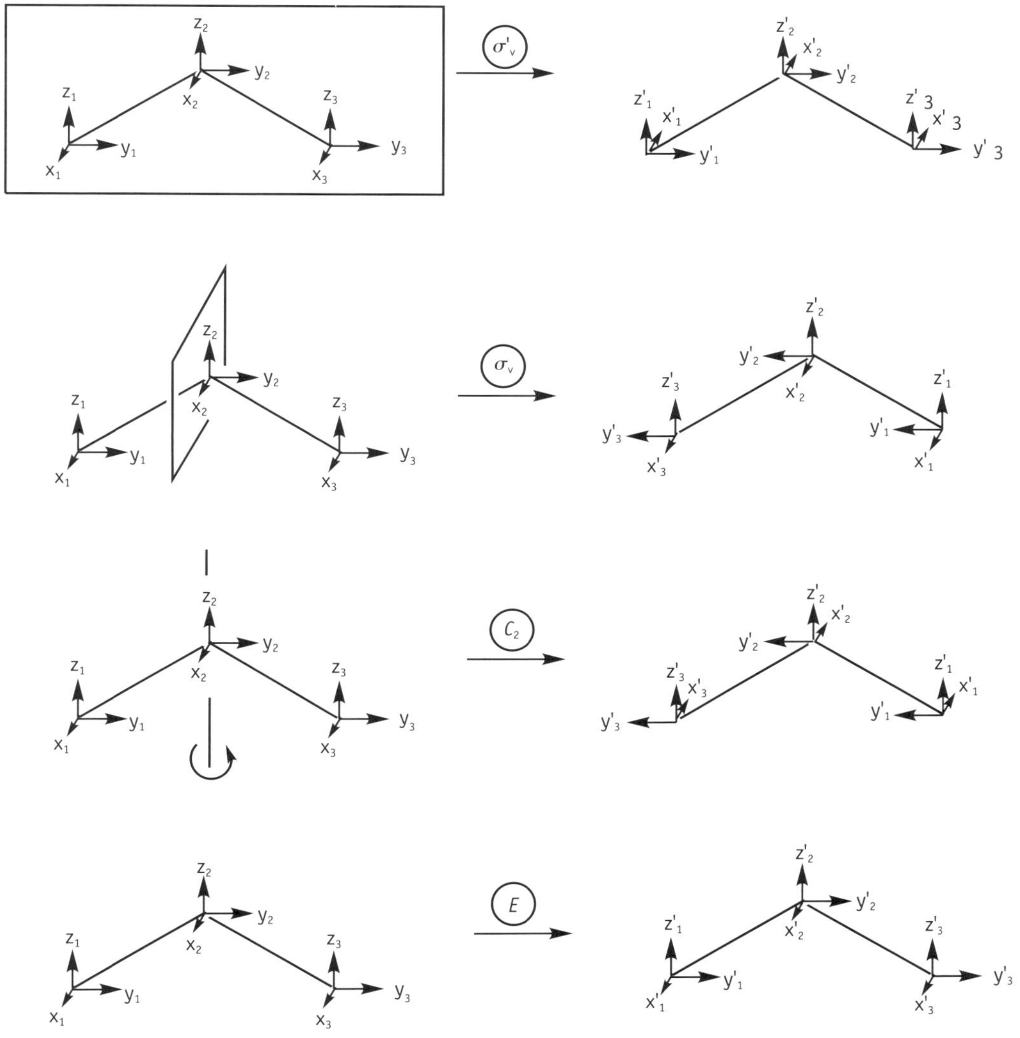

Figura 7.2 O efeito das operações de simetria sobre coordenadas de deslocamento cartesiano para H_2O.

ortogonais. Estes deslocamentos sofrem transformação pelas operações de simetria do grupo pontual C_{2v}, uma vez que as coordenadas de deslocamento cartesiano modificam-se por aplicação das operações de simetria do grupo pontual à molécula.

Para as transformações de σ'_v da Figura 7.2 (espelhamento no plano da página), o conjunto de coordenadas de deslocamento cartesiano modificadas relaciona-se com as coordenadas originais através das seguintes equações lineares:

$$
\begin{array}{lll}
X'_1 = -X_1 & X'_2 = -X_2 & X'_3 = -X_3 \\
Y'_1 = Y_1 & Y'_2 = Y_2 & Y'_3 = Y_3 \\
Z'_1 = Z_1 & Z'_2 = Z_2 & Z'_3 = Z_3
\end{array}
\qquad (7.1)
$$

As nove equações que compõem a Equação 7.1 podem ser escritas usando uma matriz nove por nove (9 × 9):

$$
\begin{pmatrix} x'_1 \\ y'_1 \\ z'_1 \\ x'_2 \\ y'_2 \\ z'_2 \\ x'_3 \\ y'_3 \\ z'_3 \end{pmatrix}
=
\begin{pmatrix}
-1 & 0 & 0 & 0 & 0 & 0 & 0 & 0 & 0 \\
0 & 1 & 0 & 0 & 0 & 0 & 0 & 0 & 0 \\
0 & 0 & 1 & 0 & 0 & 0 & 0 & 0 & 0 \\
0 & 0 & 0 & -1 & 0 & 0 & 0 & 0 & 0 \\
0 & 0 & 0 & 0 & 1 & 0 & 0 & 0 & 0 \\
0 & 0 & 0 & 0 & 0 & 1 & 0 & 0 & 0 \\
0 & 0 & 0 & 0 & 0 & 0 & -1 & 0 & 0 \\
0 & 0 & 0 & 0 & 0 & 0 & 0 & 1 & 0 \\
0 & 0 & 0 & 0 & 0 & 0 & 0 & 0 & 1
\end{pmatrix}
\times
\begin{pmatrix} x_1 \\ y_1 \\ z_1 \\ x_2 \\ y_2 \\ z_2 \\ x_3 \\ y_3 \\ z_3 \end{pmatrix}
=
\begin{pmatrix} -x_1 \\ y_1 \\ z_1 \\ -x_2 \\ y_2 \\ z_2 \\ -x_3 \\ y_3 \\ z_3 \end{pmatrix}
\qquad (7.2)
$$

$$\chi_r(\sigma'_v) = +3$$

A equivalência das Equações 7.1 e 7.2 é verificada pela multiplicação da matriz 9 × 9 da Equação 7.2, conforme demonstrado acima. A matriz 9 × 9 é a matriz transformacional para a operação σ'_v. A matriz transformacional para a operação Identidade é como a matriz acima, com +1 somente, na diagonal [$\chi_r(E) = +9$]. As matrizes transformacionais que demonstram o efeito das operações de simetria σ_v e C_2 sobre as coordenadas de deslocamento cartesiano da Figura 7.2 são:

$$
\overset{\sigma_v}{
\begin{pmatrix}
0 & 0 & 0 & 0 & 0 & 0 & 1 & 0 & 0 \\
0 & 0 & 0 & 0 & 0 & 0 & 0 & -1 & 0 \\
0 & 0 & 0 & 0 & 0 & 0 & 0 & 0 & 1 \\
0 & 0 & 0 & 1 & 0 & 0 & 0 & 0 & 0 \\
0 & 0 & 0 & 0 & -1 & 0 & 0 & 0 & 0 \\
0 & 0 & 0 & 0 & 0 & 1 & 0 & 0 & 0 \\
1 & 0 & 0 & 0 & 0 & 0 & 0 & 0 & 0 \\
0 & -1 & 0 & 0 & 0 & 0 & 0 & 0 & 0 \\
0 & 0 & 1 & 0 & 0 & 0 & 0 & 0 & 0
\end{pmatrix}}
\overset{C_2}{
\begin{pmatrix}
0 & 0 & 0 & 0 & 0 & 0 & -1 & 0 & 0 \\
0 & 0 & 0 & 0 & 0 & 0 & 0 & -1 & 0 \\
0 & 0 & 0 & 0 & 0 & 0 & 0 & 0 & 1 \\
0 & 0 & 0 & -1 & 0 & 0 & 0 & 0 & 0 \\
0 & 0 & 0 & 0 & -1 & 0 & 0 & 0 & 0 \\
0 & 0 & 0 & 0 & 0 & 1 & 0 & 0 & 0 \\
-1 & 0 & 0 & 0 & 0 & 0 & 0 & 0 & 0 \\
0 & -1 & 0 & 0 & 0 & 0 & 0 & 0 & 0 \\
0 & 0 & 1 & 0 & 0 & 0 & 0 & 0 & 0
\end{pmatrix}}
\qquad (7.3)
$$

$$\chi_r(\sigma_v) = +1 \qquad \chi_r(C_v) = -1$$

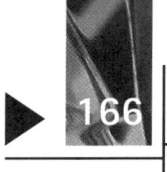

Se cada uma dessas matrizes representa uma operação de simetria específica, ambas devem satisfazer a tabela de multiplicação do grupo pontual. Os caracteres irredutíveis dos elementos de simetria da tabela de multiplicação podem ser obtidos a partir da tabela de caracteres da Tabela 5.13. Esta mostra que no grupo pontual C_{2v}, a operação C_2 seguida da operação σ_v é igual a:

$$\sigma_v \times C_2 = \sigma'_v \tag{7.4}$$

Se a matriz C_2 for multiplicada pela matriz σ_v na Equação 7.3, deve resultar a matriz σ'_v, da Equação 7.2.

O caráter redutível das matrizes obtidas para C_2, σ_v, σ'_v e E (soma da diagonal de cada matriz) corresponde à representação redutível da molécula H_2O desejada. A Tabela 7.1 apresenta essa representação determinada por este método:

Tabela 7.1 Representação redutível ($\equiv \chi_r$) da molécula de água (grupo pontual C_{2v})

	E	C_2	σ_v	σ'_v
$\Gamma_r(H_2O)$	+9	−1	+1	+3

7.3 ▸ O USO DA MATRIZ ROTACIONAL PARA CÁLCULO DA REPRESENTAÇÃO REDUZÍVEL DE UMA MOLÉCULA

Este método baseia-se no fato de que as coordenadas locais de cada átomo comportam-se como vetores translacionais, podendo-se, portanto, utilizar as fórmulas para *translações*, ou seja, a matriz rotacional, deduzida na Seção 6.1. A Figura 7.3 representa a

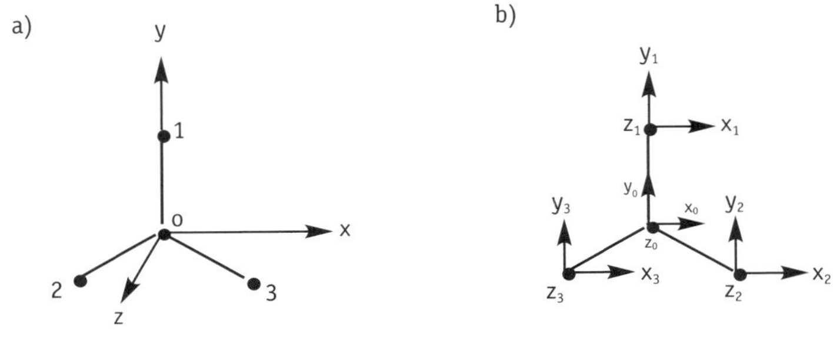

Figura 7.3 a) Molécula piramidal AB_3 vista de cima; b) coordenadas ortogonais $x_{0,1,2,3}$, $y_{0,1,2,3}$ e $z_{0,1,2,3}$ na molécula piramidal AB_3.

molécula piramidal AB_3, pertencente ao grupo pontual C_{3v} (tipo NH_3), vista de cima, com três coordenadas ortogonais e com um conjunto de três coordenadas para cada átomo (coordenadas locais).

A matriz rotacional (deduzida na Seção 6.1) para um giro C_3^+ da molécula piramidal AB_3 é:

$$\begin{pmatrix} \cos\phi & -sen\phi & 0 \\ sen\phi & \cos\phi & 0 \\ 0 & 0 & 1 \end{pmatrix} \tag{7.5}$$

cujo caráter χ, para uma rotação própria, é igual a $2\cos\phi + 1$ (onde $\phi = 120°$). Se denominarmos a matriz da Equação 7.5 *matriz determinante* para a rotação C_3^+, identificando-a pela letra A, e a fixarmos imaginariamente em cada um dos quatro sistemas de coordenadas locais da molécula piramidal da Figura 7.3, então um giro de 120° da molécula deslocará as coordenadas locais (e a matriz determinante) de suas posições da seguinte forma:

x_0, y_0, z_0: **não sofre deslocamento**

$$x_1, y_1, z_1 \rightarrow x_3, y_3, z_3$$

$$x_2, y_2, z_2 \rightarrow x_1, y_1, z_1$$

$$x_3, y_3, z_3 \rightarrow x_2, y_2, z_2$$

O reposicionamento dos conjuntos de coordenadas locais, e da matriz determinante A, pode ser representado em forma de matriz:

$$\begin{pmatrix} x'_0 \\ y'_0 \\ z'_0 \\ x'_1 \\ y'_1 \\ z'_1 \\ x'_2 \\ y'_2 \\ z'_2 \\ x'_3 \\ y'_3 \\ z'_3 \end{pmatrix} = C_3 \times \begin{pmatrix} x_0 \\ y_0 \\ z_0 \\ x_1 \\ y_1 \\ z_1 \\ x_2 \\ y_2 \\ z_2 \\ x_3 \\ y_3 \\ z_3 \end{pmatrix} = \left(\begin{array}{ccc|ccc|ccc|ccc} \multicolumn{3}{c|}{\overbrace{\begin{matrix} \cos\phi & -sen\phi & 0 \\ sen\phi & \cos\phi & 0 \\ 0 & 0 & 1 \end{matrix}}^{A}} & 0 & 0 & 0 & 0 & 0 & 0 & 0 & 0 & 0 \\ & & & 0 & 0 & 0 & 0 & 0 & 0 & 0 & 0 & 0 \\ & & & 0 & 0 & 0 & 0 & 0 & 0 & 0 & 0 & 0 \\ \hline \multicolumn{3}{c|}{0} & \multicolumn{3}{c|}{0} & \multicolumn{3}{c|}{0} & \multicolumn{3}{c}{A} \\ \hline \multicolumn{3}{c|}{0} & \multicolumn{3}{c|}{A} & \multicolumn{3}{c|}{0} & \multicolumn{3}{c}{0} \\ \hline \multicolumn{3}{c|}{0} & \multicolumn{3}{c|}{0} & \multicolumn{3}{c|}{A} & \multicolumn{3}{c}{0} \end{array}\right) \begin{pmatrix} x_0 \\ y_0 \\ z_0 \\ x_1 \\ y_1 \\ z_1 \\ x_2 \\ y_2 \\ z_2 \\ x_3 \\ y_3 \\ z_3 \end{pmatrix} \tag{7.6}$$

O caráter redutível total da matriz da Equação 7.6 (χ_{rg}, onde "g" está para "geral") é igual a:

$$\chi_{rg}(C_3^+) = 2\cos\phi + 1,$$

correspondendo, numericamente, a

$$2.(\cos 120°) + 1 = 2.(-0,5) + 1 = 0.$$

De maneira análoga, pode-se determinar o valor numérico do caráter reduzível da operação de espelhamento σ_v. A matriz determinante (denominada B) para a operação σ_v é:

$$\begin{pmatrix} \cos\phi & -sen\phi & 0 \\ sen\phi & \cos\phi & 0 \\ 0 & 0 & -1 \end{pmatrix} \quad (7.7)$$

e seu caráter reduzível é $-(2\cos\phi + 1)$ uma vez que o espelhamento é uma *rotação imprópria* em um ângulo de 180° (ver Tabela 6.1). O plano especular σ_v coincide com as coordenadas locais x_0, y_0, z_0 e x_1, y_1, z_1 não modificando suas posições, porém, invertendo as posições das duas coordenadas locais restantes. A matriz da Equação 7.8 representa o efeito da operação de simetria σ_v sobre a molécula AB_3 da Figura 7.3(b).

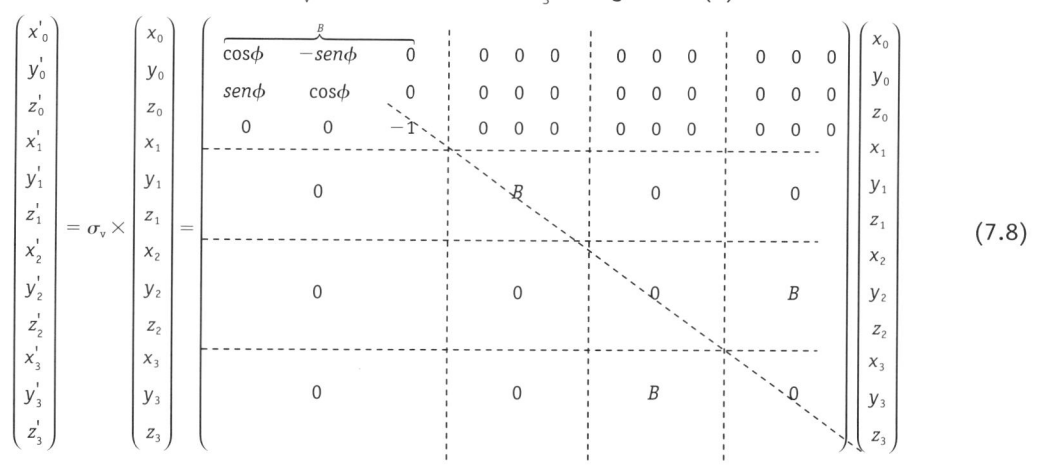

$$\begin{pmatrix} x_0' \\ y_0' \\ z_0' \\ x_1' \\ y_1' \\ z_1' \\ x_2' \\ y_2' \\ z_2' \\ x_3' \\ y_3' \\ z_3' \end{pmatrix} = \sigma_v \times \begin{pmatrix} x_0 \\ y_0 \\ z_0 \\ x_1 \\ y_1 \\ z_1 \\ x_2 \\ y_2 \\ z_2 \\ x_3 \\ y_3 \\ z_3 \end{pmatrix} = \begin{pmatrix} \overbrace{\begin{matrix} \cos\phi & -sen\phi & 0 \\ sen\phi & \cos\phi & 0 \\ 0 & 0 & -1 \end{matrix}}^{B} & 0\ 0\ 0 & 0\ 0\ 0 & 0\ 0\ 0 \\ 0 & B & 0 & 0 \\ 0 & 0 & 0 & B \\ 0 & 0 & B & 0 \end{pmatrix} \begin{pmatrix} x_0 \\ y_0 \\ z_0 \\ x_1 \\ y_1 \\ z_1 \\ x_2 \\ y_2 \\ z_2 \\ x_3 \\ y_3 \\ z_3 \end{pmatrix} \quad (7.8)$$

A matriz rotacional para *rotações impróprias* é $-(2\cos\phi + 1) = -2\cos\phi - 1$.

Como a matriz determinante B para a operação de espelhamento aparece duas vezes na diagonal principal (com sinal trocado), o caráter reduzível da matriz σ_v é igual a:

$$\chi_{rg}(\sigma_v) = -2.(2\cos\phi + 1)$$

o que corresponde, numericamente, a $-2.(2\cos 180° + 1)$ ou $2.(-2\cos 180° - 1)$.

Para $\cos 180° = -1$, tem-se

$$-2.[2.(-1) + 1] = 2 \text{ ou } [2.(2-1) = 2].$$

O caráter reduzível para a operação de Identidade (E), já que, neste caso nenhum conjunto de coordenadas sofre deslocamento, é:

$$\chi_{rg}(E) = 4.(2\cos\phi + 1) \qquad (\text{para } E, \phi = 0°),$$

$$\chi_{rg}(E) = 4.(2 \cos 0^o + 1) = 4.(2.1+1) = 12.$$

Os resultados de $\chi_{rg}(E)$, $\chi_{rg}(C_3)$ e $\chi_{rg}(\sigma_v)$ para a molécula piramidal AB_3 podem ser generalizados e simplificados, se considerarmos o fato de que o número de vezes que a matriz determinante aparece na diagonal, para as três operações de simetria, corresponde ao *número de átomos cuja posição não se alterou*, para a operação de simetria considerada. Para qualquer grupo pontual, em representações usando coordenadas cartesianas como base, somente átomos que não sofrem deslocamento em uma determinada operação de simetria podem contribuir para o *caráter* da operação.

Desta forma, o caráter reduzível total para uma dada classe de simetria é igual ao caráter reduzível das translações vezes o número de átomos cuja posição permaneceu inalterada para a classe (operação) de simetria considerada:

$$\chi_{rg} = \pm \boldsymbol{N_R}.(\mathbf{2\ cos}\boldsymbol{\phi} + \mathbf{1}) \quad (7.9)$$

onde $\boldsymbol{N_R}$ = número de átomos inalterados; $+\boldsymbol{N_R}$ para E, C_n; $-\boldsymbol{N_R}$ para i, σ, S_n.

O uso dessa sistemática dispensa a construção das matrizes transformacionais integrais para cada classe de simetria de uma molécula (conforme demonstrado na seção anterior), para o cálculo da representação reduzível da soma de todos os graus de liberdade da mesma.

Como exemplo da generalização expressa na Equação 7.9 para as operações de simetria E, C_3 e σ_v da molécula AB_3 (grupo pontual C_{3v}), temos:

$$\chi_{rg}(E) = 4.(2 \cos\phi + 1) = 4.(2 \cos 0 + 1) = 12$$

$$\chi_{rg}(C_3) = 1.(2 \cos\phi + 1) = 2 \cos 120^o + 1 = 0$$

$$\chi_{rg}(\sigma_v) = -2.(2 \cos\phi + 1) = -2.(2 \cos 180^o + 1) = 2$$

A representação reduzível obtida pode ser resumida:

C_{3v}	E	$2C_3$	$3\sigma_v$
$\chi_{rg} = \Gamma_{rg}$	12	0	2

7.3.1 Cálculo da representação reduzível dos graus de liberdade vibracionais

Uma vez determinada a representação reduzível total da molécula, a qual corresponde à representação reduzível da soma de todos os graus de liberdade da mesma, determina-se a representação reduzível dos *modos vibracionais* normais. Isto é feito subtraindo de χ_{rg} os graus de liberdade translacionais e rotacionais, ou seja, os caracteres reduzíveis das translações (χ_{rt}) e os caracteres reduzíveis das rotações (χ_{rr}):

$$\chi_{rv} = \chi_{rg} - \chi_{rt} - \chi_{rr}$$

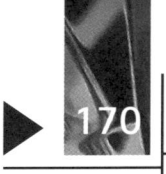

Estes dados (χ_{rt} e χ_{rr}) podem ser obtidos por cálculo, por meio das fórmulas conhecidas $\chi_{rt} = \pm(2\cos\phi + 1)$ (observando-se os sinais e os ângulos para cada operação de simetria) e $\chi_{rr} = 2\cos\phi + 1$ (observando-se apenas os ângulos). Uma forma mais rápida consiste em extrair os dados da tabela de caracteres do grupo pontual da molécula estudada (aqui, AB_3 piramidal, grupo pontual C_{3v}). Soma-se, para cada classe de simetria, separadamente, os caracteres irredutíveis das espécies de simetria em que aparecem translações e/ou rotações. A soma dos caracteres irredutíveis das translações e das rotações para cada classe é a representação reduzível desejada. Para a molécula AB_3 piramidal, os caracteres reduzíveis translacionais e rotacionais para as classes E, C_3 e σ_v são os seguintes:

$$\chi_{rt}(E) = 3; \quad \chi_{rt}(C_3) = 0; \quad \chi_{rt}(\sigma_v) = 1$$

$$\chi_{rr}(E) = 3; \quad \chi_{rr}(C_3) = 0; \quad \chi_{rr}(\sigma_v) = -1$$

Subtraindo-se $\chi_{rt}(E)$, $\chi_{rt}(C_3)$, $\chi_{rt}(\sigma_v)$, $\chi_{rr}(E)$, $\chi_{rr}(C_3)$ e $\chi_{rr}(\sigma_v)$ de $\chi_{rg}(E)$, $\chi_{rg}(C_3)$ e $\chi_{rg}(\sigma_v)$, obtém-se $\chi_{rv}(E)$, $\chi_{rv}(C_3)$ e $\chi_{rv}(\sigma_v)$, resultados resumidos na Tabela 7.2:

Tabela 7.2 Representação reduzível dos graus de liberdade vibracionais Γ_{rv} (= χ_{rv})

C_{3v}	E	$2C_3$	$3\sigma_v$
χ_{rg}	12	0	2
χ_{rt}	3	0	1
χ_{rr}	3	0	−1
$\Gamma_{rv} = \chi_{rv}$	6	0	2

7.3.2 Fórmula de redução

Para ordenação dos graus de liberdade às espécies de simetria individuais faz-se uso da seguinte fórmula de redução:

$$a_m = \frac{1}{h}\sum_K n.\chi_{im}(K).\chi_r(K) \tag{7.10}$$

onde: a_m = número de graus de liberdade da espécie m

h = ordem do grupo pontual, ou número total de elementos de simetria

$\sum_K$ = somatório sobre todas as classes ("soma em linha")

n = número de elementos por classe

$\chi_{im}(K)$ = caráter irredutível da espécie m e da classe K

$\chi_r(K)$ = caráter redutível da classe K

Esta fórmula é válida para qualquer tipo de grau de liberdade – translacional, rotacional ou vibracional –, ou seja, pode ser utilizada para reduzir χ_{rt}, χ_{rr} ou χ_{rv}. A fórmula não é aplicável a moléculas que apresentem simetria de rotação (pertencentes aos grupos pontuais $C_{\infty v}$, $D_{\infty h}$, K_h) uma vez que nestas moléculas *h* (ou *n*) é infinito. Para utilizar a fórmula de redução é imprescindível ter à mão a tabela de caracteres.

7.3.3 Exemplo de utilização da fórmula de redução: cálculo da representação irredutível dos graus de liberdade vibracionais

Redução da representação redutível dos graus de liberdade vibracionais da Tabela 7.2

Da tabela de caracteres do grupo pontual C_{3v} (Tabela 5.14) sabe-se que os vetores translacionais pertencem somente às espécies de simetria A_1 e E, às quais devem também pertencer as vibrações infravermelho ativas. Nos exemplos de reduções a seguir, consideraremos também a espécie de simetria A_2, para demonstrar que a mesma não contém qualquer grau de liberdade vibracional, já que nenhum vetor translacional apresenta esta simetria (A_2). Aplicando-se a fórmula de redução (Equação 7.10) à molécula AB_3 piramidal tem-se:

$$a_m(A_1) = 1/6\,[1.\,1.\,6\ +\ 2.\,1.\,0\ +\ 3.\,1.\,2] = 2$$

→ número de elementos por classe (= 1, para *E*)

→ caráter irredutível da espécie A_1 e classe *E* (=1)

→ caráter redutível da classe *E* (= 6)

$$a_m(A_2) = 1/6\,[1.1.6 + 2.1.0 - 3.1.2] = 0$$

$$a_m(E) = 1/6\,[1.2.6 - 2.1.0 + 3.0.2] = 2$$

Estes resultados compõem a *representação irredutível* – Γ_{iv} – de *todos os graus de liberdade vibracionais* da molécula piramidal AB_3:

$$\mathbf{\Gamma_{iv} = 2A_1 + 2E} \qquad (7.11)$$

Γ_{iv} corresponde a $3N-6 = 6$ vibrações, já que vibrações pertencentes à espécie E são duplamente degeneradas, contando em dobro. Duas vibrações pertencem à espécie totalmente simétrica A_1.

Da tabela de caracteres do grupo pontual C_{3v} verifica-se que todas estas vibrações são IV e RA ativas. A representação irredutível $2A_1 + 2E$ significa que nos espectros de infravermelho e Raman da molécula AB_3 piramidal devem aparecer quatro bandas, duas pertencentes à espécie A_1 e duas pertencentes à espécie E, cada uma dessas duas últimas correspondendo a dois modos vibracionais semelhantes, porém não-idênticos, vibrando com a mesma frequência.

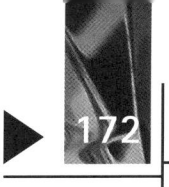

Sabe-se que vibrações moleculares podem ocorrer de diferentes maneiras. As formas mais comuns – ou casos limites – são *estiramentos*, nos quais ocorre variação dos comprimentos de ligação (XY), e *deformações*, onde variam os ângulos das ligações (YXY). Das quatro bandas produzidas nos espectros de IV e RA da molécula AB_3 piramidal, é possível determinar-se quais bandas são geradas por estiramentos e quais são aquelas produzidas por deformações. A separação das bandas produzidas por uma molécula, bem como a eficaz formulação de modelos vibracionais para uma dada configuração, é possível devido à adequada aplicação do conceito de *coordenadas internas*, que será visto na sequência.

7.4 ▶ COORDENADAS USADAS PARA DESCREVER VIBRAÇÕES MOLECULARES

Coordenadas de deslocamento cartesiano medem o deslocamento da posição de equilíbrio de cada massa nuclear por meio de coordenadas cartesianas. Cada átomo possui seu próprio sistema de coordenadas cartesianas, cuja origem é definida pela posição de equilíbrio do átomo. Coordenadas internas medem a modificação da forma de uma molécula, quando comparada com a sua forma de equilíbrio, sem considerar a sua posição ou orientação no espaço (por exemplo, comprimentos de ligação ou ângulos de ligação podem diferenciar-se de suas posições de equilíbrio). Modos vibracionais normais (ou modos normais de vibração) podem ser descritos mediante o uso tanto de coordenadas de deslocamento cartesiano como de coordenadas internas. Para cada modo normal de vibração todas as coordenadas variam periodicamente com a mesma frequência e passam simultaneamente por suas posições de equilíbrio. A forma do modo normal de vibração é definida especificando-se as amplitudes relativas (que podem ser positivas ou negativas) das várias coordenadas no conjunto de coordenadas utilizado. Cada modo normal de vibração pode também ser caracterizado por uma *coordenada normal* individual Q, que varia periodicamente. Tal coordenada normal é uma medida da "amplitude" de um modo normal específico de vibração. Do mesmo modo que coordenadas normais vibram, cada coordenada de deslocamento cartesiano e cada coordenada interna vibram, cada uma com uma amplitude proporcional (positiva ou negativa) àquela da coordenada normal, que reproduz a amplitude do modo normal de vibração. Uma vez que modos normais de vibração podem ser excitados independentemente uns dos outros, coordenadas normais também são independentes, no sentido de que cada coordenada normal contribui separada e independentemente para com o potencial vibracional total e a energia cinética. Isto simplifica também a formulação quantum-mecânica, em que contribuições de cada coordenada normal podem ser tratadas separadamente.

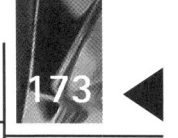

7.4.1 Coordenadas internas

Como mencionado há pouco, coordenadas internas caracterizam variações da *forma* de uma molécula, quando esta diferencia-se da forma de equilíbrio, independentemente da posição da molécula ou da sua orientação no espaço. O tipo mais comum define mudanças dos comprimentos e dos ângulos de ligação com relação à posição de equilíbrio, o que não é por acaso, uma vez que forças químicas tendem naturalmente a provocar distorções tanto em comprimentos como em ângulos de ligações. Um método para a formulação de conjuntos completos de coordenadas internas foi proposto por Decius[5] e será discutido a seguir. Os quatro tipos gerais de coordenadas internas encontram-se ilustrados na Figura 7.4.

Uma coordenada de *estiramento de ligação* (*bond stretching*), r, é um afastamento do equilíbrio da distância de ligação interatômica. Uma *coordenada de flexão angular* (*bond angle bending*), ϕ, é um afastamento do equilíbrio de um ângulo de ligação, onde duas ligações encontram-se em um átomo. Se existirem subseções lineares, a molécula pode sofrer curvatura em duas direções mutuamente perpendiculares. A coordenada de flexão angular adicional é designada por ϕ'. *Torção de ligação* (*bond torsion*) pode ocorrer quando os átomos 1, 2, 3 e 4 são conectados em sequência, não linearmente. A *coordenada de torção de ligação*, τ, é um afastamento do equilíbrio do ângulo diédrico entre dois planos contendo os átomos 1, 2, 3 e 2, 3, 4. *Flexão fora do plano* (*out-of-plane bending*) pode ocorrer quando três ou mais ligações encontram-se em um átomo e todas as ligações são coplanares. A *coordenada de flexão fora do plano*, γ, é um afastamento do equilíbrio do ângulo entre uma destas ligações e o plano contendo quaisquer outras duas ligações. É indiferente se as ligações mencionadas nesta discussão são simples, duplas ou triplas.

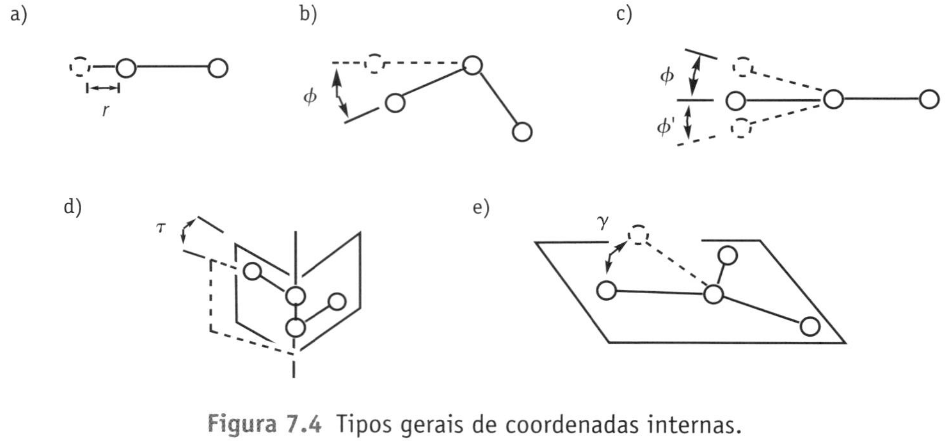

Figura 7.4 Tipos gerais de coordenadas internas.

[5] DECIUS. J. C. Complete sets and redundancies among small vibrational coordinates. *J. Chem. Phys*. v. 17, p. 1315, Dec. 1949.

O número de coordenadas r é igual ao número de ligações existentes em uma molécula. O número de coordenadas ϕ' é proporcional ao número de átomos com ângulos de 180° em subseções lineares. O número de coordenadas τ é igual ao número de ligações não-terminais, menos o número de coordenadas ϕ'. A *multiplicidade* m de um átomo é igual ao número de ligações encontrado no átomo, novamente ignorando-se o tipo de ligação. Em cada átomo não-terminal o número de coordenadas ϕ independentes é igual a $2m - 3$, com a seguinte exceção: se todas as ligações que se encontram neste átomo são coplanares, e m é igual a três ou mais, o número de coordenadas γ será $m - 2$, e o número de coordenadas ϕ independentes será igual a $m - 1$. Se N é o número de átomos na molécula, o conjunto resultante consistirá em 3N − 6 coordenadas internas linearmente independentes, para moléculas não-cíclicas. Se a molécula possui anéis em sua configuração, o conjunto resultante consistirá em 3N − 6 coordenadas internas independentes mais 6μ coordenadas redundantes cíclicas, onde μ é o número de ligações que precisam ser deletadas para tornar a molécula acíclica (benzeno, $\mu = 1$; naftaleno, $\mu = 2$). O número máximo de coordenadas ϕ em cada átomo não-terminal é igual a $m(m - 1)/2$, porém este número pode incluir algumas coordenadas redundantes, de forma que o total pode ser maior do que 3N − 6. Às vezes é desejável conservar uma coordenada redundante deste tipo para tirar vantagem da simetria da molécula.

Embora, a rigor, todos os tipos de coordenadas internas devam ser observados para descrever os movimentos vibracionais, é suficiente, na prática, proceder à diferenciação dos modos vibracionais de uma molécula entre aqueles limitados à variação dos comprimentos de ligação (*estiramentos*) e aqueles que envolvem a variação de ângulos de ligação (*deformações*). Para tanto, é suficiente trabalhar com as coordenadas r e ϕ, esta última também frequentemente representada por α. Interessa-nos a *variação* de r e α, ou $\mathbf{\Delta r}$ e $\mathbf{\Delta \alpha}$, uma vez que valores absolutos não têm significado. A Figura 7.5 reproduz exemplos adicionais das coordenadas internas r e α, para as moléculas A_2B (angular) e A_3B (piramidal).

7.4.2 Coordenadas internas como bases para matrizes vibracionais

O uso das coordenadas internas como bases permite a construção direta de matrizes representativas dos graus de liberdade vibracionais de qualquer molécula. O principal uso do

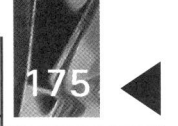

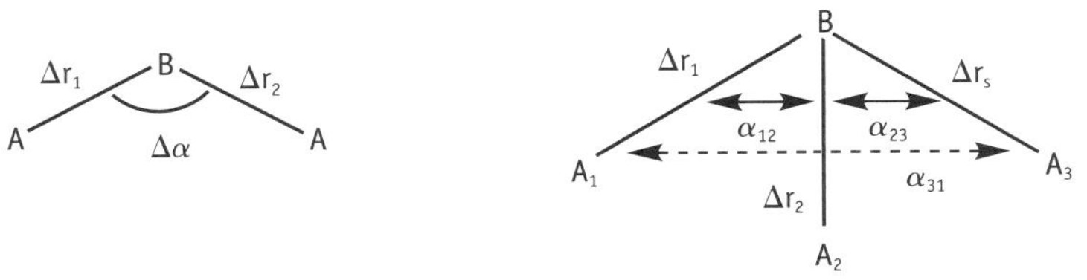

Figura 7.5 Coordenadas internas Δr e $\Delta\alpha$ para as moléculas A_2B (angular) e A_3B (piramidal).

método das coordenadas internas, no entanto (conforme visto na Seção 7.3.3.), é diferenciar o número total de vibrações calculadas (a representação *irredutível* das vibrações) em estiramentos (às vezes também chamados de *vibrações de valência*) e deformações (também conhecidas como *vibrações de deformações*). Veremos a seguir exemplos para a utilização destes dois métodos:

i) Determinação dos caracteres redutíveis vibracionais

O caráter redutível das vibrações, χ_{rv}, é igual ao número de coordenadas internas que não sofrem deslocamento (inalteradas) para uma dada operação de simetria. Exemplo, molécula piramidal A_3B (Figura 7.5), grupo pontual C_{3v}. As coordenadas internas que descrevem variação de comprimentos de ligação são: Δr_1, Δr_2 e Δr_3. As coordenadas internas que descrevem variação de ângulos de ligação são: $\Delta\alpha_{12}$, $\Delta\alpha_{23}$ e $\Delta\alpha_{31}$.

Aplicando-se as operações de simetria do grupo pontual C_{3v} às seis coordenadas internas, obtém-se a representação redutível das vibrações para cada classe de simetria. Para a operação C_3^+ tem-se:

$$C_3^+ \ x \begin{pmatrix} \Delta r_1 \\ \Delta r_2 \\ \Delta r_3 \\ \Delta\alpha_{12} \\ \Delta\alpha_{23} \\ \Delta\alpha_{31} \end{pmatrix} = \begin{pmatrix} 0 & 0 & 1 & 0 & 0 & 0 \\ 1 & 0 & 0 & 0 & 0 & 0 \\ 0 & 1 & 0 & 0 & 0 & 0 \\ 0 & 0 & 0 & 0 & 0 & 1 \\ 0 & 0 & 0 & 1 & 0 & 0 \\ 0 & 0 & 0 & 0 & 1 & 0 \end{pmatrix} \begin{pmatrix} \Delta r_1 \\ \Delta r_2 \\ \Delta r_3 \\ \Delta\alpha_{12} \\ \Delta\alpha_{23} \\ \Delta\alpha_{31} \end{pmatrix} \qquad \chi_{rv}(C_3+) = 0$$

Matrizes análogas são construídas também para E e σ_v, encontrando-se os resultados já calculados na Seção 7.3.1. (Tabela 7.2), χ_{rv} $(=\Gamma_{rv}) = 6$ (E); 0 (C_3^+) e $2(\sigma_v)$.

ii) Ordenação das vibrações em estiramentos e deformações

A distribuição das vibrações em estiramentos e deformações é possível quando se considera separadamente a alteração dos comprimentos de ligação e dos ângulos de ligação. Pode-se utilizar o mesmo modelo da matriz anterior, considerando os resultados das operações de simetria do grupo pontual C_{3v} às duas metades, ou construir dois blocos separados de matrizes para as coordenadas Δr e $\Delta\alpha$.

Exemplos de operação de σ_v para Δr_1, Δr_2 e Δr_3 e para $\Delta\alpha_{12}$, $\Delta\alpha_{23}$ e $\Delta\alpha_{31}$ (ver Figura 7.5):

$$\sigma_v(\text{em } A_2) \ x \begin{pmatrix} \Delta r_1 \\ \Delta r_2 \\ \Delta r_3 \end{pmatrix} = \begin{pmatrix} 0 & 0 & 1 \\ 0 & 1 & 0 \\ 1 & 0 & 0 \end{pmatrix} \begin{pmatrix} \Delta r_1 \\ \Delta r_2 \\ \Delta r_3 \end{pmatrix} \qquad \chi_r[\sigma_v(\Delta r) = 1$$

$$\sigma_v(\text{em } \alpha_{31})\ x \begin{pmatrix} \Delta\alpha_{12} \\ \Delta\alpha_{23} \\ \Delta\alpha_{31} \end{pmatrix} = \begin{pmatrix} 0 & 1 & 0 \\ 1 & 0 & 0 \\ 0 & 0 & 1 \end{pmatrix} \begin{pmatrix} \Delta\alpha_{12} \\ \Delta\alpha_{23} \\ \Delta\alpha_{31} \end{pmatrix} \qquad \chi_r[\sigma_v(\Delta\alpha) = 1$$

Da mesma forma, opera-se E e C_3 para Δr_1, Δr_2 e Δr_3 e para $\Delta\alpha_{12}$, $\Delta\alpha_{23}$ e $\Delta\alpha_{31}$, construindo-se matrizes separadas para as coordenadas Δr e $\Delta\alpha$, como acima. Os resultados podem ser resumidos na Tabela 7.3:

Tabela 7.3 Representação redutível dos estiramentos (Δr) e das deformações ($\Delta\alpha$)

C_{3v}	E	$2C_3$	$3\sigma_v$
$\Gamma_r = \chi_r(\Delta r)$	3	0	1
$\Gamma_r = \chi_r(\Delta\alpha)$	3	0	1

As representações redutíveis dos estiramentos e das deformações da Tabela 7.3 são agora reduzidas por meio da fórmula de redução $a_m = 1/h\Sigma n.\chi_i\chi_r$ (Seções 7.3.2. e 7.3.3.) para as espécies de simetria do grupo pontual C_{3v}, obtendo-se, desta maneira, a representação irredutível dos estiramentos e das deformações, separadamente.

Estiramentos:

$\boldsymbol{\Gamma_{i(est.)} = A_1 + E}$

Deformações:

$\boldsymbol{\Gamma_{i(def.)} = A_1 + E}$

A soma das espécies de simetria dos estiramentos e das deformações (**$2A_1 + 2E$**) corresponde à representação irredutível do número total de vibrações, Γ_{iv}, da molécula piramidal AB_3 (Equação 7.11).

Como as variações de ângulos de ligação às vezes apresentam certa dificuldade para serem reconhecidas, um método mais seguro para determinar a representação redutível das deformações consiste em subtrair a representação redutível dos estiramentos da representação redutível das vibrações:

$$\Gamma_{r(def.)} = \Gamma_{rv} - \Gamma_{r(est.)}$$

Para tanto, uma vez determinada a Γ_{rv} segundo a sistemática discutida na Seção 7.3.1., determina-se somente $\Gamma_{r(est.)}$ (a partir das coordenadas Δr) e diminui-se de Γ_{rv}. As representações redutíveis dos estiramentos e das deformações são então reduzidas.

Um método mais eficiente e rápido consiste em reduzir de imediato a representação redutível de todas as vibrações, Γ_{rv} (obtendo a representação irredutível das vibrações, Γ_{iv}), determinar a seguir $\Gamma_{r(est.)}$ e reduzi-la, e subtrair este resultado de Γ_{iv}. Desta forma obtém-se a representação irredutível das deformações ($\Gamma_{i(def.)} = \Gamma_{iv} - \Gamma_{i(est.)}$).

7.5 ▸ ESPECTRO VIBRACIONAL DA MOLÉCULA AB_3

7.5.1 Tipo AB_3 piramidal, grupo pontual C_{3v}

Para uma visão geral mais clara acerca das diferentes etapas que levaram à determinação final das espécies de simetria dos estiramentos e deformações da molécula piramidal AB_3, resumimos a seguir a sistemática utilizada, a mesma que será adotada para a resolução dos demais problemas-exemplos.

Utilizando $\chi_{rg} = \pm \boldsymbol{N_R} \cdot \mathbf{(2\ cos\phi + 1)}$, da Equação 7.9, determinamos os caracteres redutíveis e a respectiva representação redutível de todos os graus de liberdade da molécula piramidal AB_3:

C_{3v}	E	$2C_3$	$3\sigma_v$
$\chi_{rg} = \Gamma_{rg}$	12	0	2

Os caracteres redutíveis dos graus de liberdade vibracionais são dados por:

$$\chi_{rv} = \chi_{rg} - \chi_{rt} - \chi_{rr}$$

O próximo passo consiste em determinar os caracteres redutíveis das translações e das rotações, χ_{rt} e χ_{rr} (ver Tabela 7.2). Isso pode ser feito somando os caracteres irredutíveis das translações e das rotações (χ_{it} e χ_{ir}) de cada classe de simetria da tabela de caracteres, ou por cálculo, usando: $\chi_{rt} = \pm(2\cos\phi + 1)$ e $\chi_{rr} = 2\cos\phi + 1$.

Para E, C_3 e σ_v, o caráter redutível das translações, χ_{rt}, é:

$$\chi_{rt}(E) = 2\cos\phi + 1 = 2\cos 0^\circ + 1 = 3;$$

$$\chi_{rt}(C_3) = 2\cos\phi + 1 = 2\cos 120^\circ + 1 = 0;$$

$$\chi_{rt}(\sigma_v) = -(2\cos\phi + 1) = -(2\cos 180^\circ + 1) = 1.$$

E para E, C_3 e σ_v, o caráter redutível das rotações, χ_{rr}, é:

$$\chi_{rr}(E) = 2\cos\phi + 1 = 2\cos 0^\circ + 1 = 3;$$

$$\chi_{rr}(C_3) = 2\cos\phi + 1 = 2\cos 120^\circ + 1 = 0;$$

$$\chi_{rr}(\sigma_v) = 2\cos\phi + 1 = 2\cos 180^\circ + 1 = -1.$$

Os resultados obtidos, resumidos, são:

C_{3v}	E	$2C_3$	$3\sigma_v$
χ_{rt}	3	0	1

C_{3v}	E	$2C_3$	$3\sigma_v$
χ_{rr}	3	0	−1

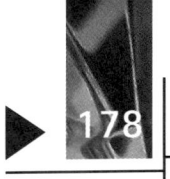

Subtraindo-se χ_{rt} e χ_{rr} de χ_{rg} determina-se χ_{rv}:

C_{3v}	E	$2C_3$	$3\sigma_v$
$\chi_{rv} = \Gamma_{rv}$	6	0	2

Os caracteres redutíveis dos graus de liberdade vibracionais são a seguir reduzidos, usando-se a fórmula de redução e a tabela de caracteres. O objetivo é determinar o número de graus de liberdade vibracionais de cada espécie de simetria. Os resultados encontrados para a molécula piramidal AB_3 (Seção 7.3.3.) são:

$$\Gamma_{iv} = 2A_1 + 2E$$

Sabe-se que $2A_1 + 2E$ representa o número total de vibrações, incluindo estiramentos e deformações. Se diminuirmos de $2A_1 + 2E$ a representação irredutível dos estiramentos, $\Gamma_{i(est.)}$, obteremos a representação irredutível das deformações, $\Gamma_{i(def.)}$. O próximo passo, portanto, é determinar a representação redutível dos estiramentos, para então reduzi-la e determinar $\Gamma_{i(est.)}$. Nesta etapa, portanto, por simplificação, usa-se apenas as coordenadas internas Δr, as quais descrevem variações de comprimentos de ligações. A molécula piramidal AB_3 possui três coordenadas internas Δr, ilustradas na Figura 7.6 sob outra perspectiva:

Operando E, C_3 e σ_v para Δr_1, Δr_2 e Δr_3 tem-se os resultados resumidos abaixo (ver Tabela 7.3):

C_{3v}	E	$2C_3$	$3\sigma_v$
$\chi_{r(est.)} = \Gamma_{r\,(est.)}$	3	0	1

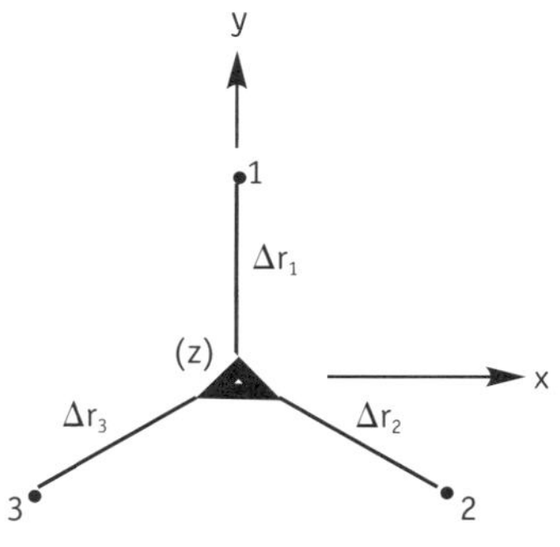

Figura 7.6 A molécula AB_3 piramidal vista de cima e as três coordenadas internas Δr.

Reduzindo-se os valores acima se determina $\Gamma_{i(est.)}$:

$$a_m(A_1) = 1/6.[3 + 3] = 1$$

$$a_m(A_2) = 0$$

$$a_m(E) = 1/6.[3 + 3] = 1$$

$$\mathbf{\Gamma i(est.) = A_1 + E}$$

Como Γi(def.) = Γiv − Γi(est.), subtraindo-se A_1 + E de $2A_1$ + 2E, tem-se:

$$\mathbf{\Gamma i(def.) = A_1 + E.}$$

Os modos vibracionais da molécula NH_3 (AB_3, piramidal, grupo pontual C_{3v}) estão representados na Figura 7.7. Para as vibrações (estiramento e deformação) degeneradas, apenas um componente é informado. Na Figura 5.10 encontram-se representados os outros dois componentes.

7.5.2 Tipo AB_3 planar, grupo pontual D_{3h}

Um exemplo de molécula com esta configuração é trifluoreto de boro, BF_3. A tabela de caracteres do grupo pontual D_{3h} informa que a ordem deste grupo pontual é igual a 12, com as seguintes classes: E, $2C_3$, $3C_2$, σ_h, $2S_3$, $3\sigma_v$. A molécula apresenta 3N (=12) coordenadas atômicas (graus de liberdade), 3N − 6 = 6 graus de liberdade vibracionais e três coordenadas internas Δr, representadas na Figura 7.8.

O cálculo de χ_{rg}, segundo $\pm N_R.(2 \cos\phi + 1)$ é feito de acordo com as equações abaixo, observando os ângulos e o sinal negativo para as rotações impróprias:

$$\chi_r(E) = 4.(2 \cos\phi + 1) = 12 \qquad (\phi = 0)$$

$$\chi_r(C_3) = 1.(2 \cos\phi + 1) = 0 \qquad (\phi = 2\pi/3 = 120°)$$

$$\chi_r(C_2) = 2.(2 \cos\phi + 1) = -2 \qquad (\phi = \pi = 180°)$$

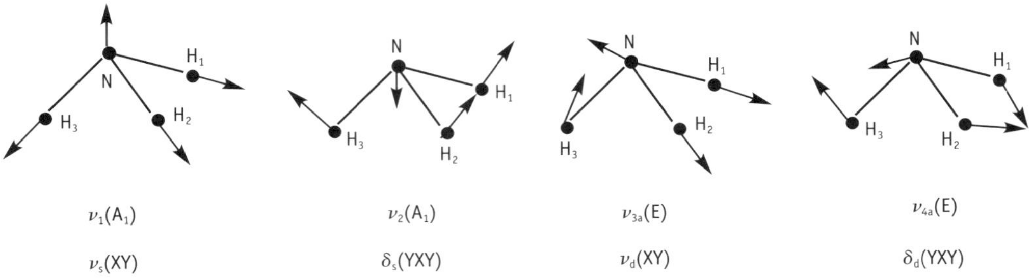

Figura 7.7 Modos vibracionais da molécula NH_3. Os símbolos $\nu_{s'd}$ e $\delta_{s'd}$ identificam estiramentos (ν) e deformações (δ), simétricos e degenerados (assimétricos).

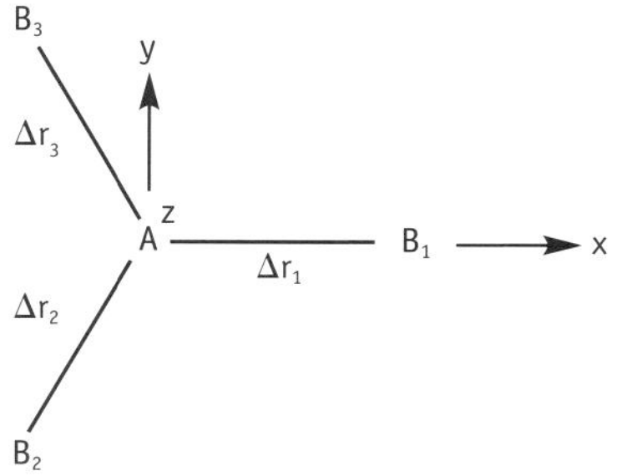

Figura 7.8 Coordenadas internas Δr da molécula AB_3 planar.

$$\chi_r(\sigma_h) = -4.(2\cos\phi + 1) = 4 \qquad (\phi = \pi = 180°)$$

$$\chi_r(S_3) = -1.(2\cos\phi + 1) = -2 \qquad (\phi = 2\pi/3 + \pi = 300°)$$

$$\chi_r(\sigma_v) = -2.(2\cos\phi + 1) = 2 \qquad (\phi = \pi = 180°)$$

O cálculo de χ_{rt} e χ_{rr} é feito segundo $\pm$ (2 cosϕ + 1) e 2 cosϕ + 1, ou da tabela de caracteres; χ_{rt} e χ_{rr} são subtraídos de χ_{rg}. Os dados encontram-se resumidos na tabela abaixo:

D_{3h}	E	$2C_3$	$3C_2$	σ_h	$2S_3$	$3\sigma_v$
Γ_{rg}	12	0	−2	4	−2	2
Γ_{rt}	3	0	−1	1	−2	1
Γ_{rr}	3	0	−1	−1	2	−1
Γ_{rv}	6	0	0	4	−2	2

Com a fórmula de redução reduz-se Γ_{rv} e determina-se as espécies de simetria dos graus de liberdade vibracionais, Γ_{iv}:

$$a_m(A'_1) = 1/12\ [6 + 4 - 4 + 6] = 1$$

$$a_m(A'_2) = 1/12\ [6 + 4 - 4 - 6] = 0$$

$$a_m(E') = 1/12\ [12 + 8 + 4] = 2$$

$$a_m(A''_1) = 1/12\ [6 - 4 + 4 - 6] = 0$$

$$a_m(A''_2) = 1/12\ [6 - 4 + 4 + 6] = 1$$

$$a_m(E'') = 1/12\ [12 - 8 - 4] = 0$$

$$\Gamma_{iv} = A'_1 + 2E' + A''_2$$

Com auxílio das coordenadas internas da Figura 7.8 determina-se o caráter (ou a representação) redutível dos estiramentos. O caráter redutível para uma determinada classe de simetria, conforme já foi visto, é igual ao número de coordenadas internas que permanecem inalteradas quando se efetua a operação de simetria representativa da classe. Os resultados da aplicação de E, C_3, C_2, σ_h, S_3 e σ_v a Δr_1, Δr_2 e Δr_3 são: $E = 3$; $C_3 = 0$; $C_2 = 1$; $\sigma_h = 3$; $S_3 = 0$; $\sigma_v = 1$. Reduzindo-se para as espécies de simetria A'_1, E' e A''_2 tem-se:

$$A'_1 = 1/12\ [3 + 3 + 3 + 3] = 1$$

$$E' = 1/12\ [6 + 6] = 1$$

$$A''_2 = 1/12\ [3 - 3 - 3 + 3] = 0$$

$$\Gamma_{i(est.)} = A'_1 + E'$$

$$\Gamma_{i(def.)} = [A'_1 + 2E' + A''_2] - [A'_1 + E'] = A''_2 + E'$$

Na tabela de caracteres verifica-se que A''_2 é IV ativo; A'_1 é RA ativo; E' é IV e RA ativo. Portanto, pode-se prever três bandas de absorção em cada espectro, a saber: no espectro de infravermelho, uma banda A''_2 e duas bandas E'. No espectro Raman, uma banda A'_1 e duas bandas E'.

Os modos vibracionais da molécula BF_3 (AB_3 trigonal planar) estão representados na Figura 7.9.

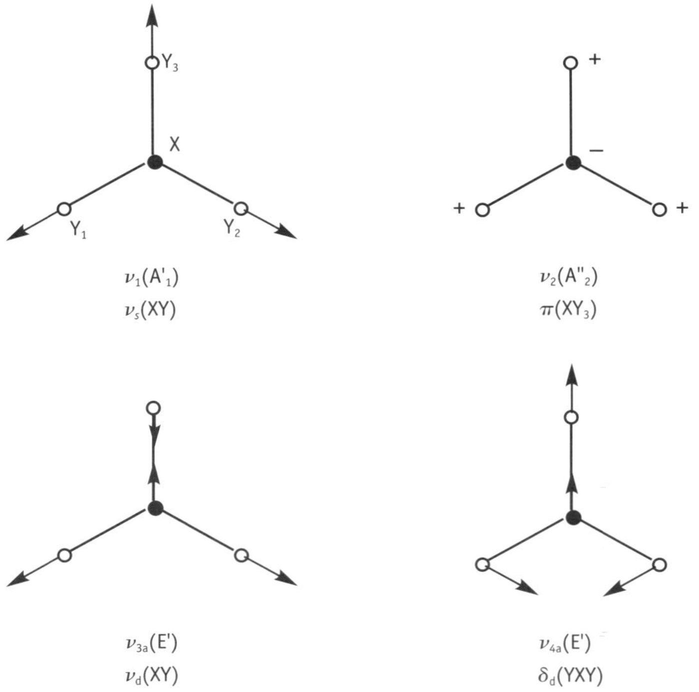

Figura 7.9 Modos vibracionais da molécula AB_3 planar (BF_3).

Na Figura 7.9 o segundo modo vibracional está simbolizado por π, que normalmente identifica deformações fora do plano. Os símbolos + e − caracterizam deformações XY_3 em planos opostos (os três átomos + vibram para cima do plano simetricamente, quando o átomo − desloca-se na direção contrária, e vice-versa). A simbologia utilizada para identificar vibrações moleculares é abundante, variável e não-unificada. Os símbolos mais utilizados internacionalmente (e seus significados) encontram-se resumidos na Tabela 7.4. As notações "s", "as" e "d" da Tabela 7.4 ocorrem como subíndices.

Tabela 7.4 Notações internacionais frequentes para a identificação de vibrações moleculares

SÍMBOLO	TIPO DE VIBRAÇÃO
ν	estiramento (stretching)
δ	deformação angular YXY (bending)
s	simétrico
as	assimétrico
d	degenerado (assimétrico)
π (ω, γ)	fora do plano (out-of-plane bending)
τ	torção (twisting), grupo XH_2 ($X \neq C$)
t	twisting
κ	balanço (wagging), grupo XH_2 ($X \neq C$)
ω	wagging
ρ	balanço pendular (rocking), grupo XH_2 ($X \neq C$)
r (r_β, r_γ)	rocking
α, β, γ	deformação (em geral)
Γ	deformação (átomos da rede cristalina)
δ'	twisting, rocking,
ϕ	deformação do anel

7.6 ▸ ESPECTRO VIBRACIONAL DA MOLÉCULA AB_2

7.6.1 Tipo AB_2 angular (H_2O, grupo pontual C_{2v})

A molécula angular AB_2 e as coordenadas internas Δr estão representadas na Figura 7.10.

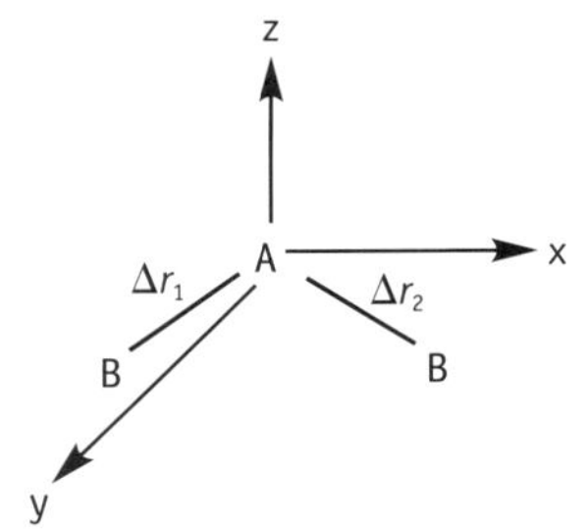

Figura 7.10 Molécula angular AB_2 e as coordenadas internas Δr.

O cálculo de χ_{rg}, χ_{rt}, χ_{rr}, χ_{rv} e $\chi_{r(est.)}$ foi efetuado segundo a sistemática usada nos exemplos anteriores, a partir de $\pm N_R.(2\cos\phi + 1)$ (χ_{rg}), $\pm$ $(2\cos\phi + 1)$ e $2\cos\phi + 1$ (ou da tabela de caracteres), respectivamente para χ_{rt} e χ_{rr}, subtraindo-se χ_{rt} e χ_{rr} de χ_{rg} para encontrar χ_{rv}. O caráter redutível dos estiramentos $[\chi_{r(est.)}]$ foi determinado aplicando às coordenadas internas Δr_1 e Δr_2 as operações de simetria do grupo pontual C_{2v}. Os resultados encontram-se tabelados abaixo:

C_{2v}	E	C_2	σ_{xz}	σ_{yz}
χ_{rg}	9	−1	3	1
χ_{rt}	3	−1	1	1
χ_{rr}	3	−1	−1	−1
χ_{rv}	3	1	3	1
$\chi_{r(est.)}$	2	0	2	0

Reduzindo χ_{rv} e $\chi_{r(est.)}$ encontra-se χ_{iv} $(= T_{iv})$ e $\chi_{i(est.)}$ $(= T_{i(est.)})$. A redução para as espécies de simetria A_1, A_2, B_1 e B_2, de χ_{rv}, é igual a:

$$a_m(A_1) = 1/4\,[3 + 1 + 3 + 1] = 2$$

$$a_m(A_2) = 1/4\,[3 + 1 - 3 - 1] = 0$$

$$a_m(B_1) = 1/4\,[3 - 1 + 3 - 1] = 1$$

$$a_m(B_2) = 1/4\,[3 - 1 - 3 + 1] = 0$$

$$\chi_{iv} = T_{iv} = 2A_1 + B_1.$$

A redução de $\chi_{r(est.)}$ é:

$$a_m(A_1) = 1/4\,[2 + 2] = 1$$

$$a_m(B_1) = 1/4\,[2 + 2] = 1$$

$$\chi_{i(est.)} = T_{i(est.)} = A_1 + B_1$$

$$T_{i(def.)} = [2A_1 + B_1] - [A_1 + B_1] = A_1.$$

O espectro de infravermelho da molécula angular AB_2 é constituído por três bandas (dois estiramentos e uma deformação). As três vibrações são também Raman – ativas. Os modos vibracionais encontram-se reproduzidos na Figura 7.11, em ordem decrescente de frequência vibracional e ordenados à espécie de simetria a que pertencem.

7.6.2 Tipo AB_2 linear (CO_2, grupo pontual $D_{\infty h}$)

A molécula O=C=O possui 9 graus de liberdade e 3N − 5 = 4 graus de liberdade vibracionais. Os quatro modos vibracionais da molécula já foram demonstrados na Figura 6.3 (uma deformação fora do plano, duplamente degenerada, um estiramento simétrico e um estiramento assimétrico), e suas espécies de simetria podem ser calculadas com base na tabela de caracteres do grupo pontual $D_{\infty h}$. Nos cálculos resumidos abaixo, Γ_{rt} e Γ_{rr} foram subtraídos de Γ_{rg}, determinando-se Γ_{rv}.

$D_{\infty h}$	E	$2C_{\infty}^{\phi}$	$\infty\sigma_v$	i	$2S_{\infty}^{\phi}$	∞C_2
Γ_{rg}	9	$3 + 6\cos\phi$	3	−3	$-1 + 2\cos\phi$	−1
$-\Gamma_{rt}$	3	$1 + 2\cos\phi$	1	−3	$-1 + 2\cos\phi$	−1
$-\Gamma_{rr}$	2	$2\cos\phi$	0	0	$-2\cos\phi$	0
Γ_{rv}	4	$2 + 2\cos\phi$	2	−2	$2\cos\phi$	0

Conforme visto na Seção 7.3.2, a fórmula de redução não é aplicável a moléculas que apresentem simetria de rotação (pertencentes aos grupos pontuais $C_{\infty v}$, $D_{\infty h}$, K_h). É possível, no entanto, determinar-se Γ_{iv} por tentativas, com base nos dados da terceira e quarta colunas da tabela de caracteres (vibrações IV e RA ativas). A ocorrência de um modo vibracional pertencente à espécie de simetria Π_u é evidente, já que a esta espécie pertencem os vetores

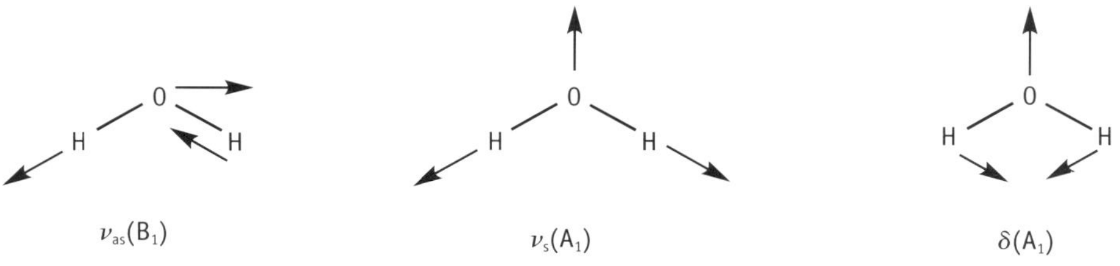

Figura 7.11 Modos vibracionais da molécula AB_2 angular (C_{2v}).

T_x e T_y. Subtraindo-se Π_u de Γ_{IV} pode-se simplificar ainda mais Γ_{IV}, e desta forma determinar por tentativas as espécies restantes:

$D_{\infty h}$	E	$2C_\infty^\phi$	$\infty\sigma_v$	i	$2S_\infty^\phi$	∞C_2
Γ_{IV}	4	$2 + 2\cos\phi$	2	-2	$2\cos\phi$	0
$-\Pi_u$	2	$2\cos\phi$	0	-2	$2\cos\phi$	0
	2	2	2	0	0	0

A representação reduzível obtida corresponde à soma das espécies Σ_g^+ e Σ_u^+, portanto a representação irredutível das vibrações é igual a $\Gamma_{iv} = \Sigma_g^+ + \Sigma_u^+ + \Pi_u$, correspondendo a um total de quatro graus de liberdade, uma vez que Π_u é duplamente degenerado, equivalente a E_{1u} (e $\Sigma_g^+ = A_{1g}$; $\Sigma_u^+ = A_{1u}$). Os modos vibracionais da molécula CO_2 estão representados na Figura 7.12, ordenados às espécies a que pertencem e à frequência em que ocorrem. O estiramento simétrico é RA ativo, as deformações e o estiramento assimétrico são IV ativos. Neste caso, o princípio da exclusão é rigorosamente válido.

A molécula de CO_2, mais precisamente seu espectro Raman, é um exemplo clássico de ocorrência do fenômeno denominado *Ressonância de Fermi*, o qual, por sua vez, representa um caso especial do conhecido efeito de Jahn-Teller. A ressonância de Fermi tem origem no processo descrito a seguir:

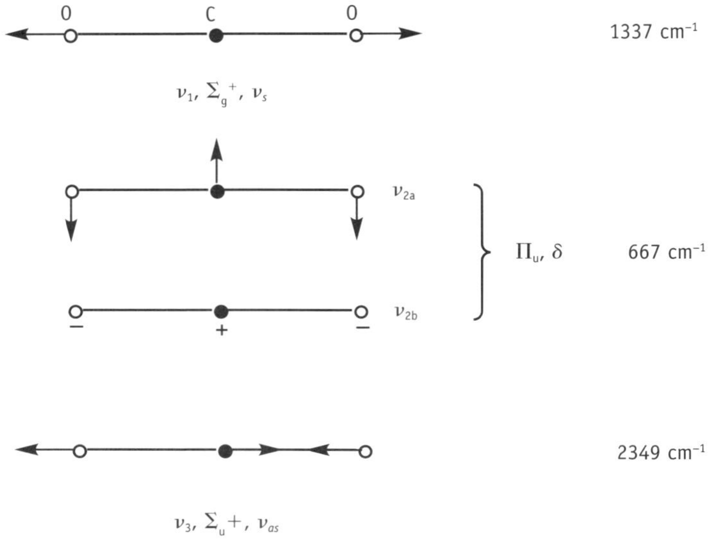

Figura 7.12 Os modos vibracionais da molécula CO_2.

Em uma molécula poliatômica do tipo oscilador harmônico, cada modo normal de vibração está associado, idealmente, a uma transição espectroscopicamente ativa com origem no estado fundamental ($v = 0 \rightarrow v = 1$). Se existe anarmonicidade, bandas extras geradas por transições de harmônicas e combinações podem aparecer no espectro, porém, estas bandas são normalmente fracas. Às vezes, no entanto, a frequência de uma banda harmônica ou de combinação pode situar-se próxima da frequência de uma outra vibração fundamental. Neste caso, pode-se observar a ocorrência de duas bandas relativamente intensas, onde era de se esperar a ocorrência de apenas uma banda, do modo vibracional fundamental. Elas são observadas em frequências ligeiramente mais altas e mais baixas do que as frequências correspondentes à harmônica e ao fundamental, não-perturbados (em ausência de interação). Este efeito é denominado ressonância de Fermi. Ambas envolvem a vibração fundamental e a harmônica. A aparente intensificação da harmônica vem do fato de que o fundamental está presente nas duas bandas. Neste caso o nível $v = 1$ de uma vibração apresenta energia próxima à do nível $v = 2$ de outra vibração. Estes níveis podem interagir quantum-mecanicamente, por causa dos termos anarmônicos na energia potencial. Estes termos podem causar uma perturbação significativa, quando a diferença de energia entre os dois níveis não-perturbados envolvidos é pequena. As vibrações envolvidas devem poder ser acopladas pelos termos anarmônicos, e a harmônica e o fundamental devem ser do mesmo tipo de simetria.

Exemplos deste efeito são observados nos espectros de muitos aldeídos. O espectro Raman do CO_2 apresenta duas bandas intensas em 1388 e 1286 cm^{-1}, onde apenas uma única banda (1377 cm^{-1}) seria de se esperar para o estiramento simétrico fundamental (Figura 7.12). Ocorre interação entre o nível $v = 1$ desta vibração e o nível $v = 2$ (harmônica) da deformação fundamental com frequência em 667 cm^{-1}, cuja harmônica é esperada próximo a 1334 cm^{-1}. O valor quantitativo da ressonância de Fermi corresponde à diferença entre 1388 e 1286 cm^{-1}, 102 cm^{-1}. A espécie de simetria da harmônica da deformação duplamente degenerada é dada por:

$$\Gamma(2\delta_d) = (\Pi_u)^2 = \Sigma_g^+ + \Delta_g.$$

7.7 ▸ ESPECTRO VIBRACIONAL DA MOLÉCULA AB_4

7.7.1 Tipo AB_4 quadrado planar (XeF_4, grupo pontual D_{4h})

A molécula AB_4 planar apresenta 3N = 15 graus de liberdade, dos quais 9 graus de liberdade vibracionais. A Figura 7.13 mostra as quatro coordenadas internas Δr de XeF_4.

O cálculo do caráter redutível total, χ_{rg} ($= \Gamma_{rg}$), aplicando $\pm N_R.(2\cos\phi + 1)$ para os operadores do grupo pontual D_{4h} encontra-se resumido abaixo:

$$\chi_r(E) = 5.(2\cos\phi + 1) = 15 \qquad (\phi = 0)$$

$$\chi_r(C_4) = 1.(2\cos\phi + 1) = 1 \qquad (\phi = \pi/2)$$

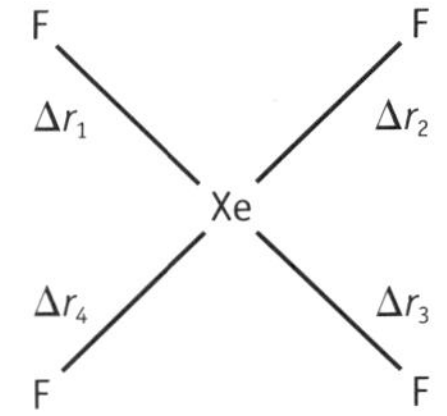

Figura 7.13 Coordenadas internas Δr da molécula planar XeF_4.

$$\chi_r(C_2) = 1.(2\cos\phi + 1) = -1 \qquad (\phi = \pi)$$
$$\chi_r(C'_2) = 3.(2\cos\phi + 1) = -3 \qquad (\phi = \pi)$$
$$\chi_r(C''_2) = 1.(2\cos\phi + 1) = -1 \qquad (\phi = \pi)$$
$$\chi_r(i) = -1.(2\cos\phi + 1) = -3 \qquad (\phi = 2\pi)$$
$$\chi_r(S_4) = -1.(2\cos\phi + 1) = -1 \qquad (\phi = 2\pi/4 + \pi)$$
$$\chi_r(\sigma_h) = -5.(2\cos\phi + 1) = 5 \qquad (\phi = \pi)$$
$$\chi_r(\sigma_v) = -3.(2\cos\phi + 1) = 3 \qquad (\phi = \pi)$$
$$\chi_r(\sigma_d) = -1.(2\cos\phi + 1) = 1 \qquad (\phi = \pi)$$

A representação redutível das translações e das rotações pode ser determinada segundo $\pm$ (2 cosϕ + 1) (translações) e 2 cosϕ + 1 (rotações) para cada classe de simetria, ou a partir da tabela de caracteres, somando-se os caracteres irredutíveis das translações para cada classe de simetria. A representação redutível dos estiramentos, $\Gamma_{r(est.)}$, é calculada operando-se os elementos de simetria do grupo pontual D_{4h} às coordenadas internas da Figura 7.13 (para cada classe, o caráter redutível é dado pelo número de coordenadas que permanece inalterada). A subtração de Γ_{rt} e de Γ_{rr} do valor de Γ_{rg} fornece o valor da representação redutível dos graus de liberdade vibracionais Γ_{rv}. Subtraindo desta última os caracteres de $\Gamma_{r(est.)}$, obtém-se $\Gamma_{r(def.)}$. Os resultados estão agrupados na tabela abaixo:

D_{4h}	E	$2C_4$	C_2	$2C'_2$	$2C''_2$	i	$2S_4$	σ_h	$2\sigma_v$	$2\sigma_d$
Γ_{rg}	15	1	−1	−3	−1	−3	−1	5	3	1
$-\Gamma_{rt}$	3	1	−1	−1	−1	−3	−1	1	1	1
$-\Gamma_{rr}$	3	1	−1	−1	−1	3	1	−1	−1	−1
Γ_{rv}	9	−1	1	−1	1	−3	−1	5	3	1
$-\Gamma_{r(est.)}$	4	0	0	2	0	0	0	4	2	0
$\Gamma_{r(def.)}$	5	−1	1	−3	1	−3	−1	1	1	1

As representações irredutíveis (espécies de simetria) para todas as vibrações, Γ_{iv}, para os estiramentos, $\Gamma_{i(est.)}$, e para as deformações, $\Gamma_{i(def.)}$, são obtidas por redução de Γ_{rv}, $\Gamma_{r(est.)}$ e $\Gamma_{r(def.)}$, ou reduzindo-se somente Γ_{rv} e $\Gamma_{r(est.)}$ e determinando-se $\Gamma_{r(def.)}$ por subtração.

$$\Gamma_{iv} = A_{1g} + B_{1g} + B_{2g} + A_{2u} + B_{2u} + 2E_u$$

$$\Gamma_{i(est.)} = A_{1g} + B_{1g} + E_u$$

$$\Gamma_{r(def.)} = B_{2g} + A_{2u} + B_{2u} + E_u$$

Da tabela de caracteres (terceira e quarta colunas) obtém-se a atividade IV e Raman:

No grupo pontual D_{4h} apresentam atividade no infravermelho ($\Gamma_{i(\mu)}$) e Raman ($\Gamma_{i(\alpha)}$), as espécies:

$$\Gamma_{i(\mu)} = A_{2u} + E_u \text{ (IV ativas)}$$

$$\Gamma_{i(\alpha)} = A_{1g} + B_{1g} + B_{2g} + E_g \text{ (Raman – ativas)}$$

Os espectros de infravermelho e Raman de XeF_4 devem apresentar três bandas cada um, com vibrações pertencentes às espécies $A_{2u} + 2E_u$ para IV e $A_{1g} + B_{1g} + B_{2g}$ para Raman.

Os modos vibracionais da molécula AB_4 planar estão representados na Figura 7.14, identificados pelo tipo de vibração e pela respectiva espécie de simetria.

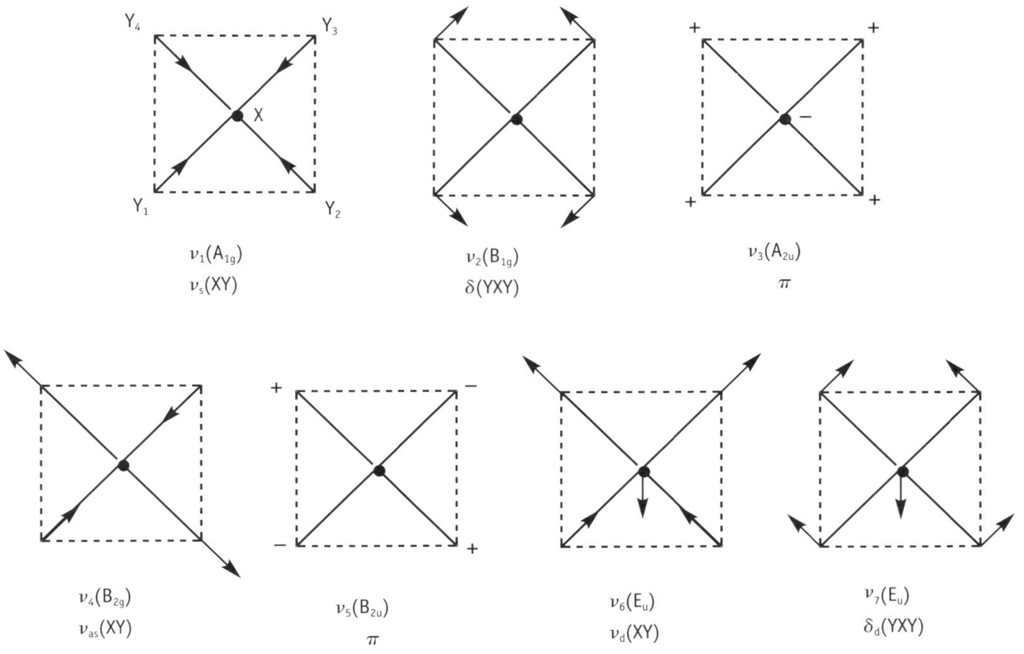

Figura 7.14 Modos vibracionais da molécula planar AB_4.

7.7.2 Tipo AB_4 tetraédrica (grupo pontual T_d)

A molécula tetraédrica AB_4 pertence ao grupo pontual T_d e apresenta 15 graus de liberdade (3N), dos quais 9 (3N − 6) correspondem a vibrações normais. A Figura 7.15 reproduz as coordenadas internas Δr_{1-4} da molécula AB_4 tetraédrica.

Os resultados para Γ_{rg}, Γ_{rt}, Γ_{rr}, Γ_{rv}, $\Gamma_{r(est.)}$ e $\Gamma_{r(def.)}$, calculados segundo o método usado nas seções anteriores, encontram-se resumidos na tabela abaixo:

T_d	E	$8C_3$	$3C_2$	$6S_4$	$6\sigma_d$
Γ_{rg}	15	0	−1	−1	3
$-\Gamma_{rt}$	3	0	−1	−1	1
$-\Gamma_{rr}$	3	0	−1	1	−1
Γ_{rv}	9	0	1	−1	3
$-\Gamma_{r(est.)}$	4	1	0	0	2
$\Gamma_{r(def.)}$	5	−1	1	−1	1

Por redução de Γ_{rg}, Γ_{rv}, $\Gamma_{r(est.)}$ e $\Gamma_{r(def.)}$ determina-se os valores de Γ_{ig}, Γ_{iv}, $\Gamma_{i(est.)}$ e $\Gamma_{i(def.)}$:

$\Gamma_{ig} = A_1 + E + T_1 + 3T_2$ (15 graus de liberdade translacionais, rotacionais e vibracionais)

$\Gamma_{iv} = A_1 + E + 2T_2$ (nove graus de liberdade vibracionais)

$\Gamma_{i(est.)} = A_1 + T_2$ (quatro graus de liberdade)

$\Gamma_{i(def.)} = E + T_2$ (cinco graus de liberdade)

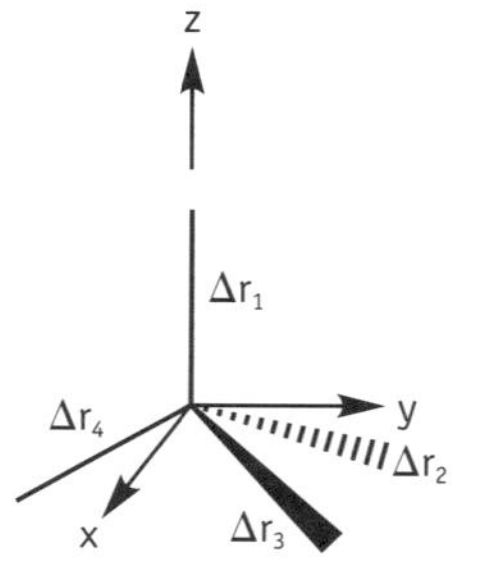

Figura 7.15 Coordenadas internas Δr da molécula tetraédrica AB_4.

Da tabela de caracteres do grupo pontual T_d obtém-se a atividade IV e Raman para as espécies de simetria do grupo pontual:

$$\Gamma_{i(\mu)} = T_2 \text{ (IV ativa)}$$

$$\Gamma_{i(\alpha)} = A_1 + E + T_2 \text{ (RA ativas)}$$

O espectro de infravermelho da molécula tetraédrica AB_4 deveria apresentar duas bandas ($2T_2$), correspondentes, respectivamente, a três estiramentos e três deformações triplamente degeneradas (frequências idênticas). Na prática observa-se apenas uma intensa banda gerada pelos estiramentos T_2. O espectro Raman constitui-se por quatro bandas correspondentes às espécies $A_1 + E + 2T_2$. A ausência de um centro de inversão no grupo pontual T_d torna sem efeito o princípio da exclusão. A Figura 7.16 reproduz os modos vibracionais da molécula tetraédrica AB_4.

7.8 ▶ ESPECTRO VIBRACIONAL DA MOLÉCULA OCTAÉDRICA DO TIPO AB_6

Segundo a regra $3N - 6$, uma molécula de simetria octaédrica deve apresentar 15 modos vibracionais normais. Em razão da alta simetria do grupo pontual ocorre múltipla degeneração de modos vibracionais, de maneira que o número de bandas é reduzido (cinco apenas), fenômeno já observado no grupo pontual T_d. O grupo pontual O_h apresenta 21 coordenadas atômicas (significa 21 graus de liberdade), com seis coordenadas internas Δr, que estão demonstradas na Figura 7.17.

Os dados relativos às representações reduzíveis de todos os graus de liberdade, das translações, das rotações, do total de vibrações e dos estiramentos e deformações, separadamente, estão resumidos na tabela abaixo, para as classes de simetria do grupo pontual O_h.

$\nu_1(A_1)$
$\nu_s(XY)$

$\nu_2(E)$
$\delta_d(YXY)$

$\nu_3(T_2)$
$\nu_d(XY)$

$\nu_4(T_2)$
$\delta_d(YXY)$

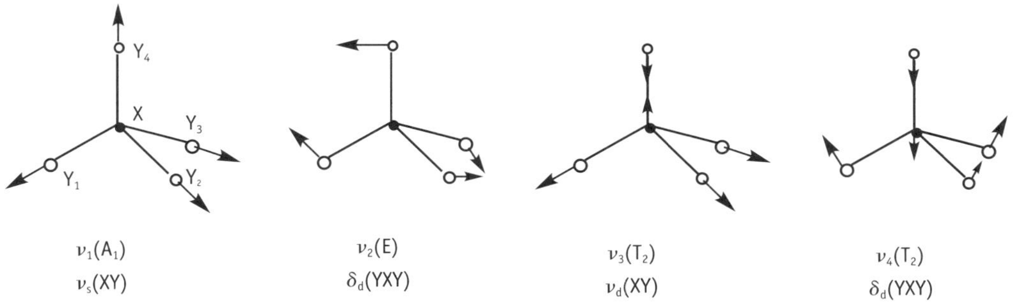

Figura 7.16 Modos vibracionais da molécula tetraédrica AB_4.

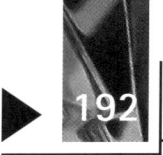

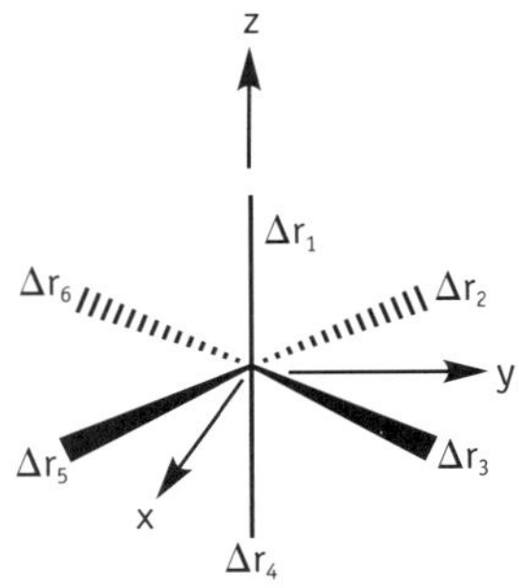

Figura 7.17 Coordenadas internas Δr_{1-6} da molécula octaédrica AB_6.

O_h	E	$8C_3$	$6C_2$	$6C_4$	$3C_2$	i	$6S_4$	$8S_6$	$3\sigma_h$	$6\sigma_d$
Γ_{rg}	21	0	−1	3	−3	−3	−1	0	5	3
$-\Gamma_{rt}$	3	0	−1	1	−1	−3	−1	0	1	1
$-\Gamma_{rr}$	3	0	−1	1	−1	3	1	0	−1	−1
Γ_{rv}	15	0	1	1	−1	−3	−1	0	5	3
$-\Gamma_{r(est.)}$	6	0	0	2	2	0	0	0	4	2
$\Gamma_{r(def.)}$	9	0	1	−1	−3	−3	−1	0	1	1

A redução de qualquer representação reduzível fornece a representação irredutível a seguir:

$$\Gamma_{ig} = A_{1g} + E_g + T_{1g} + 3T_{1u} + T_{2g} + T_{2u} \text{ (21 graus de liberdade)}$$

$$\Gamma_{rv} = A_{1g} + E_g + 2T_{1u} + T_{2g} + T_{2u} \text{ (15 graus de liberdade vibracionais)}$$

$$\Gamma_{r(est.)} = A_{1g} + E_g + T_{1u} \text{ (6 graus de liberdade)}$$

$$\Gamma_{r(def.)} = T_{1u} + T_{2g} + T_{2u} \text{ (9 graus de liberdade)}$$

A atividade no infravermelho e Raman das espécies de simetria são obtidas da tabela de caracteres do grupo pontual O_h:

$$\Gamma_{i(\mu)} = T_{1u} \text{ (IV ativa)}$$

$$\Gamma_{i(\alpha)} = A_{1g} + E_g + T_{2g} \text{ (RA ativas)}$$

A única espécie ativa no infravermelho é T_{1u}; o espectro deveria apresentar, portanto, duas bandas, cada uma correspondendo a três estiramentos e três deformações triplamente degeneradas. Também neste caso verifica-se apenas uma única e intensa absorção correspondente aos estiramentos T_{1u}. O espectro Raman da molécula octaédrica AB_6 é composto por três bandas (A_{1g} + E_g + T_{2g}). Três deformações degeneradas pertencentes à espécie T_{2u} não podem ser ativadas nem no IV nem no Raman. O princípio da exclusão é rigorosamente válido para moléculas de simetria octaédrica. Os modos vibracionais de uma molécula octaédrica AB_6 estão demonstrados na Figura 7.18, ordenados às respectivas espécies de simetria.

7.9 ▸ DECRÉSCIMO DE SIMETRIA E TABELAS DE CORRELAÇÃO

Na Seção 3.14 (e subseções posteriores) do Capítulo 3 abordamos alguns aspectos relacionados ao decréscimo de simetria e às relações grupo ↔ subgrupo. No entanto, as implicações matemáticas dessas relações, já demonstradas com base em exemplos gráficos, só podem ser suficientemente esclarecidas após a familiarização do leitor com os conceitos de representações e caracteres irredutíveis, Γ_i e χ_i.

Grupos pontuais e seus respectivos subgrupos apresentam não apenas os mesmos elementos de simetria – ou elementos de simetria de origem comum –, mas também idênticos *caracteres* (oriundos das matrizes representativas). As operações de simetria contidas

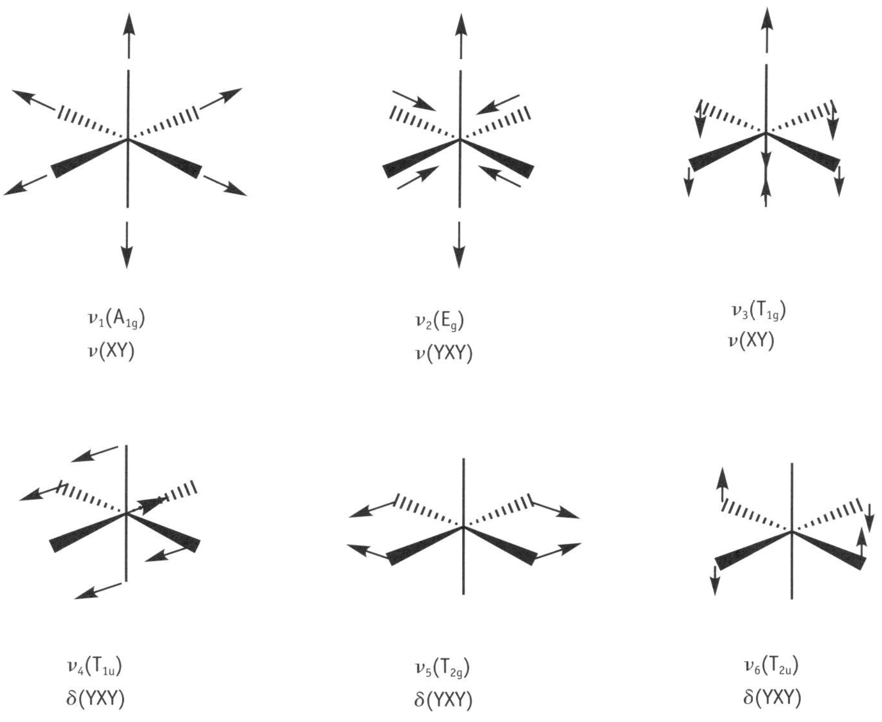

Figura 7.18 Modos vibracionais da molécula octaédrica AB_6.

no grupo de origem e em seus subgrupos possuem as mesmas *representações*, *matrizes* e *caracteres*.

Por comparação dos caracteres dos operadores (elementos de simetria) comuns ao grupo de origem e seu subgrupo, obtém-se, a partir de uma representação irredutível do grupo de origem, uma representação *reduzível* (na maior parte das vezes) do subgrupo, que pode ser novamente desdobrada em representações irredutíveis (usando-se a fórmula de redução ou por simples soma de representações irredutíveis). Alguns exemplos de correlação (relação "genética") entre grupos e subgrupos serão analisados a seguir.

7.9.1 Correlação T_d/C_{3v}

O grupo pontual C_{3v} é um subgrupo do grupo pontual T_d, chamado de *grupo de origem*. Dos operadores do grupo pontual T_d (E, $8C_3$, $3C_2$, $6S_4$ e $6\sigma_d$), apenas os eixos C_2 e S_4 não estão presentes no grupo pontual C_{3v}:

T_d	E	$8C_3$	$3C_2$	$6S_4$	$6\sigma_d$
C_{3v}	E	$2C_3$	—	—	$3\sigma_v$

Na tabela abaixo os dois grupos estão representados apenas em função dos operadores comuns, E, C_3 e $\sigma_{v,d}$:

T_d	E	C_3	σ_d	C_{3v}	E	C_3	σ_v
A_1	1	1	1	A_1	1	1	1
A_2	1	1	−1	A_2	1	1	−1
E	2	−1	0	E	2	−1	0
T_1	3	0	−1	—			
T_2	3	0	1	—			

Nota-se que os caracteres das espécies de simetria comuns aos dois grupos são idênticos. Se C_{3v} é um subgrupo de T_d, deve existir uma correlação (correspondência) entre as espécies T_1 e T_2 do grupo pontual T_d e as espécies que compõem C_{3v}. Esta correlação é determinada por comparação direta ou combinatória; T_1 corresponde à soma dos caracteres de A_2 e E, e T_2 corresponde à soma dos caracteres de A_1 e E:

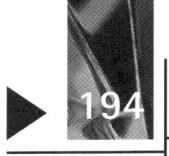

T_d	$\Leftrightarrow$	C_{3v}
A_1		A_1
A_2		A_2
E		E
T_1		$A_2 + E$
T_2		$A_1 + E$

Esta correlação, ou decomposição (desdobramento) de caracteres irredutíveis do grupo de origem, em representações irredutíveis do subgrupo, pode também ser realizada com auxílio da fórmula de redução. Para tanto, considera-se os caracteres irredutíveis do grupo de origem (3, 0, −1 para T_1; 3, 0, 1 para T_2) como representação reduzível para a redução de A_1, A_2 e E. Conforme visto acima, os caracteres 3, 0, −1 e 3, 0, 1 constituem verdadeiramente representações reduzíveis para o grupo pontual C_{3v} (subgrupo), uma vez que podem ser reduzidos às espécies A_2 + E e A_1 + E (representam a soma dessas espécies).

7.9.2 Correlação O_h/D_{4h}

Os elementos de simetria existentes nos dois grupos pontuais, ou de origem comum em ambos, encontram-se resumidos abaixo:

O_h	E	$8C_3$	$6C_2$	$6C_4$	$3C_2$	i	$6S_4$	$8S_6$	$3\sigma_h$	$6\sigma_d$
D_{4h}	E	—	$2C_2''$	$2C_4$	$C_2 + 2C_2'$	i	$2S_4$	—	$\sigma_h + 2\sigma_v$	$2\sigma_d$

A correlação entre os dois grupos pontuais encontra-se resumida abaixo, para os operadores do grupo pontual D_{4h}, e limita-se às espécies A_{1g}, T_{1u}, E_g e T_{2g}, do grupo pontual O_h.

O_h	E	$2C_4$	C_2	$2C_2'$	$2C_2''$	i	$2S_4$	σ_h	$2\sigma_v$	$2\sigma_d$	D_{4h}
A_{1g}	1	1	1	1	1	1	1	1	1	1	A_{1g}
—	1	−1	1	1	−1	1	−1	1	1	−1	B_{1g}
—	1	−1	1	−1	1	1	−1	1	−1	1	B_{2g}
E_g	2	0	2	2	0	2	0	2	2	0	$A_{1g} + B_{1g}$
T_{2g}	3	−1	−1	−1	1	3	−1	−1	−1	1	$B_{2g} + E_g$
—	1	1	1	−1	−1	−1	−1	−1	1	1	A_{2u}
—	2	0	−2	0	0	−2	0	2	0	0	E_u
T_{1u}	3	1	−1	−1	−1	−3	−1	1	1	1	$A_{2u} + E_u$

O_h	$\Leftrightarrow$	D_{4h}
A_{1g}		A_{1g}
E_g		$A_{1g} + B_{1g}$
T_{1u}		$A_{2u} + E_u$
T_{2g}		$B_{2g} + E_g$

Conforme já referido no exemplo anterior, quando se considera a representação irredutível T_{2g} (ou outra qualquer) do grupo pontual O_h como representação do grupo D_{4h}, a (agora) representação redutível é constituída pelas representações irredutíveis B_{2g} e E_g.

7.9.3 Correlação $D_{4h}/D_4/D_{2d}$

Dependendo das suas características de simetria, um determinado grupo pontual pode ter um número reduzido de subgrupos ou, ao contrário, um grande número destes. Um exemplo de grupo pontual de origem para um grande número de subgrupos é o grupo pontual D_{4h}. A correlação $D_{4h}/D_4/D_{2d}$ constitui apenas uma pequena amostra do grande número de correlações geridas por este grupo pontual.

D_{4h}	E	$2C_4$	C_2	$2C_2'$	$2C_2''$	i	$2S_4$	...	$2\sigma_d$
D_4	E	$2C_4$	C_2	$2C_2'$	$2C_2''$	—	—	...	—
D_{2d}	E	—	C_2	$2C_2'$	—	—	$2S_4$	...	$2\sigma_d$

A correlação $D_{4h}/D_4/D_{2d}$ encontra-se representada abaixo, com os respectivos caracteres das classes de simetria do grupo pontual D_{4h} com ocorrência em pelo menos um subgrupo.

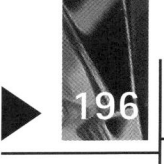

D_{4h}	E	C_4	C_2	C_2'	C_2''	S_4	$2\sigma_d$	D_4	D_{2d}
A_{1g}	1	1	1	1	1	1	1	A_1	A_1
A_{1u}	1	1	1	1	1	−1	−1	A_1	B_1
A_{2g}	1	1	1	−1	−1	1	−1	A_2	A_2
A_{2u}	1	1	1	−1	−1	−1	1	A_2	B_2
B_{1g}	1	−1	1	1	−1	−1	−1	B_1	B_1
B_{1u}	1	−1	1	1	−1	1	1	B_1	A_1
B_{2g}	1	−1	1	−1	1	−1	1	B_2	B_2
B_{2u}	1	−1	1	−1	1	1	−1	B_2	A_2
E_g	2	0	−2	0	0	0	0	E	E
E_u	2	0	−2	0	0	0	0	E	E

As correlações entre os diversos grupos de origem e seus subgrupos encontram-se disponíveis nas chamadas *tabelas de correlação*. As principais estão apresentadas nas Tabelas 7.5 a 7.29.

Tabela 7.5 Correlação do grupo pontual S_4

S_4	C_2
A	*A*
B	*A*
E	2*B*

Tabela 7.6 Correlações do grupo pontual S_6

S_6	C_3	C_i
A_g	*A*	A_g
E_g	*E*	$2A_g$
A_u	*A*	A_u
E_u	*E*	$2A_u$

Tabela 7.7 Correlações do grupo pontual S_8

S_8	C_4	C_2
A	*A*	*A*
A	*A*	*A*
E_1	*E*	2*B*
E_2	2*B*	2*A*
E_3	*E*	2*B*

Tabela 7.8 Correlações do grupo pontual C_{2h}

C_{2h}	C_2	C_s	C_i
A_g	*A*	*A'*	A_g
B_g	*B*	*A"*	A_g
A_u	*A*	*A"*	A_u
B_u	*B*	*A'*	A_u

Tabela 7.9 Correlações do grupo pontual C_{3h}

C_{3h}	C_3	C_s
A'	A	A'
E'	E	$2A'$
A''	A	A''
E''	E	$2A''$

Tabela 7.10 Correlações do grupo pontual C_{4h}

C_{4h}	C_4	S_4	C_{2h}	C_2	C_s	C_i
A_g	A	A	A_g	A	A'	A_g
B_g	B	B	A_g	A	A'	A_g
E_g	E	E	$2B_g$	$2B$	$2A''$	$2A_g$
A_u	A	A	A_u	A	A''	A_u
B_u	B	B	A_u	A	A''	A_u
E_u	E	E	$2B_u$	$2B$	$2A'$	$2A_u$

Tabela 7.11 Correlações do grupo pontual C_{5h}

C_{5h}	C_5	C_s
A'	A	A'
E_1'	E_1	$2A'$
E_2'	E_2	$2A'$
A''	A	A''
E_1''	E_1	$2A''$
E_2''	E_2	$2A''$

Tabela 7.12 Correlações do grupo pontual C_{6h}

C_{6h}	C_6	C_{3h}	S_6	C_{2h}	C_3	C_2	C_s
A_g	A	A'	A_g	A_g	A	A	A'
B_g	B	A''	A_g	B_g	A	B	A''
E_{1g}	E_1	E''	E_g	$2B_g$	E	$2B$	$2A''$
E_{2g}	E_2	E'	E_g	$2A_g$	E	$2A$	$2A'$
A_u	A	A''	A_u	A_u	A	A	A''
B_u	B	A'	A_u	B_u	A	B	A'
E_{1u}	E_1	E'	E_u	$2B_u$	E	$2B$	$2A'$
E_{2u}	E_2	E''	E_u	$2A_u$	E	$2A$	$2A''$

Tabela 7.13 Correlações do grupo pontual C_{2v}

C_{2v}	C_2	$C_s\ (\sigma(zx))$	$C_s\ (\sigma(yz))$
A_1	A	A'	A'
A_2	A	A''	A''
B_1	B	A'	A''
B_2	B	A''	A'

Tabela 7.14 Correlações do grupo pontual C_{3v}

C_{3v}	C_3	C_s
A_1	A	A'
A_2	A	A''
E	E	$A'+A''$

Tabela 7.15 Correlações do grupo pontual C_{4v}

C_{4v}	C_4	C_{2v} (σ_v)	C_{2v} (σ_d)	C_2	C_s (σ_v)	C_s (σ_d)
A_1	A	A_1	A_1	A	A'	A'
A_2	A	A_2	A_2	A	A''	A''
B_1	B	A_1	A_2	A	A'	A''
B_2	B	A_2	A_1	A	A''	A'
E	E	B_1+B_2	B_1+B_2	$2B$	$A'+A''$	$A'+A''$

Tabela 7.16 Correlações do grupo pontual C_{5v}

C_{5v}	C_5	C_s
A_1	A	A'
A_2	A	A''
E_1	E_1	$A'+A''$
E_2	E_2	$A'+A''$

Tabela 7.17 Correlações do grupo pontual C_{6v}

C_{6v}	C_6	C_{3v} (σ_v)	C_{3v} (σ_d)	C_{2v} $(\sigma_v(xz))$	C_3	C_2	C_s (σ_v)	C_s (σ_d)
A_1	A	A_1	A_1	A_1	A	A	A'	A'
A_2	A	A_2	A_2	A_2	A	A	A''	A''
B_1	B	A_1	A_2	B_1	A	A	A'	A''
B_2	B	A_2	A_1	B_2	A	A	A''	A'
E_1	E'	E	E	B_1+B_2	E	$2B$	$A'+A''$	$A'+A''$
E_2	E''	E	E	A_1+A_2	E	$2B$	$A'+A''$	$A'+A''$

Tabela 7.18 Correlações do grupo pontual D_{2h}

D_{2h}	D_2	C_{2v} $(C_2(z))$	C_{2v} $(C_2(y))$	C_{2v} $(C_2(x))$	C_{2h} $(C_2(z))$	C_{2h} $(C_2(y))$	C_{2h} $(C_2(x))$	$C_2\ (z)$	$C_2\ (y)$	$C_2\ (x)$	C_s $(\sigma(xy))$	C_s $(\sigma(zx))$	C_s $(\sigma(yz))$
A_g	A	A_1	A_1	A_1	A_g	A_g	A_g	A	A	A	A'	A'	A'
B_{1g}	B_1	A_2	B_2	B_1	A_g	B_g	B_g	A	B	B	A'	A"	A"
B_{2g}	B_2	B_1	A_2	B_2	B_g	A_g	B_g	B	A	B	A"	A'	A"
B_{3g}	B_3	B_2	B_1	A_2	B_g	B_g	A_g	B	B	A	A"	A"	A'
A_u	A	A_2	A_2	A_2	A_u	A_u	A_u	A	A	A	A"	A"	A"
B_{1u}	B_1	A_1	B_1	B_2	A_u	B_u	B_u	A	B	B	A"	A'	A'
B_{2u}	B_2	B_2	A_1	B_1	B_u	A_u	B_u	B	A	B	A'	A"	A'
B_{3u}	B_3	B_1	B_2	A_1	B_u	B_u	A_u	B	B	A	A'	A'	A"

Tabela 7.19 Correlações do grupo pontual D_{3h}

D_{3h}	C_{3h}	D_3	C_{3v}	C_{2v} ($\sigma_h \to \sigma_v(yx)$)	C_3	C_2	C_s (σ_h)	C_s (σ_v)
A_1'	A'	A_1	A_1	A_1	A	A	A'	A'
A_2'	A'	A_2	A_2	B_1	A	B	A'	A''
E'	E'	E	E	A_1+B_2	E	$A+B$	$2A'$	$A'+A''$
A_1''	A''	A_1	A_2	A_2	A	A	A''	A''
A_2''	A''	A_2	A_1	B_1	A	B	A''	A'
E''	E''	E	E	A_2+B_1	E	$A+B$	$2A''$	$A'+A''$

Tabela 7.20 Correlações do grupo pontual D_{4h}

D_{4h}	C_{2h} (C_2)	C_{2h} (C_2')	C_{2h} (C_2'')	C_2 (C_2)	C_2 (C_2')	C_2 (C_2'')	C_2 (σ_h)	C_2 (σ_v)	C_2 (σ_d)	C_i
A_{1g}	A_g	A_g	A_g	A	A	A	A'	A'	A'	A_g
A_{2g}	A_g	B_g	B_g	A	B	B	A'	A''	A''	A_g
B_{1g}	A_g	A_g	B_g	A	A	B	A'	A'	A''	A_g
B_{2g}	A_g	B_g	A_g	A	B	A	A'	A''	A'	A_g
E_g	$2B_g$	A_g+B_g	A_g+B_g	$2B$	$A+B$	$A+B$	$2A''$	$A'+A''$	$A'+A''$	$2A_g$
A_{1u}	A_u	A_u	A_u	A	A	A	A''	A''	A''	A_u
A_{2u}	A_u	B_u	B_u	A	B	B	A''	A'	A'	A_u
B_{1u}	A_u	A_u	B_u	A	A	B	A''	A''	A'	A_u
B_{2u}	A_u	B_u	A_u	A	B	A	A''	A'	A''	A_u
E_u	$2B_u$	A_u+B_u	A_u+B_u	$2B$	$A+B$	$A+B$	$2A'$	$A'+A''$	$A'+A''$	$2A_u$

Tabela 7.20 (cont.) Correlações do grupo pontual D_{4h}

D_{4h}	D_4	D_{2d} ($C_2' \rightarrow C_2'$)	D_{2d} ($C_2' \rightarrow C_2''$)	C_{4v}	C_{4h}	D_{2h} (C_2')	D_{2h} (C_2'')	C_4	S_4
A_{1g}	A_1	A_1	A_1	A_1	A_g	A_g	A_g	A	A
A_{2g}	A_2	A_2	A_2	A_2	A_g	B_{1g}	B_{1g}	A	A
B_{1g}	B_1	B_1	B_2	B_1	B_g	A_g	B_{1g}	B	B
B_{2g}	B_2	B_2	B_1	B_2	B_g	B_{1g}	A_g	B	B
E_g	E	E	E	E	E_g	$B_{2g}+B_{3g}$	$B_{2g}+B_{3g}$	E	E
A_{1u}	A_1	B_1	B_1	A_2	A_u	A_u	A_u	A	B
A_{2u}	A_2	B_2	B_2	A_1	A_u	B_{1u}	B_{1u}	A	B
B_{1u}	B_1	A_1	A_2	B_2	B_u	A_u	B_{1u}	B	A
B_{2u}	B_2	A_2	A_1	B_1	B_u	B_{1u}	A_u	B	A
E_u	E	E	E	E	E_u	$B_{2u}+B_{3u}$	$B_{2u}+B_{3u}$	E	E

Tabela 7.20 (final) Correlações do grupo pontual D_{4h}

D_{4h}	D_2 (C_2')	D_2 (C_2'')	C_{2v} (C_2, σ_v)	C_{2v} (C_2, σ_d)	C_{2v} (C_2')	C_{2v} (C_2'')
A_{1g}	A	A	A_1	A_1	A_1	A_1
A_{2g}	B_1	B_1	A_2	A_2	B_1	B_1
B_{1g}	A	B_1	A_1	A_2	A_1	B_1
B_{2g}	B_1	A	A_2	A_1	B_1	A_1
E_g	B_2+B_3	B_2+B_3	B_1+B_2	B_1+B_2	A_2+B_2	A_2+B_2
A_{1u}	A	A	A_2	A_2	A_2	A_2
A_{2u}	B_1	B_1	A_1	A_1	B_2	B_2
B_{1u}	A	B_1	A_2	A_1	A_2	B_2
B_{2u}	B_1	A	A_1	A_2	B_2	A_2
E_u	B_2+B_3	B_2+B_3	B_1+B_2	B_1+B_2	A_1+B_1	A_1+B_1

Tabela 7.21 Correlações do grupo pontual D_{5h}

D_{5h}	D_5	C_{5v}	C_{5h}	C_5	C_{2v} ($\sigma_h \rightarrow \sigma(zx)$)	C_2	C_s (σ_h)	C_s (σ_v)
A_1'	A_1	A_1	A'	A	A_1	A	A'	A'
A_2'	A_2	A_2	A'	A	B_1	B	A'	A''
E_1'	E_1	E_1	E_1'	E_1	A_1+B_1	$A+B$	$2A'$	$A'+A''$
E_2'	E_2	E_2	E_2'	E_2	A_1+B_1	$A+B$	$2A'$	$A'+A''$
A_1''	A_1	A_2	A''	A	A_2	A	A''	A''
A_2''	A_2	A_1	A''	A	B_2	B	A''	A'
E_1''	E_1	E_1	E_1''	E_1	A_2+B_2	$A+B$	$2A''$	$A'+A''$
E_2''	E_2	E_2	E_2''	E_2	A_2+B_2	$A+B$	$2A''$	$A'+A''$

Tabela 7.22 Correlações do grupo pontual D_{6h}

D_{6h}	C_2	C_2 (C_2')	C_2 (C_2'')	C_s (σ_h)	C_s (σ_d)	C_s (σ_v)	C_i
A_{1g}	A	A	A	A'	A'	A'	A_g
A_{2g}	A	B	B	A'	A''	A''	A_g
B_{1g}	B	A	A	A''	A'	A''	A_g
B_{2g}	B	B	B	A''	A''	A'	A_g
E_{1g}	$2B$	$A+B$	$A+B$	$2A''$	$A'+A''$	$A'+A''$	$2A_g$
E_{2g}	$2A$	$A+B$	$A+B$	$2A'$	$A'+A''$	$A'+A''$	$2A_g$
A_{1u}	A	A	A	A''	A''	A''	A_u
A_{2u}	A	B	B	A''	A'	A'	A_u
B_{1u}	B	A	A	A'	A''	A'	A_u
B_{2u}	B	B	B	A'	A'	A''	A_u
E_{1u}	$2B$	$A+B$	$A+B$	$2A'$	$A'+A''$	$A'+A''$	$2A_u$
E_{2u}	$2A$	$A+B$	$A+B$	$2A''$	$A'+A''$	$A'+A''$	$2A_u$

Tabela 7.22 (cont.) Correlações do grupo pontual D_{6h}

D_{6h}	D_6	D_{3h} (C_2')	D_{3h} (C_2'')	C_{6v}	C_{6h}	D_{3d} (C_2'')	D_{3d} (C_2')	D_{2h}
A_{1g}	A_1	A_1'	A_1'	A_1	A_g	A_{1g}	A_{1g}	A_g
A_{2g}	A_2	A_2'	A_2'	A_2	A_g	A_{2g}	A_{2g}	B_{1g}
B_{1g}	B_1	A_1''	A_2''	B_2	B_g	A_{2g}	A_{1g}	B_{2g}
B_{2g}	B_2	A_2''	A_1''	B_1	B_g	A_{1g}	A_{2g}	B_{3g}
E_{1g}	E_1	E''	E''	E_1	E_{1g}	E_g	E_g	$B_{2g}+B_{3g}$
E_{2g}	E_2	E'	E'	E_2	E_{2g}	E_g	E_g	A_g
A_{1u}	A_1	A_1''	A_1''	A_2	A_u	A_{1u}	A_{1u}	A_u
A_{2u}	A_2	A_2''	A_2''	A_1	A_u	A_{2u}	A_{2u}	B_{1u}
B_{1u}	B_1	A_1'	A_2'	B_1	B_u	A_{2u}	A_{1u}	B_{2u}
B_{2u}	B_2	A_2'	A_1'	B_2	B_u	A_{1u}	A_{2u}	B_{3u}
E_{1u}	E_1	E'	E'	E_1	E_{1u}	E_u	E_u	$B_{2u}+B_{3g}$
E_{2u}	E_2	E''	E''	E_2	E_{2u}	E_u	E_u	A_u

Tabela 7.22 (cont.) Correlações do grupo pontual D_{6h}

D_{6h}	C_6	C_{3h}	D_3 (C_2')	D_3 (C_2'')	C_{3v} (σ_v)	C_{3v} (σ_d)	S_6	D_2
A_{1g}	A	A'	A_1	A_1	A_1	A_1	A_g	A
A_{2g}	A	A'	A_2	A_2	A_2	A_2	A_g	B_1
B_{1g}	B	A''	A_1	A_2	A_2	A_1	A_g	B_2
B_{2g}	B	A''	A_2	A_1	A_1	A_2	A_g	B_3
E_{1g}	E_1	E''	E	E	E	E	E_g	B_2+B_3
E_{2g}	E_2	E'	E	E	E	E	E_g	A
A_{1u}	A	A''	A_1	A_2	A_2	A_2	A_u	A
A_{2u}	A	A''	A_2	A_1	A_1	A_1	A_u	B_1
B_{1u}	B	A'	A_1	A_1	A_1	A_2	A_u	B_2
B_{2u}	B	A'	A_2	A_2	A_2	A_1	A_u	B_3
E_{1u}	E_1	E'	E	E	E	E	E_u	B_2+B_3
E_{2u}	E_2	E''	E	E	E	E	E_u	A

Tabela 7.22 (final) Correlações do grupo pontual D_{6h}

D_{6h}	C_{2v} (C_2')	C_{2v} (C_2")	C_{2h} (C_2)	C_{2h} (C_2')	C_{2h} (C_2")	C_3
A_{1g}	A_1	A_1	A_g	A_g	A_g	A
A_{2g}	B_1	B_1	A_g	B_g	B_g	A
B_{1g}	A_2	B_2	B_g	A_g	B_g	A
B_{2g}	B_2	A_2	B_g	B_g	A_g	A
E_{1g}	A_2+B_2	A_2+B_2	$2B_g$	A_g+B_g	A_g+B_g	E
E_{2g}	A_1+B_1	A_1+B_1	$2A_g$	A_g+B_g	A_g+B_g	E
A_{1u}	A_2	A_2	A_u	A_u	A_u	A
A_{2u}	B_2	B_2	A_u	B_u	B_u	A
B_{1u}	A_1	B_1	B_u	B_u	B_u	A
B_{2u}	B_1	A_1	B_u	A_u	A_u	A
E_{1u}	A_1+B_1	A_1+B_1	$2B_u$	A_u+B_u	A_u+B_u	E
E_{2u}	A_2+B_2	A_2+B_2	$2A_u$	A_u+B_u	A_u+B_u	E

Tabela 7.23 Correlações do grupo pontual D_{2d}

D_{2d}	S_4	D_2 ($C_2(z)$)	C_{2v}	C_2 (C_2)	C_2 (C_2')	C_s
A_1	A	A	A_1	A	A	A'
A_2	A	B_1	A_2	A	B	A''
B_1	B	A	A_2	A	A	A''
B_2	B	B_1	A_1	A	B	A'
E	E	B_2+B_3	B_1+B_2	$2B$	$A+B$	$A'+A''$

Tabela 7.24 Correlações do grupo pontual D_{3d}

D_{3d}	D_3	C_{3v}	S_6	C_3	C_{2h}	C_2	C_s	C_i
A_{1g}	A_1	A_1	A_g	A	A_g	A	A'	A_g
A_{2g}	A_2	A_2	A_g	A	B_g	B	A''	A_g
E_g	E	E	E_g	E	A_g+B_g	$A+B$	$A'+A''$	$2A_g$
A_{1u}	A_1	A_2	A_u	A	A_u	A	A''	A_u
A_{2u}	A_2	A_1	A_u	A	B_u	B	A'	A_u
E_u	E	E	E_u	E	A_u+B_u	$A+B$	$A'+A''$	$2A_u$

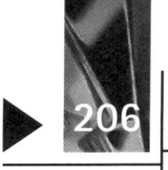

Tabela 7.25 Correlações do grupo pontual D_{4d}

D_{4d}	D_4	C_{4v}	S_8	C_4	C_{2v}	C_2 (C_2)	C_2 (C_2')	C_s
A_1	A_1	A_1	A	A	A_1	A	A	A'
A_2	A_2	A_2	A	A	A_2	A	B	A''
B_1	A_1	A_2	B	A	A_2	A	A	A''
B_2	A_2	A_1	B	A	A_1	A	B	A'
E_1	E	E	E_1	E	B_1+B_2	$2B$	$A+B$	$A'+A''$
E_2	B_1+B_2	B_1+B_2	E_2	$2B$	A_1+A_2	$2A$	$A+B$	$A'+A''$
E_3	E	E	E_3	E	B_1+B_2	$2B$	$A+B$	$A'+A''$

Tabela 7.26 Correlações do grupo pontual D_{5d}

D_{5d}	D_5	C_{5v}	C_5	C_2	C_s	C_i
A_{1g}	A_1	A_1	A	A	A'	A_g
A_{2g}	A_2	A_2	A	B	A''	A_g
E_{1g}	E_1	E_1	E_1	$A+B$	$A'+A''$	$2A_g$
E_{2g}	E_2	E_2	E_2	$A+B$	$A'+A''$	$2A_g$
A_{1u}	A_1	A_2	A	A	A''	A_u
A_{2u}	A_2	A_1	A	B	A'	A_u
E_{1u}	E_1	E_1	E_1	$A+B$	$A'+A''$	$2A_u$
E_{2u}	E_2	E_2	E_2	$A+B$	$A'+A''$	$2A_u$

Tabela 7.27 Correlações do grupo pontual D_{6d}

D_{6d}	D_6	C_{6v}	C_6	D_{2d}	D_3	C_{3v}	D_2	C_{2v}	S_4	C_3	C_2 (C_2)	C_2 (C_2')	C_s
A_1	A_1	A_1	A	A_1	A_1	A_1	A	A_1	A	A	A	A	A'
A_2	A_2	A_2	A	A_2	A_2	A_2	B_1	A_2	A	A	A	B	A''
B_1	A_1	A_2	A	B_1	A_1	A_2	A	A_2	B	A	A	A	A''
B_2	A_2	A_1	A	B_2	A_2	A_1	B_1	A_1	B	A	A	B	A'
E_1	E_1	E_1	E_1	E	E	E	B_2+B_3	B_1+B_2	E	E	$2B$	$A+B$	$A'+A''$
E_2	E_2	E_2	E_2	B_1+B_2	E	E	$A+B_1$	A_1+A_2	$2B$	E	$2A$	$A+B$	$A'+A''$
E_3	B_1+B_2	B_1+B_2	$2B$	E	A_1+A_2	A_1+A_2	B_2+B_3	B_1+B_2	E	$2A$	$2B$	$A+B$	$A'+A''$
E_4	E_2	E_2	E_2	A_1+A_2	E	E	$A+B_1$	A_1+A_2	$2A$	E	$2A$	$A+B$	$A'+A''$
E_5	E_1	E_1	E_1	E	E	E	B_2+B_3	B_1+B_2	E	E	$2B$	$A+B$	$A'+A''$

Tabela 7.28 Correlações do grupo pontual O_h

O_h	T_d	D_{4h}	D_{3d}
A_{1g}	A_1	A_{1g}	A_{1g}
A_{2g}	A_2	B_{1g}	A_{2g}
E_g	E	$A_{1g}+B_{1g}$	E_g
T_{1g}	T_1	$A_{2g}+E_g$	$A_{2g}+E_g$
T_{2g}	T_2	$B_{2g}+E_g$	$A_{1g}+E_g$
A_{1u}	A_2	A_{1u}	A_{1u}
A_{2u}	A_1	B_{1u}	A_{2u}
E_u	E	$A_{1u}+B_{1u}$	E_u
T_{1u}	T_2	$A_{2u}+E_u$	$A_{2u}+E_u$
T_{2u}	T_1	$B_{2u}+E_u$	$A_{1u}+E_u$

Tabela 7.29 Correlações do grupo pontual T_d

T_d	D_{2d}	C_{3v}	S_4	D_2	C_{2v}	C_3	C_2	C_s
A_1	A_1	A_1	A	A	A_1	A	A	A'
A_2	B_1	A_2	B	A	A_2	A	A	A''
E	A_1+B_1	E	$A+B$	$2A$	A_1+A_2	E	$2A$	$A'+A''$
T_1	A_2+E	A_2+E	$A+E$	$B_1+B_2+B_3$	$A_2+B_1+B_2$	$A+E$	$A+2B$	$A'+2A''$
T_2	B_2+E	A_1+E	$B+E$	$B_1+B_2+B_3$	$A_1+B_1+B_2$	$A+E$	$A+2B$	$2A'+A''$

7.9.4 Decréscimo de simetria $T_d \rightarrow C_{3v} \rightarrow C_{2v}$

Na Seção 7.9.1. foi analisada a correlação T_d/C_{3v}, demonstrada na Tabela 7.29 também em relação ao grupo pontual C_{2v}, entre outros. Correlações entre grupos de origem e seus subgrupos expressam também as consequências do decréscimo de simetria de moléculas pertencentes a grupos pontuais de alta simetria, onde o processo (diminuição da simetria) origina novos grupos pontuais, cujas espécies de simetria, no entanto, devem guardar uma relação genética com as espécies do grupo pontual de maior ordem, ou de origem. Esta relação pode ser visualizada com base nos estiramentos S—O do anion SO_4^{2-} "livre" e do mesmo anion complexado. O decréscimo de simetria gradual pode ser acompanhado através dos espectros de infravermelho das espécies envolvidas: no sal $Co^{II}SO_4$, o anion sulfato apresenta simetria tetraédrica, gerando apenas uma intensa banda de absorção de espécie T_2, correspondente aos estiramentos S—O com grau de degeneração igual a três (ν_3, da Figura 7.16). A complexação do átomo de cobalto por um átomo de oxigênio no cátion complexo $[(NH_3)_5CoSO_4]^+$ torna equivalentes apenas três dos quatro átomos de oxigênio do íon sulfato, reduzindo a sua simetria* de T_d para C_{3v}. Finalmente, no complexo $[\{(NH_3)_4Co\}_2\text{-}\mu\text{-}(NH_2, SO_4)]^{3+}$ dois dos quatro átomos de oxigênio do anion sulfato atuam como ponte entre os íons Co^{3+}, o que diminui a sua simetria local (em relação ao complexo anterior) para C_{2v}, uma vez que apenas duas ligações S–O mantêm a equivalência. Este decréscimo de simetria conserva uma relação genética entre as espécies de simetria do grupo de origem, T_d, e seus subgrupos C_{3v} e C_{2v}, conforme se encontra demonstrado na Tabela 7.30, que demonstra o desdobramento da espécie T_2, do grupo de origem, em espécies equivalentes dos subgrupos C_{3v} e C_{2v} (ver tabelas de caracteres dos grupos pontuais envolvidos e Tabela 7.29). Nota-se que, enquanto A_1 se mantém nos dois subgrupos, com modificações nos caracteres da polarizabilidade (e com atividade no infravermelho, ao contrário do grupo de origem), T_2 desdobra-se em A_1 + E, em C_{3v}, e E, por sua vez, em $B_1 + B_2$, em C_{2v}.

Tabela 7.30 Desdobramento das espécies de simetria $T_d \rightarrow C_{3v} \rightarrow C_{2v}$

T_d	$\Rightarrow$	C_{3v}	$\Rightarrow$	C_{2v}
$T_2 \equiv (x, y, z)$		$A_1 - (z)$		$A_1 - (z)$
		$E = (x, y)$		$B_1 - (x)$
				$B_2 - (y)$
$A_1 - (x^2 + y^2 + z^2)$		$A_1 - (x^2 + y^2, z^2)$		$A_1 - (x^2, y^2, z^2)$

A partir de uma única banda do ligante no estado livre, originam-se bandas ν(SO) adicionais, devido ao decréscimo de simetria e ao consequente aumento do número de espécies de simetria dos subgrupos. A Tabela 7.31 apresenta um resumo dos dados referentes a esta determinação. O decréscimo de simetria $T_d \Rightarrow C_{3v}$ ocorre em virtude da perda de três (dos quatro) eixos C_3 do grupo pontual T_d (desordem *trigonal*); a perda deste eixo em C_{3v} causa o decréscimo da sua simetria para C_{2v}. O grupo pontual T_d pode ter sua simetria reduzida diretamente para C_{2v}, quando, devido à desordem *rômbica*, mantém-se apenas um dos seus três eixos rotacionais duplos. O grupo pontual D_{2d}, primeiro subgrupo da Tabela 7.29, origina-se também de T_d por extinção do eixo S_4 deste (desordem *diagonal*). As três perturbações (ou desordens) mais comuns no *octaedro* são a *tetragonal*, a *trigonal* e a *rômbica*, e os subgrupos pontuais resultantes são D_{4h}, D_{3d} e D_{2h}, respectivamente. Estes detalhes já foram abordados na Seção 3.14 e subsequentes, do Capítulo 3 (Decréscimo de simetria e subgrupos).

* Aqui está se considerando a *simetria local* do ligante SO_4^{2-}. Ver discussão na Seção 8.6 do Capítulo 8.

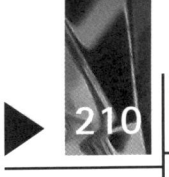

Tabela 7.31 Decréscimo de simetria do íon SO_4^{2-}

Composto	Estrutura	Grupo pontual	Bandas	Espécie ν(SO)
$Co^{II}SO_4$	SO_4^{2-}	T_d	1	T_2 (A_1: IV inativa)
$[(NH_3)_5CoSO_4]^+$	$O_3SO{-}Co$	C_{3v}	3	$2A_1 + E$
$[\{(NH_3)_4Co\}_2$ μ-$(NH_2, SO_4)]^{3+}$	$O_2S(O{-}Co)_2$	C_{2v}	4	$2A_1 + B_1 + B_2$

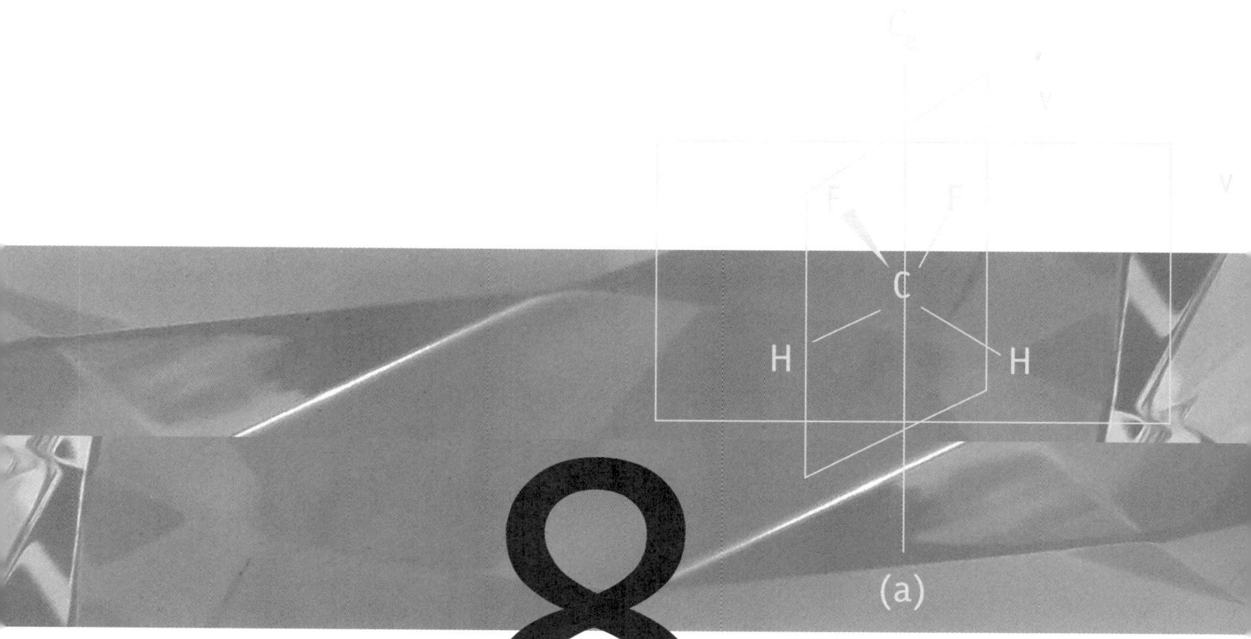

8

ATIVIDADE NO IV DE COMPLEXOS CARBONÍLICOS

8.1 ▸ CÁLCULOS DOS ESTIRAMENTOS CO

A utilização mais importante de espectros no infravermelho no laboratório inorgânico está provavelmente relacionada com o reconhecimento de estruturas e com o esclarecimento de ligações de complexos carbonílicos e seus derivados. Neste contexto a interpretação de espectros é simplificada quando se analisa os estiramentos **CO** e não os estiramentos M–C, das ligações M–CO. Os primeiros produzem bandas intensas e definidas, que aparecem bem separadas do restante das vibrações fundamentais da molécula. Ao contrário, as bandas correspondentes aos estiramentos M–C encontram-se na mesma região de outros tipos de vibrações (como das deformações M–C–O, por exemplo), tornando difícil a sua ordenação. Além disso, vibrações moleculares classificadas como "estiramentos M–C" frequentemente não correspondem a estas formas vibracionais puras.

A derivação da ordem da ligação M–C a partir da localização das bandas CO baseia-se no pressuposto de uma valência constante para o átomo de carbono. O aumento da ordem da ligação M–C deve produzir uma diminuição proporcional da ordem da ligação CO, com consequente decréscimo da frequência vibracional do estiramento CO. Por comparação direta das frequências dos estiramentos CO de metal-carbonilas e de CO livre, obtém-se dados qualitativos importantes: a molécula CO apresenta uma frequência vibracional de 2143 cm^{-1}. As frequências dos estiramentos dos grupos CO terminais, em complexos carbonílicos neutros, encontram-se na região entre 2125 – 1850 cm^{-1}, evidenciando uma diminuição da *ordem* da ligação CO (as frequências podem cair para valores ainda mais baixos, se forem introduzidas modificações nas carbonilas, capazes de intensificar o sinergismo da ligação M–C).

A presença de pontes CO, duplas ou triplas, pode também ser reconhecida a partir dos espectros no infravermelho. Em concordância com o caráter de dupla ligação, a frequência vibracional de grupos CO "cetônicos" (μ-CO, ponte simples) cai para valores situados entre 1750 – 1850 cm^{-1}. Para grupos CO com função de ponte tripla (μ_3-CO), a frequência dos estiramentos CO em moléculas neutras oscila entre 1620 e 1730 cm^{-1}.

Além das propriedades mencionadas, a **frequência**, o **número** e a **intensidade** das bandas permitem também a determinação de simetrias moleculares, a comprovação de isômeros de conformação (confôrmeros), a determinação de ângulos de ligação e o cálculo de constantes de força da ligação carbonílica. A seguir demonstraremos como se pode calcular, com base em considerações matemáticas e de simetria, o número de estiramentos CO em espectros no IV para diferentes compostos. Para fins operacionais, é aconselhada a medição de espectros em solução, apesar da interferência do solvente em alguns casos. Os cálculos serão realizados para complexos representativos dos princípios estruturais *octaédrico*, *trigonal bipiramidal* e *tetraédrico*. Ao final do capítulo discutiremos brevemente a aplicação do *método da simetria local*.

8.2 ▸ METAL-CARBONILAS COM PRINCÍPIO ESTRUTURAL OCTAÉDRICO

8.2.1 $M(CO)_6$

Neste primeiro exemplo abordaremos as duas maneiras de considerar o problema: a análise *completa* e a forma *simplificada*, que consiste em trabalhar apenas com as coordenadas internas (Δr) dos grupos CO. A primeira forma de abordagem será tratada resumidamente.

8.2.1.1 Análise completa

Para tanto, considera-se todos os átomos que constituem a molécula: 13 massas pontuais, 39 vetores ou graus de liberdade (G) e 3N − 6 = 33 graus de liberdade vibracionais (V). Além disto, 12 coordenadas internas Δr para estiramentos M–C e CO. Inicialmente determina-se a representação redutível total Γ_{rg}, a representação redutível de todas as vibrações Γ_{rv} e a representação redutível dos estiramentos $\Gamma_{r(est.)}$. A representação redutível total Γ_{rg} pode ser determinada para cada classe de simetria mediante uso da equação já conhecida $\chi_{r(K)} = \pm N_R.(2\cos\phi + 1)$. A seguir ilustraremos o cálculo dos caracteres redutíveis das classes C_4 $\{\chi_r(C_4)\}$ e S_4 $\{\chi_r(S_4)\}$ para a molécula octaédrica $M(CO)_6$. A Figura 8.1 apresenta os três eixos rotacionais C_4 para um complexo hexacarbonílico. Os três eixos conjugados contêm os seis elementos de simetria da classe: C_4 e C_4^3 por eixo ($C_4^2 = C_2$; $C_4^4 = E$, Identidade).

O número de átomos cuja posição no espaço não sofre modificação quando se opera qualquer um dos três eixos C_4 (giro de 90°) é igual a 5, dois grupos lineares CO e o átomo central. O caráter redutível de C_4, $\chi_r(C_4)$, é igual a:

$$\chi_r(C_4) = N_R.(2\cos\phi + 1) = 5.(2\cos 90^\circ + 1) = 5.$$

Os três eixos de rotação-espelhamento formadores da classe S_4 coincidem com os três eixos rotacionais C_4 para moléculas octaédricas (Figura 8.1) e contêm os seis elementos de simetria da classe, S_4 e S_4^3 por eixo ($S_4^2 = C_2$; $S_4^4 = E$, Identidade). Ao se executar a operação de simetria S_4 (giro de 90° seguido de espelhamento no plano central da molécula) em qualquer um dos três eixos S_4, apenas um átomo – o átomo central – não modifica sua posição. O caráter redutível da classe S_4 será o caráter redutível para qualquer um dos três eixos conjugados:

$$\chi_r(S_4) = -N_R.(2\cos\phi + 1) = -1.(2\cos 270^\circ + 1) = -1.$$

A representação Γ_{rv} é calculada diminuindo-se de Γ_{rg} a representação redutível das Translações Γ_{rt}, mais a representação redutível das Rotações Γ_{rr}, iguais, respectivamente, à soma

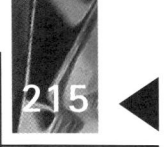

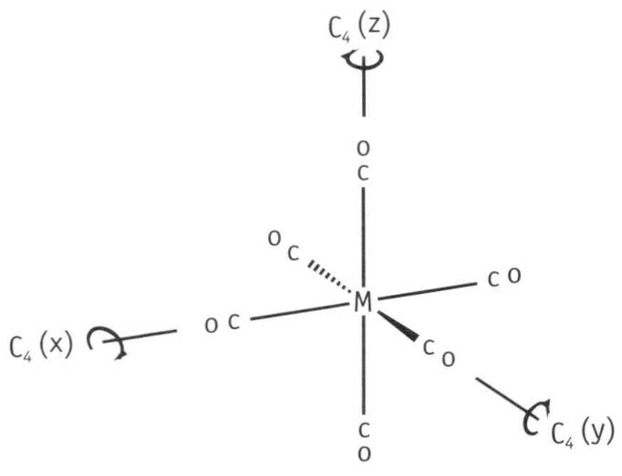

Figura 8.1 Os três eixos rotacionais C_4 na molécula octaédrica $M(CO)_6$.

dos caracteres irredutíveis das espécies em que aparecem translações e rotações, para cada classe de simetria, na tabela de caracteres do grupo pontual O_h. A representação reduzível dos estiramentos $\Gamma_{r(est.)}$ é calculada operando-se os elementos de simetria do grupo pontual às 12 coordenadas internas Δr (variação de comprimentos de ligação) para os estiramentos M–C e CO (a representação reduzível para uma determinada classe é o número de coordenadas internas inalteradas). A representação reduzível das deformações (M–CO, C–M–C), $\Gamma_{r(def.)}$ pode ser calculada diminuindo $\Gamma_{r(est.)}$ de Γ_{rv}, método mais eficiente (conforme já foi discutido) do que utilizar as coordenadas internas $\Delta\alpha$, relacionadas com a variação dos ângulos de ligação. Como se pode observar, neste primeiro tratamento foram incluídas também as 6 coordenadas Δr para os estiramentos **M–C**. Obtém-se os dados tabelados abaixo, para Γ_{rg}, Γ_{rv}, $\Gamma_{r(est.)}$ e $\Gamma_{r(def.)}$:

O_h	E	$8C_3$	$6C_2$	$6C_4$	$3C_2$	i	$6S_4$	$8S_6$	$3\sigma_h$	$6\sigma_d$
Γ_{rg}	39	0	−1	5	−5	−3	−1	0	9	5
Γ_{rv}	33	0	1	3	−3	−3	−1	0	9	5
$\Gamma_{r(est.)}$	12	0	0	4	4	0	0	0	8	4
$\Gamma_{r(def.)}$	21	0	1	−1	−7	−3	−1	0	1	1

Neste ponto, como já foi visto em exemplos anteriores, o procedimento mais rápido consiste em reduzir Γ_{rv} e $\Gamma_{r(est.)}$, determinando-se a representação irredutível dos graus de liberdade vibracionais, Γ_{iv}, e dos estiramentos, $\Gamma_{i(est.)}$. A representação irredutível das deformações, $\Gamma_{i(def.)}$, encontra-se pela diferença: $\Gamma_{i(def.)} = \Gamma_{iv} - \Gamma_{i(est.)}$. Uma outra opção de resolução nesta primeira abordagem consiste em reduzir inicialmente a representação reduzível Γ_{rg} da tabela acima (em vez de Γ_{rv}), obtendo-se a representação irredutível Γ_{ig} para todos os graus de liberdade da molécula $M(CO)_6$:

$$\Gamma_{ig} = 2A_{1g} + 2E_g + 2T_{1g} + 2T_{2g} + 5T_{1u} + 2T_{2u} \quad \text{(39 graus de liberdade)}$$

Da tabela de caracteres do grupo pontual O_h obtém-se diretamente a representação irredutível das translações e das rotações: $\Gamma_{it} = T_{1g}$; $\Gamma_{rr} = T_{1u}$ (total = 6 graus de liberdade).

A representação irredutível de todas as vibrações, Γ_{iv}, é obtida diminuindo-se Γ_{it} e Γ_{rr} de Γ_{ig}:

$$\Gamma_{iv} = 2A_{1g} + 2E_g + T_{1g} + 2T_{2g} + 4T_{1u} + 2T_{2u} \quad \text{(33 graus de liberdade)}$$

Da tabela de caracteres do grupo pontual O_h (terceira e quarta colunas) obtém-se os dados sobre a atividade das espécies no infravermelho e Raman (IV, RA):

$$\Gamma_{iv}\ (IV) = 4T_{1u};\ \Gamma_{iv}\ (RA) = 2A_{1g} + 2E_g + 2T_{2g}$$

$$\Gamma_{iv}\ (IA) = T_{1g} + 2T_{2u} \quad (\mathbf{IA} = \text{IV } \mathbf{e} \text{ RA})$$

A representação irredutível dos estiramentos $\Gamma_{i(est.)}$, obtida por redução de $\Gamma_{r(est.)}$, é:

$$\Gamma_{i(est.)} = 2A_{1g} + E_g + 2T_{1u}$$

$$\Gamma_{i(est.)}(IV) = 2T_{1u}; \quad \Gamma_{i(est.)}(RA) = 2A_{1g} + E_g$$

As representações irredutíveis das deformações são obtidas subtraindo-se $\Gamma_{i(est.)}$ de Γ_{iv}:

$$\Gamma_{i(def.)} = \Gamma_{iv} - \Gamma_{i(est.)} = E_g + T_{1g} + 2T_{2g} + 2T_{1u} + 2T_{2u}$$

$$\Gamma_{i(def.)}(IV) = 2T_{1u}; \quad \Gamma_{i(def.)}(RA) = E_g + 2T_{2g}.$$

Hexacarbonilas metálicas como $Cr(CO)_6$, por exemplo, mostram no espectro de infravermelho quatro bandas referentes a dois grupos de estiramentos da espécie T_{1u} (tripla degeneração), em 2000 (ν(CO)) e 441 cm^{-1} (ν(MC)), e a dois grupos de deformações também pertencentes à espécie T_{1u}, situadas em 668 (δ(MCO)) e 98 cm^{-1} (δ(CMC)).

8.2.1.2 Análise parcial

Esta forma alternativa de cálculo (simplificada) restringe-se apenas aos **estiramentos CO**, sem considerar os demais estiramentos e/ou deformações da molécula. Em consequência, dispensa os cálculos anteriores, já que analisa os efeitos dos operadores do grupo pontual da molécula somente sobre as coordenadas internas Δr dos estiramentos *CO*. Para uma determinada classe de simetria, o caráter redutível é o número de coordenadas Δr cujas posições não se modificam quando da realização da operação (o que, por sua vez, corresponde ao caráter redutível da respectiva *matriz*). Operando-se as diferentes classes de simetria do grupo pontual $\boldsymbol{O_h}$ sobre as seis coordenadas internas Δr-CO (Δr_1, Δr_2, Δr_3, Δr_4, Δr_5, Δr_6) obtém-se os caracteres redutíveis dos estiramentos CO. As coordenadas internas Δr-CO localizam-se nas ligações C–O, portanto o número de coordenadas Δr inalteradas corresponde ao número de carbonilas cuja posição não se modifica para uma determinada operação de simetria da molécula octaédrica $M(CO)_6$. Para exemplificar, consideremos a representação da molécula $M(CO)_6$ da Figura 8.2, na qual os números identificam os seis grupos CO: a operação de qualquer um dos três planos especulares horizontais σ_h não altera a posição das quatro carbonilas que coincidem com estes planos (2,3,4,5; 1,3,6,5; 1,2,6,4).

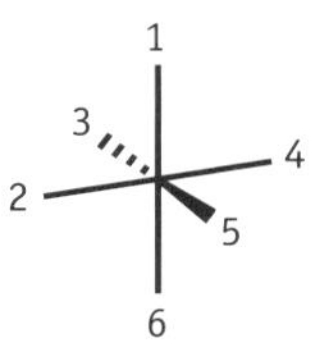

Figura 8.2 Representação da molécula $M(CO)_6$.

Os caracteres redutíveis dos estiramentos CO para as diversas classes de simetria de $M(CO)_6$ são:

O_h	E	$8C_3$	$6C_2$	$6C_4$	$3C_2$	i	$6S_4$	$8S_6$	$3\sigma_h$	$6\sigma_d$
$\Gamma_{r(est.)}$	6	0	0	2	2	0	0	0	4	2

Reduzindo-se para todas as espécies do grupo pontual O_h, determina-se as representações irredutíveis:

$$A_{1g} = 1/48\ [1.1.6 + 6.1.2 + 3.1.2 + 3.1.4 + 6.1.2] = 1$$

$$A_{2g} = 1/48\ [1.1.6 + 6.(-1).2 + 3.1.2 + 3.1.4 + 6.(-1).2] = 0$$

$$E_g = 1/48\ [1.2.6 + 3.2.2 + 3.2.4] = 1$$

$$T_{1g} = 1/48\ [1.3.6 + 6.1.2 + 3.(-1).2 + 3.(-1).4 + 6.(-1).2] = 0$$

$$T_{2g} = 1/48\ [1.3.6 + 6.(-1).2 + 3.(-1).2 + 3.(-1).4 + 6.1.2] = 0$$

$$A_{1u} = 1/48\ [1.1.6 + 6.1.2 + 3.1.2 + 3.(-1).4 + 6.(-1).2] = 0$$

$$A_{2u} = 1/48\ [1.1.6 + 6.(-1).2 + 3.1.2 + 3.(-1).4 + 6.1.2] = 0$$

$$E_u = 1/48\ [1.2.6 + 3.2.2 + 3.(-2).4] = 0$$

$$T_{1u} = 1/48\ [1.3.6 + 6.1.2 + 3.(-1).2 + 3.1.4 + 6.1.2] = 1$$

$$T_{2u} = 1/48\ [1.3.6 + 6.(-1).2 + 3.(-1).2 + 3.1.4 + 6.(-1).2] = 0$$

$$\Gamma_{i(est.)} = \Gamma_{i(\nu CO)} = A_{1g} + E_g + T_{1u};$$

$$\Gamma_{i(\nu CO)}\ (IV) = T_{1u}$$

Notar que as espécies encontradas diferem daquelas determinadas anteriormente apenas quanto à *quantidade*, já que aqui não foram consideradas as coordenadas internas Δr-M–C.

Espectros no IV de complexos *neutros* metal-hexacarbonila apresentam uma intensa banda de absorção ν(CO) de espécie T_{1u}, situada aproximadamente em 2000 cm^{-1}. Em complexos *catiônicos* a banda desloca-se para regiões de maior freqüência, em *anions* a freqüência de absorção é menor do que 2000 cm^{-1} {$Mn(CO)_6^+$: 2090; $V(CO)_6^-$: 1860)}.

8.2.2 $M(CO)_5X$; Grupo Pontual C_{4v}

Representação redutível dos estiramentos CO ($\Gamma_{r(est.)} = \Gamma_{r(\nu CO)}$)

C_{4v}	E	$2C_4$	C_2	$2\sigma_v$	$2\sigma_d$
$\Gamma_{r(\nu CO)}$	5	1	1	3	1

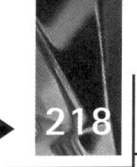

Representação irredutível $\Gamma_{i(\nu CO)}$ (fórmula de redução):

$$\Gamma_{i(\nu CO)} = 2A_1 + B_1 + E$$

$$\Gamma_{i(\nu CO)}\,(IV) = 2A_1 + E$$

Carbonilas do tipo $M(CO)_5X$ mostram no espectro de infravermelho três bandas $\nu(CO)$ pertencentes às espécies $2A_1 + E$. A frequência da banda que corresponde ao estiramento da carbonila **axial** (da espécie A_1), depende da acidez π do ligante não carbonílico: para dois ligantes X_A e X_B, aquele com caráter π-ácido mais pronunciado enfraquecerá mais a ligação M–C da carbonila oposta (*trans*), diminuindo proporcionalmente o comprimento da ligação CO (aumentando a ordem da ligação), e deslocando a banda desse estiramento para maiores frequências, em relação ao ligante com menor caráter π-ácido. No entanto, devido à máxima acidez π dos grupos CO – outros ligantes π-ácidos não competem com tanta intensidade como o grupo CO pela densidade eletrônica, para a retro-ligação π –, as bandas $\nu(CO)$ de carbonilas em posição *trans* entre si sempre ocorrerão a frequências maiores do que aquelas de carbonilas semelhantes à carbonila axial de $M(CO)_5X$. A substituição de um grupo CO por um ligante PPh_3, por exemplo, causa diminuição do comprimento da ligação M–C da carbonila situada em posição *trans* ao novo ligante (o contrário do exemplo acima, para os dois ligantes X_A e X_B); o consequente aumento da densidade eletrônica no átomo de carbono reforça o predomínio da forma de ressonância:

$$M{=}C{=}\underline{\bar{O}}$$

sobre a forma polar

$$\bar{M}{-}\overset{+}{C}{\equiv}O|$$

da ligação M–CO. A correspondente diminuição da constante de força da ligação CO reduz a frequência do estiramento, com deslocamento para menor frequência da respectiva banda. Em outros compostos carbonílicos esses efeitos são bastante conhecidos e devem ser considerados para a ordenação das bandas: a tendência do oxigênio carbonílico a atrair elétrons ($R_2C{=}O \leftrightarrow R_2C^+{-}O^-$) causa o enfraquecimento da constante de força da ligação C=O e diminuição da frequência de absorção da carbonila; grupos eletronegativos ligados ao átomo de carbono competem com o oxigênio por elétrons, diminuindo a contribuição da forma de ressonância polar $C^+{-}O^-$ e aumentando a frequência de absorção: por exemplo, cetonas ($R_2C{=}O$) absorvem em torno de 1715 cm^{-1}, enquanto cloretos de acila (RClC=O) absorvem na região de 1800 cm^{-1}.

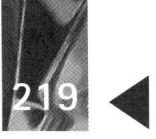

Nos exemplos abaixo, e nos demais exemplos, as letras **a** e **e** estão para **axial** e **equatorial** (configurações dos ligantes CO). Os símbolos: w (*weak*), m (*middle*), s (*strong*) e vs (*very strong*) referem-se à intensidade das bandas. Os estiramentos estão identificados pelas espécies às quais pertencem, juntamente com o dado de configuração, entre parênteses, quando for o caso, e a frequência é dada em cm^{-1}.

$Mo(CO)_5CH_3CN$: 2125, w, A_1(**e**); 2044, vs, E; 2003, m, A_1(**a**).

$V(CO)_5NO$: 2108, w, A_1(**e**); 2064, m, A_1(**a**); 1992, vs (E).

8.2.3 $M(CO)_4X_2$

i) *trans*-$M(CO)_4X_2$; Grupo Pontual D_{4h}

D_{4h}	E	$2C_4$	C_2	$2C'_2$	$2C''_2$	i	$2S_4$	σ_h	$2\sigma_v$	$2\sigma_d$
$\Gamma_{r(\nu CO)}$	4	0	0	2	0	0	0	4	2	0

$$\Gamma_{i(\nu CO)} = A_{1g} + B_{1g} + E_u$$

$$\Gamma_{i(\nu CO)}\ (IV) = E_u$$

No espectro de IV observa-se apenas um estiramento IV ativo da espécie E_u.

▶ Exemplo:

trans-$(CO)_4Mo(PPh_3)_2$: $\nu(CO) = 1887\ cm^{-1}$.

ii) *cis*-$M(CO)_4X_2$; Grupo Pontual C_{2v}

C_{2v}	E	C_2	$\sigma_{v(xz)}$	$\sigma'_{v(yz)}$
$\Gamma_{r(\nu CO)}$	4	0	2	2

$$\Gamma_{i(\nu CO)} = 2A_1 + B_1 + B_2 = \Gamma_{i(\nu CO)}\ (IV)$$

Metal-carbonilas com essa configuração apresentam quatro bandas das espécies $2A_1 + B_1 + B_2$ no espectro de infravermelho, correspondentes aos quatro $\nu(CO)$. A frequência do estiramento das carbonilas equatoriais (espécie A_1) depende da acidez π dos ligantes X_2. O eixo rotacional C_2 é bissetriz ao ângulo formado pelas ligações M–CO das duas carbonilas equatoriais, conforme demonstrado na Figura 8.3.

▶ Exemplos:

Cis-$(CO)_4Mo(PPh_3)_2$: 2014, w, A_1(**a**); 1915, w–m("ombro"), A_1(**e**); 1900, vs, B_1; 1890, s, B_2.

Cis-$(CO)_4$Mo bipy: 2015, w–m, A_1(**a**); 1906, vs, B_1; 1884, s, A_1(**e**); 1844, s, B_2.

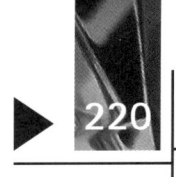

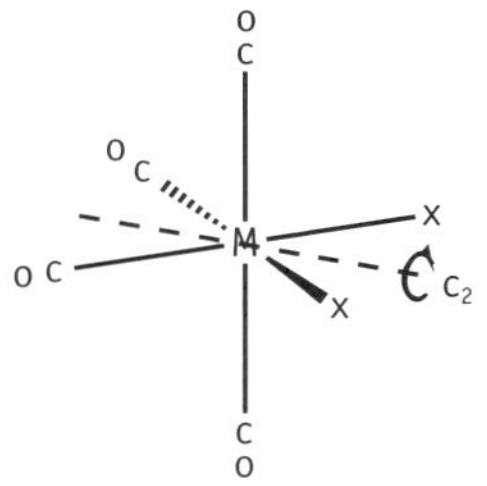

Figura 8.3 Estrutura de *cis*-$M(CO)_4X_2$. O eixo C_2 é bissetriz ao ângulo formado pelas ligações *cis*-OC–M–CO.

8.2.4 $M(CO)_3X_3$

i) *cis*-$M(CO)_3X_3$ (facial); Grupo Pontual C_{3v}

C_{3v}	E	$2C_3$	$3\sigma_v$
$\Gamma_{r(\nu CO)}$	3	0	1

$$\Gamma_{i(\nu CO)} = A_1 + E = \Gamma_{i(\nu CO)}\ (IV)$$

Observa-se dois ν(CO) IV ativos pertencentes às espécies $A_1 + E$. A configuração *facial* está representada na Figura 8.4, o eixo C_3 coincide com a perspectiva do observador.

▶ Exemplo:

π-$C_6H_6Cr(CO)_3$: 1987, m, A_1; 1917, vs, E.

ii) *trans*-$M(CO)_3X_3$ (meridional); Grupo Pontual C_{2v}

C_{2v}	E	C_2	$\sigma_{v(xz)}$	$\sigma'_{v(yz)}$
$\Gamma_{r(\nu CO)}$	3	1	3	1

$$\Gamma_{i(\nu CO)} = 2A_1 + B_1 = \Gamma_{i(\nu CO)}\ (IV)$$

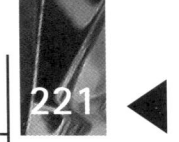

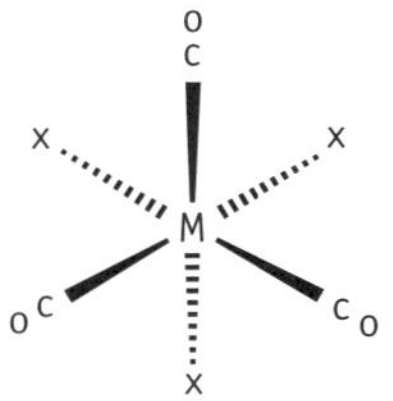

Figura 8.4 Estrutura de *fac*-$M(CO)_3X_3$, ao longo do eixo rotacional C_3.

Observa-se três ν(CO) IV ativos pertencentes às espécies $2A_1 + B_1$. A Figura 8.5 reproduz a configuração *meridional*, demonstrando também o eixo rotacional C_2.

▶ Exemplo:

trans-$(CO)_3Mo\{P(OMe)_3\}_3$: 1993, w, A_1; 1919, m, B_1; 1890, s, A_1.

8.2.5 $M(CO)_2X_4$

i) *cis*-$M(CO)_2X_4$; Grupo Pontual C_{2v}

C_{2v}	E	C_2	$\sigma_{v(xz)}$	$\sigma'_{v(yz)}$
$\Gamma_{r(\nu CO)}$	2	0	2	0

$$\Gamma_{i(\nu CO)} = A_1 + B_1 = \Gamma_{i(\nu CO)}\ (IV)$$

Observa-se dois ν(CO) IV ativos pertencentes às espécies $A_1 + B_1$.

▶ Exemplo:

cis-$(CO)_2Mo\{P(OMe)_3\}_4$: 1909, s, A_1; 1856, s, B_1.

ii) *trans*-$M(CO)_2X_4$; Grupo Pontual D_{4h}

D_{4h}	E	$2C_4$	C_2	$2C'_2$	$2C''_2$	i	$2S_4$	σ_h	$2\sigma_v$	$2\sigma_d$
$\Gamma_{r(\nu CO)}$	2	2	2	0	0	0	0	0	2	2

$$\Gamma_{i(\nu CO)} = A_{1g} + A_{2u}$$

$$\Gamma_{i(\nu CO)}\ (IV) = A_{2u}$$

Observa-se apenas um ν(CO) IV ativo, da espécie A_{2u}. Para complexos desta configuração com ligantes *bidentados*, a simetria pode ser diferente: o comple-

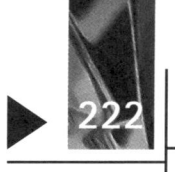

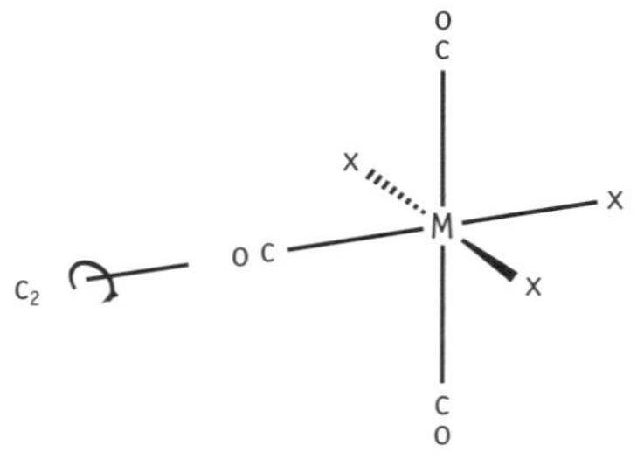

Figura 8.5 Estrutura de *mer*-$M(CO)_3X_3$ e o eixo rotacional C_2.

xo *trans*-$(CO)_2Mo(dpe)_2$ (dpe = $H_2PC_2H_4PH_2$), por exemplo, pertence ao grupo pontual D_{2h}:

D_{2h}	E	$C_{2(z)}$	$C_{2(y)}$	$C_{2(x)}$	i	$\sigma_{(xy)}$	$\sigma_{(xz)}$	$\sigma_{(yz)}$
$\Gamma_{r(\nu CO)}$	2	2	0	0	0	0	2	2

$$\Gamma_{i(\nu CO)} = A_g + B_{1u}$$

$$\Gamma_{i(\nu CO)}\ (IV) = B_{1u}$$

A banda correspondente ao estiramento de espécie B_{1u} localiza-se em 1844 cm^{-1}. A Figura 8.6 reproduz a estrutura de *trans*-$(CO)_2Mo(dpe)_2$.

8.3 ▸ METAL-CARBONILAS COM PRINCÍPIO ESTRUTURAL TRIGONAL BIPIRAMIDAL

8.3.1 $M(CO)_5$; Grupo Pontual D_{3h}

D_{3h}	E	$2C_3$	$3C_2$	σ_h	$2S_3$	$3\sigma_v$
$\Gamma_{r(\nu CO)}$	5	2	1	3	0	3

$$\Gamma_{i(\nu CO)} = 2A_1' + E' + A_2''$$

$$\Gamma_{i(\nu CO)}\ (IV) = A_2'' + E'$$

No espectro de IV são observados dois ν(CO), das espécies A_2'' + E'.

▸ Exemplo:

($Fe(CO)_5$: 2034, m, A_2''; 2013, vs, E'.

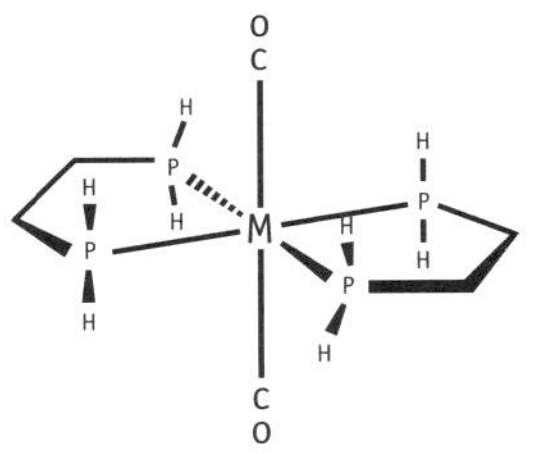

Figura 8.6 Estrutura de *trans*-$(CO)_2Mo(dpe)_2$ (dpe = $H_2PC_2H_4PH_2$).

8.3.2 $M(CO)_4X$

i) **X** em posição *axial*; Grupo Pontual C_{3v}

C_{3v}	E	$2C_3$	$3\sigma_v$
$\Gamma_{r(\nu CO)}$	4	1	2

$$\Gamma_{i(\nu CO)} = 2A_1 + E = \Gamma_{i(\nu CO)}\ (IV)$$

Observa-se três ν(CO) IV ativos das espécies $2A_1 + E$. A frequência do estiramento da carbonila axial (espécie A_1) depende da acidez π do ligante X.

▶ Exemplos:

$(CO)_4FePPh_3$: 2048, m, A_1(**e**); 1974, w–m, A_1(**a**); 1935, vs, E.

$(CO)_4FeNH_3$: 2047, m, A_1(**e**); 1988, vs, E; 1931, w–m, A_1(**a**).

ii) **X** em posição *equatorial;* Grupo Pontual C_{2v}

C_{2v}	E	C_2	$\sigma_{v(xz)}$	$\sigma'_{v(yz)}$
$\Gamma_{r(\nu CO)}$	4	0	2	2

$$\Gamma_{i(\nu CO)} = 2A_1 + B_1 + B_2 = \Gamma_{i(\nu CO)}\ (IV)$$

Observa-se quatro bandas correspondentes aos quatro ν(CO) IV ativos, das espécies $2A_1 + B_1 + B_2$.

▶ Exemplo:

$(CO)_4FeTePh_2$ (Ph = fenila): 2066, w, A_1(**a**); 2030, s, A_1(**e**); 2000, vs, B_2; 1968, m, B_1.

8.3.3 $M(CO)_3X_2$

i) Configuração *trans* (**X** em posição *axial*); Grupo Pontual D_{3h}

D_{3h}	E	$2C_3$	$3C_2$	σ_h	$2S_3$	$3\sigma_v$
$\Gamma_{r(\nu CO)}$	3	0	1	3	0	1

$$\Gamma_{i(\nu CO)} = A'_1 + E'$$

$$\Gamma_{i(\nu CO)}\ (IV) = E'$$

Observa-se apenas um ν(CO) IV ativo pertencente à espécie E'.

▶ Exemplo:

$(CO)_3Fe(PPh_3)_2$: $\nu(CO) = 1886\ cm^{-1}$.

ii) Configuração *cis* (**X** em posição *equatorial*); Grupo Pontual C_{2v}

C_{2v}	E	C_2	$\sigma_{v(xz)}$	$\sigma'_{v(yz)}$
$\Gamma_{r(\nu CO)}$	3	1	1	3

$$\Gamma_{i(\nu CO)} = 2A_1 + B_2 = \Gamma_{i(\nu CO)}\ (IV)$$

Observa-se 3 $\nu(CO)$ IV ativos pertencentes às espécies $2A_1 + B_2$.

▶ Exemplo:

$(CO)_3Fe\{P(OMe)_3\}_2$: 2002, w, A_1(**a**); 1921, s, A_1(**e**); 1911, vs, B_2.

iii) Configuração *cis* (**X** em posição *axial* e *equatorial*); Grupo Pontual C_s

C_s	E	σ_h
$\Gamma_{r(\nu CO)}$	3	1

$$\Gamma_{i(\nu CO)} = 2A' + A'' = \Gamma_{i(\nu CO)}\ (IV)$$

São observados três $\nu(CO)$ IV ativos das espécies 2A' + A".

▶ Exemplo:

$(CO)_3FeC_4H_6$: 2055, s, A'; 1989, s, A'; 1979, s, A".

8.4 ▶ METAL-CARBONILAS COM PRINCÍPIO ESTRUTURAL TETRAÉDRICO

8.4.1 $M(CO)_4$; Grupo Pontual T_d

T_d	E	$8C_3$	$3C_2$	$6S_4$	$6\sigma_d$
$\Gamma_{r(\nu CO)}$	4	1	0	0	2

$$\Gamma_{i(\nu CO)} = A_1 + T_2$$

$$\Gamma_{i(\nu CO)}\ (IV) = T_2$$

Observa-se apenas um estiramento IV ativo, da espécie T_2.

▶ Exemplos:

$Ni(CO)_4$: 2060 cm^{-1}, vs; $[Co(CO)_4]^-$:1890 cm^{-1}, vs; $[Fe(CO)_4]^{2-}$: 1790 cm^{-1}, vs.

Baixos estados de oxidação do átomo central (cargas negativas) favorecem a retrodoação π M→C nos ligantes e o enfraquecimento das ligações C–O, com consequente diminuição da frequência vibracional dos estiramentos CO. O efeito inverso explica o aumento da frequência de absorção de complexos carbonílicos *catiônicos*.

8.4.2 $M(CO)_3X$; Grupo Pontual C_{3v}

C_{3v}	E	$2C_3$	$3\sigma_v$
$\Gamma_{r(\nu CO)}$	3	0	1

$$\Gamma_{i(\nu CO)} = A_1 + E = \Gamma_{i(\nu CO)} \text{ (IV)}$$

▶ Exemplo:

$Co(CO)_3NO$: 2108, m, A_1; 2047, vs, E.

8.4.3 $M(CO)_2X_2$; Grupo Pontual C_{2v}

C_{2v}	E	C_2	$\sigma_{v(xz)}$	$\sigma'_{v(yz)}$
$\Gamma_{r(\nu CO)}$	2	0	2	0

$$\Gamma_{i(\nu CO)} = A_1 + B_1 = \Gamma_{i(\nu CO)} \text{ (IV)}$$

▶ Exemplo:

$Fe(CO)_2(NO)_2$: 2083, s, A_1; 2034, vs, B_1.

Para complexos carbonílicos o princípio do aumento do número de estiramentos com o decréscimo da simetria parece apresentar falhas, principalmente no decréscimo (de simetria) de subgrupos entre si ($C_{3v} \rightarrow C_{2v}$). Isso decorre, primeiramente, do fato de estarmos considerando apenas os **estiramentos CO** e não todos os estiramentos possíveis (estiramentos M–X) e deformações da molécula. Além disso, o decréscimo de simetria, causado pela substituição de uma carbonila, não é devido apenas a uma alteração da *função* do ligante, com manutenção da coordenada interna, porém representa também a perda dessa coordenada. No entanto, mesmo quando se considera apenas os grupos CO, o decréscimo de simetria estará acompanhado de um aumento do número de espécies de simetria (estiramentos), se as coordenadas internas Δr-CO forem mantidas, em nível de *simetria local*. Esse fato pode ser melhor entendido quando se considera o decréscimo da simetria $T_d \rightarrow C_{3v} \rightarrow C_{2v}$ causado por sucessivas adições aos grupos CO, conforme mostra a Figura 8.7.

Os ligantes CO modificados por adição de **R** causarão mudanças nas propriedades de simetria da molécula como um todo, porém as propriedades simétricas do *conjunto* $M(CO)_4$ (ou sua *simetria local*), serão alteradas apenas devido às diferentes funções exercidas pelos ligantes CO e COR, os quais deixam de ser equivalentes (a ordem da ligação CO não é mais a mesma para CO e COR). Isso produz o decréscimo da simetria local $T_d \rightarrow C_{3v} \rightarrow C_{2v}$. Se considerarmos que a modificação apenas das *funções* dos ligantes CO e COR é suficiente para que as quatro coordenadas internas Δr-CO (dos ligantes CO e COR) sejam mantidas, a representação irredutível dos estiramentos CO ($\Gamma_{i(\nu CO)}$) para o complexo de simetria C_{3v} da Figura 8.7 é igual a $2A_1 + E$, e para a simetria C_{2v} da mesma Figura, $2A_1 + B_1 + B_2$, resultados de acordo com os dados da Tabela 7.30.

Quando se considera, além das coordenadas C–O, também as coordenadas internas M–C para o cálculo dos estiramentos dos complexos MCO_3X e MCO_2X_2, obtém-se as seguintes representações irredutíveis:

Para MCO_3X (C_{3v}): $2A_1 + 2E$ (quatro bandas no espectro de IV para seis estiramentos, já que a espécie E é duplamente degenerada).

Para MCO_2X_2 (C_{2v}): $2A_1 + 2B_1$ (quatro bandas no espectro IV, para quatro estiramentos).

O decréscimo de simetria aparece também no estado sólido, quando o grupo espacial cristalográfico apresenta simetria menor do que o "grupo pontual molecular" dos íons componentes. Esse fenômeno é denominado **simetria local** ("site symmetry"). Na sequência, discutiremos algumas possibilidades de aplicação desse conceito.

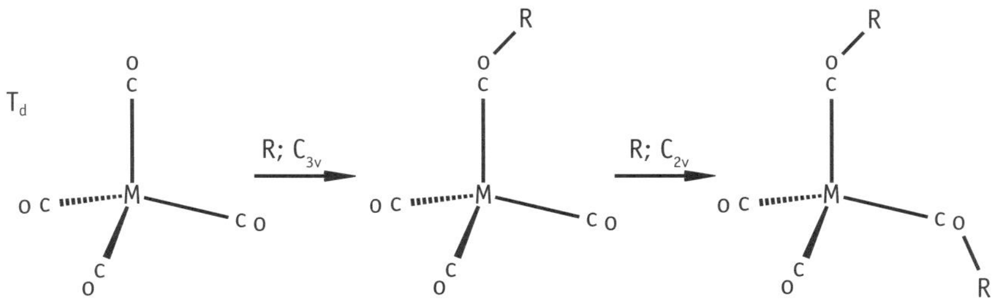

Figura 8.7 Decréscimo de simetria $T_d \rightarrow C_{3v} \rightarrow C_{2v}$ por adição de **R** aos grupos CO. A equivalência entre os ligantes CO desaparece.

8.5 ▸ COMPLEXOS CARBONÍLICOS POLINUCLEARES

8.5.1 $Mn_2(CO)_{10}$; Grupo Pontual D_{4d}

D_{4d}	E	$2S_8$	$2C_4$	$2S_8^3$	C_2	$4C_2'$	$4\sigma_d$
$\Gamma_{r(\nu CO)}$	10	0	2	0	2	0	4

$$\Gamma_{i(\nu CO)} = 2A_1 + 2B_2 + E_1 + E_2 + E_3$$

$$\Gamma_{i(\nu CO)}\,(IV) = 2B_2 + E_1$$

No espectro de IV são observadas três bandas correspondentes aos três ν(CO) IV ativos, das espécies $2B_2 + E_1$.

▸ Exemplo:

$Mn_2(CO)_{10}$: 2044, w–m, B_2; 2013, vs, E_1; 1983, s, B_2.

A estrutura do complexo binuclear de manganês está representada na Figura 8.8.

8.5.2 $Fe_2(CO)_9$; Grupo Pontual D_{3h}

Para complexos deste tipo deve-se diferenciar entre grupos CO **terminais** $\{(CO)_t\}$ e **pontes** $\{(CO)_\mu\}$. É possível obter-se as representações para os dois tipos de estiramentos separadamente, operando-se (em separado) as coordenadas internas para as seis carbonilas terminais e para os três grupos CO ligados aos dois átomos de ferro. A Figura 8.9 mostra a estrutura do complexo $Fe_2(CO)_9$. Na tabela de resumos a seguir, a notação $\Gamma_{r(\nu CO)}$ refere-se à representação redutível dos estiramentos de todas as carbonilas, terminais e pontes, à qual deve ser igual à soma das representações redutíveis dos estiramentos das carbonilas terminais ($\Gamma_{r(\nu CO)t}$) e pontes ($\Gamma_{r(\nu CO)\mu}$).

D_{3h}	E	$2C_3$	$3C_2$	σ_h	$2S_3$	$3\sigma_v$
$\Gamma_{r(\nu CO)}$	9	0	1	3	0	3
$\Gamma_{r(\nu CO)t}$	6	0	0	0	0	2
$\Gamma_{r(\nu CO)\mu}$	3	0	1	3	0	1

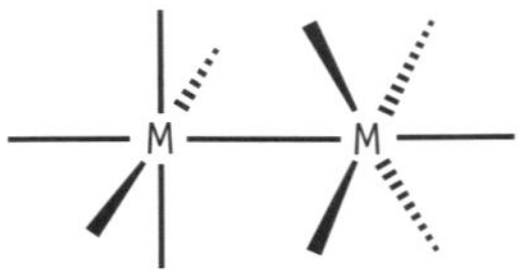

Figura 8.8 Estrutura de $Mn_2(CO)_{10}$.

$$\Gamma_{i(\nu CO)} = 2A_1' + 2E' + A_2'' + E''; \quad \Gamma_{i(\nu CO)}\,(IV) = A_2'' + 2E'$$

$$\Gamma_{i(\nu CO)t} = A_2'' + E'; \quad \Gamma_{i(\nu CO)\mu} = E'.$$

Observa-se no espectro de infravermelho três bandas correspondentes aos três ν(CO) IV ativos: dois ν(CO) das carbonilas terminais, de espécies $A_2'' + E'$, e um estiramento da espécie E', dos grupos CO exercendo funções de pontes.

▶ Exemplo:

$Fe_2(CO)_9$ (em pastilha de KBr): 2066, m, A"; 2038, vs, E'; 1855, 1851, vs, E' (banda mais larga, bipartida).

8.6 ▶ INTRODUÇÃO AO MÉTODO DA *SIMETRIA LOCAL*

Em virtude do pequeno acoplamento (interação) estrutural existente entre grupos de átomos da mesma molécula – em clusters carbonílicas e complexos carbonílicos/organometálicos (mistos) –, é possível deduzir e interpretar espectros no infravermelho para esses compostos considerando apenas a simetria de determinadas partes da molécula, em vez da simetria da molécula como um todo. Esse é o princípio do *método da simetria local*, o qual será demonstrado a seguir para alguns complexos representativos.

8.6.1 $Os_3(CO)_{12}$

A molécula $Os_3(CO)_{12}$, cuja estrutura encontra-se representada na Figura 8.10, pertence ao grupo pontual D_{3h}:

D_{3h}	E	$2C_3$	$3C_2$	σ_h	$2S_3$	$3\sigma_v$
$\Gamma_{r(\nu CO)}$	12	0	0	6	0	2

$$\Gamma_{i(\nu CO)} = 2A_1' + A_2' + 3E' + A_2'' + E''$$

$$\Gamma_{i(\nu CO)}\,(IV) = A_2'' + 3E'$$

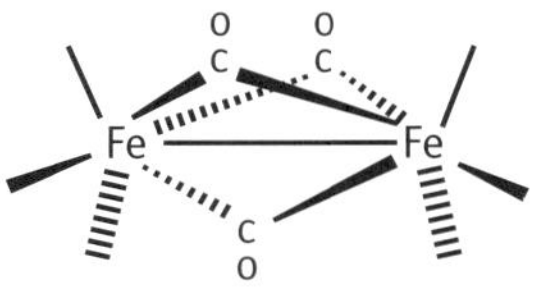

Figura 8.9 Estrutura de $Fe_2(CO)_9$.

No entanto, o espectro no infravermelho do cluster $Os_3(CO)_{12}$ não corresponde àquele de uma molécula do grupo pontual D_{3h}, ou seja, as quatro bandas não pertencem às espécies A_2'' + $3E'$. Em vez disso, em razão da simetria C_{2v} localizada nos grupos $Os(CO)_4$ da molécula de $Os_3(CO)_{12}$ (ver Figura 8.10), predomina a *simetria local* C_{2v}, e observa-se um espectro de quatro bandas, típico para uma molécula do tipo *cis*-$M(CO)_4X_2$, desse grupo pontual (C_{2v}).

Quando se opera as classes de simetria do grupo pontual C_{2v} para as coordenadas internas Δr-CO de um grupo $Os(CO)_4$, tem-se:

C_{2v}	E	C_2	$\sigma_{v(xz)}$	$\sigma'_{v(yz)}$
$\Gamma_{r(\nu CO)}$	4	0	2	2

$$\Gamma_{i(\nu CO)} = 2A_1 + B_1 + B_2 = \Gamma_{i(\nu CO)} \text{ (IV)}$$

A atribuição das bandas do espectro de infravermelho de $Os_3(CO)_{12}$ às espécies e configurações (axial e equatorial) dos estiramentos, e a correspondência com as espécies dos estiramentos para o grupo pontual D_{3h}, encontram-se resumidas abaixo.

C_{2v}	D_{3h}
2068 cm^{-1}, vs, A_1	E' (**a**)
2035 cm^{-1}, vs, B_1	A_2'' (**a**)
2014 cm^{-1}, s, A_1	E' (**e**)
2002 cm^{-1}, s, B_2	E' (**e**)

8.6.2 Estudo comparativo de espectros de carbonil e carbonil-fosfino complexos

Os espectros no infravermelho dos complexos $BrMn(CO)_5$ e $BrMn(CO)_4PPh_2Si(CH)_3$, o último obtido pelo autor por substituição de uma carbonila *cis* pelo ligante $PPh_2Si(CH)_3$ em $BrMn(CO)_5$, são exemplos ilustrativos:

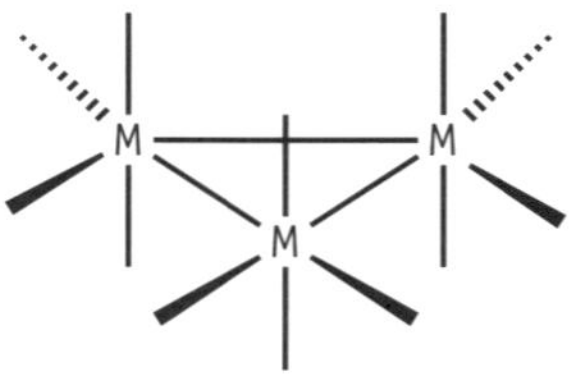

Figura 8.10 Estrutura de $Os_3(CO)_{12}$. A simetria local nos átomos do metal é C_{2v}.

- de aplicação do método da simetria local;
- dos efeitos da substituição de ligantes com menor caráter π ácido sobre a frequência de absorção dos grupos CO em posição *trans*;
- das consequências do decréscimo de simetria sobre a cisão de espécies de simetria.

O complexo $Mn(CO)_5Br$ pertence ao grupo pontual C_{4v}, os estiramentos CO devem apresentar um modelo semelhante àqueles dos exemplos anteriormente apresentados para esse grupo pontual na Seção 8.2.2. Os estiramentos de $Mn(CO)_5Br$ apresentam as seguintes frequências: 2137 cm^{-1}, m, A_1(**e**); 2045 cm^{-1}, vs, E; 1990 cm^{-1}, s, A_1(**a**). A banda intensa de espécie E, situada em 2045 cm^{-1}, deve corresponder aos dois modos vibracionais degenerados dos estiramentos "assimétricos" das quatro carbonilas equatoriais, cujo estiramento simétrico, A_1, localiza-se em 2137 cm^{-1}.

Pelo método da simetria local, o retículo parcial $Mn(CO)_4$ do complexo $BrMn(CO)_4PPh_2Si(CH)_3$ pertence ao grupo pontual C_{2v}, devendo, portanto, apresentar um mesmo modelo de absorção no IV para moléculas desse grupo com quatro coordenadas internas, como *cis*-$M(CO)_4X_2$ e o cluster $Os_3(CO)_{12}$. As quatro bandas νCO no espectro de infravermelho de $BrMn(CO)_4PPh_2Si(CH)_3$ apresentam as seguintes localizações e intensidades: 2076 cm^{-1}, m; 2051 cm^{-1}, m; 1994 cm^{-1}, vs; 1952 cm^{-1}, vs.

Os estiramentos CO de $Mn(CO)_5Br$ e $BrMn(CO)_4PPh_2Si(CH)_3$ pertencem às espécies $2A_1$ + E, e $2A_1 + B_1 + B_2$, respectivamente. Conforme se encontra demonstrado na tabela de correlação parcial do grupo pontual C_{4v} na Tabela 8.1 (correlação do grupo pontual C_{4v} com seu subgrupo C_{2v}), no decréscimo de simetria de C_{4v} para C_{2v}, a espécie E desdobra-se nas espécies $B_1 + B_2$ (como ocorre no decréscimo de simetria $C_{3v} \rightarrow C_{2v}$), as quais ($B_1$ e B_2) identificam um estiramento *axial* e um estiramento *equatorial*, respectivamente.

Tabela 8.1 Correlação do grupo pontual C_{4v} com o grupo pontual C_{2v}; as espécies B_1 e B_2, de C_{4v}, originarão A_1 ou A_2, de C_{2v}, conforme sejam considerados os planos especulares σ_v ou σ_d, de C_{4v}

C_{4v}	C_{2v}, σ_v	C_{2v}, σ_d
A_1	A_1	A_1
A_2	A_2	A_2
B_1	A_1	A_2
B_2	A_2	A_1
E	$B_1 + B_2$	$B_1 + B_2$

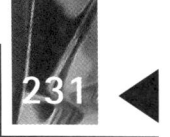

O estiramento dos quatro grupos CO de configuração equatorial (*trans*, entre si) de $Mn(CO)_5Br$, de espécie E (2045 cm^{-1}), desdobra-se, portanto, nos dois estiramentos de espécies B_1(**a**) e B_2(**e**) de $BrMn(CO)_4PPh_2Si(CH)_3$, aos quais podem ser atribuídas as bandas localizadas em 2051 cm^{-1} (**a**) e 1952 cm^{-1} (**e**). Dessa forma, a substituição de uma das quatro carbonilas equatoriais em $Mn(CO)_5Br$, pelo ligante $PPh_2Si(CH)_3$, causou diminuição da frequência vibracional do estiramento da carbonila *trans* em relação a $PPh_2Si(CH)_3$, de 2045 cm^{-1} (em $Mn(CO)_5Br$), para 1952 cm^{-1}, em $BrMn(CO)_4PPh_2Si(CH)_3$. A espécie A_1(**a**) de $Mn(CO)_5Br$ (νCO–Mn–Br), identifica em $BrMn(CO)_4PPh_2Si(CH)_3$ um dos dois estiramentos das carbonilas axiais desse complexo; a carbonila axial de $Mn(CO)_5Br$ tem configuração equatorial no sililfosfano-complexo, e seu estiramento pertence à espécie A_1(**e**). A pequena variação da frequência desse estiramento nos dois complexos permite concluir que o modelo de deslocamento de bandas de $BrMn(CO)_4PPh_2Si(CH)_3$ é o mesmo do cluster $Os_3(CO)_{12}$.

A comparação entre espécies, frequências, tipos de estiramentos e configurações dos grupos CO, para $Mn(CO)_5Br$ e $BrMn(CO)_4PPh_2Si(CH)_3$, encontram-se resumidos na Tabela 8.2.

8.6.3 η^5-$C_5H_5Mn(CO)_3$

O retículo molecular parcial **$Mn(CO)_3$** pertence ao grupo pontual C_{3v}:

C_{3v}	E	$2C_3$	$3\sigma_v$
$\Gamma_{r(\nu CO)}$	3	0	1

$$\Gamma_{i(\nu CO)} = A_1 + E = \Gamma_{i(\nu CO)} \text{ (IV)}$$

Tabela 8.2 Comparação entre as espécies de simetria, configurações dos grupos CO, e tipos de estiramentos para os complexos $BrMn(CO)_5$ (C_{4v}) e $BrMn(CO)_4PPh_2Si(CH_3)_3$ (C_{2v})

$BrMn(CO)_5$ (C_{4v})			$BrMn(CO)_4PPh_2Si(CH_3)_3$ (C_{2v})		
Espécie	**$\bar{\nu}$ (cm^{-1})**	**νCO**	**Espécie**	**$\bar{\nu}$ (cm^{-1})**	**νCO**
A_1(**e**)	2137	4 grupos CO equatoriais, *trans* entre si	A_1(**e**)	1994	CO–Mn–Br (*trans*)
E(**e**)	2045	idem.	B_1(**a**) B_2(**e**)	2051 1952	CO–Mn–CO (*trans*) CO–Mn–PPh_2SiMe_3 (*trans*)
A_1(**a**)	1990	CO–Mn–Br (*trans*)	A_1(**a**)	2076	CO–Mn–CO (*trans*)

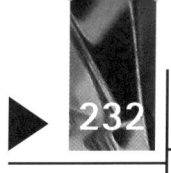

▶ Exemplo:

π-$C_5H_5Mn(CO)_3$, com duas bandas no espectro de IV: 2025, m, A_1; 1938, vs, E. A estrutura da molécula encontra-se representada na Figura 8.11.

8.6.4 η^5-$C_5H_5M(CO)_3X$ (M = Mo, W)

i) X = halogênio; SiR_3:

Segundo o método da simetria local, o grupo pontual a que pertence o retículo parcial, quadrado piramidal, **$M(CO)_3X$**, é C_s:

C_s	E	σ_h
$\Gamma_{r(\nu CO)}$	3	1

$$\Gamma_{i(\nu CO)} = 2A' + A'' = \Gamma_{i(\nu CO)}\ (IV)$$

Observa-se no espectro de IV três bandas correspondentes aos três ν(CO) IV ativos das espécies 2A' + A".

▶ Exemplo:

η^5-$C_5H_5Mo(CO)_3SiCl_3$: 2041, s, A'; 1976, s, A'; 1959, s, A". A Figura 8.12 reproduz a estrutura do complexo η^5-$C_5H_5M(CO)_3X$.

ii) X = H

Em virtude do seu pequeno tamanho, o ligante hidrido requer bem menos espaço do que os grupos CO, e a simetria local resultante é praticamente C_{3v}. Essa relação está demonstrada na estrutura ideal do hidrido-complexo da Figura 8.13.

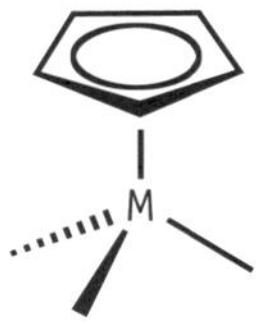

Figura 8.11 Estrutura de $CpMn(CO)_3$ {Cp = $(\eta^5$-$C_5H_5)^-$}.

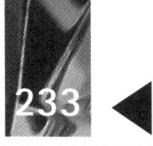

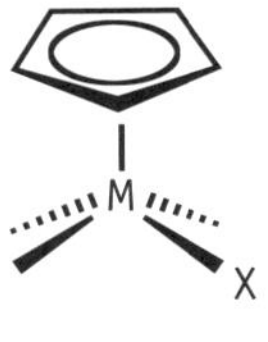

Figura 8.12 Estrutura de $CpM(CO)_3X$ (X = Halogênio; SiR_3).

C_{3v}	E	$2C_3$	$3\sigma_v$
$\Gamma_{r(\nu CO)}$	3	0	1

$$\Gamma_{i(\nu CO)} = A_1 + E = \Gamma_{i(\nu CO)} \text{ (IV)}$$

No espectro de infravermelho observa-se dois estiramentos IV ativos de espécies $A_1 + E$.

▶ Exemplo:

η^5-$C_5H_5W(CO)_3H$: 2026, m–s, A_1; 1935, vs, E. Em razão da troca ativa H/Halogênio, espectros de IV de hidrido-complexos não devem ser medidos em solventes clorados.

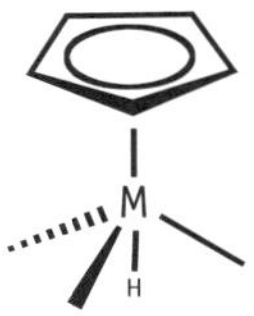

Figura 8.13 Estrutura ideal de $CpM(CO)_3H$.

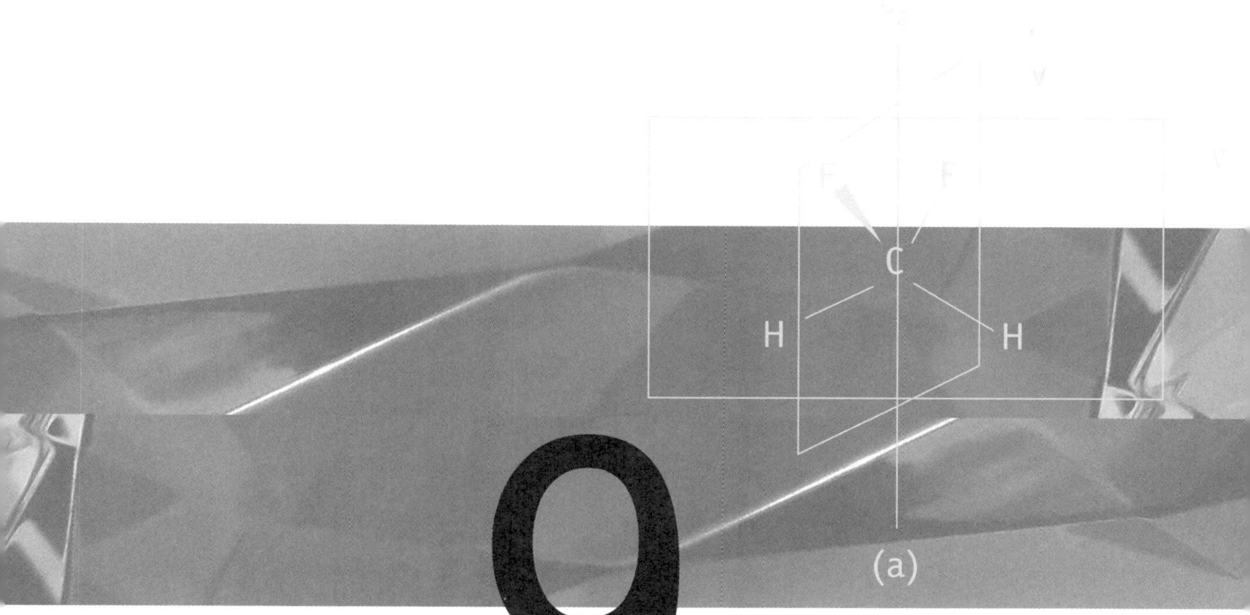

9

CÁLCULO DO NÚMERO DE MODOS VIBRACIONAIS SEGUNDO PLACZEK*

Sabe-se que uma molécula não linear possui 3N − 6 graus de liberdade vibracionais, e uma molécula linear 3N − 5, onde N é o número de átomos (ou núcleos) que formam a molécula. Por meio de uma série de regras especiais, pode-se determinar com eficiência o número de vibrações normais para cada espécie de simetria do grupo pontual ao qual uma determinada molécula pertence. Essas regras exploram o conceito de *conjunto de núcleos equivalentes*: quando núcleos atômicos (átomos), através de uma dada operação de simetria do grupo pontual podem trocar

* George Placzek (1905 – 1955), físico nascido em Brno, Moravia, trabalhou com Bethe, Heisenberg, Fermi, Bohr, e Oppenheimer, entre outros. Seus interesses científicos envolvem principalmente os fundamentos teóricos da espectroscopia Raman, espectroscopia molecular em gases e líquidos, física de neutrons e física matemática.

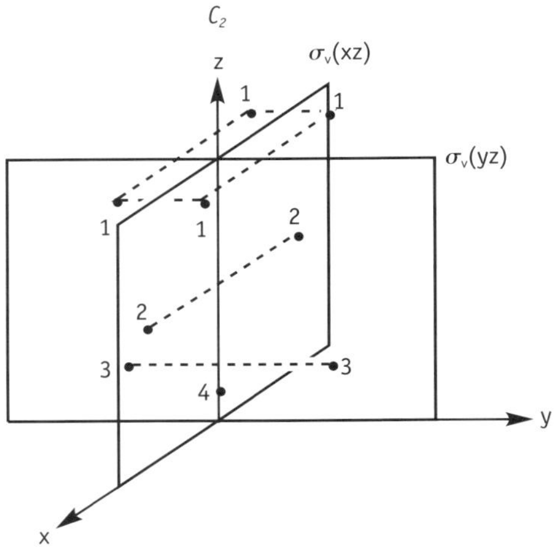

Figura 9.1 Representação dos quatro conjuntos possíveis de núcleos (átomos) equivalentes do grupo pontual C_{2v}.

de lugar mutuamente, formam um conjunto de núcleos equivalentes. Por exemplo, o grupo pontual C_{2v} (Figura 9.1) pode conter os seguintes *quatro conjuntos* de núcleos equivalentes:

i) Núcleos (átomos) como aqueles identificados por "**1**", cuja posição não coincide com qualquer dos elementos de simetria do grupo pontual {C_2, σ_v (xz), σ_v (yz)}. Neste caso é necessário um conjunto de *quatro* núcleos equivalentes deste tipo, no mínimo, de modo a assegurar a simetria da molécula em relação a todos os elementos de simetria.

ii) Núcleos, como os identificados por "**2**", que se localizam apenas sobre o plano especular σ_v (xz). Para este caso, o conjunto compõe-se necessariamente de *dois* núcleos.

iii) Quando um núcleo, como aqueles identificados por "**3**", localiza-se apenas sobre o plano especular σ_v (yz), deve também, necessariamente, compor um conjunto de um total de *dois* núcleos.

iv) Se um átomo, como aquele identificado por "**4**" na Figura 9.1, localiza-se sobre *todos* os elementos de simetria do grupo pontual – como é o caso do núcleo que, no grupo pontual C_{2v}, encontra-se sobre o eixo rotacional C_2 –, então ele compõe *individualmente* um conjunto.

9.1 ▸ MODOS VIBRACIONAIS NÃO-DEGENERADOS

No caso de uma vibração não-degenerada, todos os núcleos de um conjunto movimentam-se exatamente da mesma maneira. Como cada núcleo possui três graus de liberdade, os diversos átomos de um conjunto podem contribuir com, no máximo, três graus de liberdade para cada espécie de simetria não degenerada. Esse máximo, no entanto, somente é atingido quando o núcleo *não está situado sobre qualquer elemento de simetria* do grupo pontual. Sendo ***m*** o número de núcleos equivalentes desse tipo, os mesmos contribuirão com ***3m*** graus de liberdade para cada espécie. Se, porém, existem núcleos situados sobre um ou mais elementos de simetria, então eles podem contribuir somente com **2xm**, **1xm** ou **0xm**, de acordo com o tipo de elemento de simetria e a espécie considerada. Dessa forma pode-se, ao final, determinar o número total de graus de liberdade para cada espécie. Subtraindo-se os graus de liberdade correspondentes às *translações* e às *rotações* de cada espécie de simetria (dados das tabelas de caracteres), determina-se o número de modos vibracionais normais em cada espécie.

Como exemplo, consideremos o grupo pontual C_{2v}, cujos quatro diferentes conjuntos de núcleos atômicos da Figura 9.1 contribuem da seguinte forma com graus de liberdade para cada espécie individual (ver Tabela 9.1):

Núcleos do tipo "1"

Cada conjunto deste tipo contribui com três graus de liberdade para cada espécie de simetria, para ***m*** núcleos tem-se um total de ***3m*** graus de liberdade em cada espécie;

Núcleos do tipo "2"

Quando os movimentos dos núcleos deste tipo pertencem à espécie A_1 (totalmente simétrica), devem ser simétricos a todos os elementos de simetria do grupo pontual e podem, portanto, ocorrer somente no plano **xz**. Cada conjunto contribui com dois graus de liberdade para a espécie A_1. Quando os movimentos (vibrações) dos núcleos pertencem à espécie A_2, devem ser, necessariamente, assimétricos em relação ao espelhamento em *ambos* os planos especulares σ_v. Isso significa que os dois núcleos devem movimentar-se *perpendicularmente ao plano* **xz** *em direções contrárias*. Ambos contribuem, portanto, com apenas um grau de liberdade para a espécie A_2. De maneira análoga, encontra-se dois graus de liberdade para a espécie B_1, e um grau de liberdade para B_2. O número de núcleos desse conjunto é designado por $\boldsymbol{m_{xz}}$, e suas contribuições para as diferentes espécies de simetria encontram-se na terceira coluna da Tabela 9.1.

Núcleos do tipo "3"

Os movimentos dos núcleos individuais que formam este conjunto são análogos àqueles do tipo **"2"**, e suas contribuições para cada classe de simetria compõem a 4ª coluna da Tabela 9.1. Este conjunto de núcleos atômicos é designado por $\boldsymbol{m_{yz}}$.

Tabela 9.1 Número de modos vibracionais normais nas espécies individuais do grupo pontual C_{2v}

	Graus de liberdade de cada conjunto de núcleos						
Espécie	Sobre nenhum elemento de simetria	Sobre σ_v (xz)	Sobre σ_v (yz)	Sobre todos os elementos de simetria	GL translacionais	GL rotacionais	Número de modos vibracionais
A_1	$3m$	$2m_{xz}$	$2m_{yz}$	$1m_o$	1	0	$3m + 2m_{xz} + 2m_{yz} + m_o - 1$
A_2	$3m$	$1m_{xz}$	$1m_{yz}$	0	0	1	$3m + m_{xz} + m_{yz} - 1$
B_1	$3m$	$2m_{xz}$	$1m_{yz}$	$1m_o$	1	1	$3m + 2m_{xz} + m_{yz} + m_o - 2$
B_2	$3m$	$1m_{xz}$	$2m_{yz}$	$1m_o$	1	1	$3m + m_{xz} + 2m_{yz} + m_o - 2$

Núcleos do tipo "4"

Um conjunto deste tipo contém necessariamente apenas um núcleo. Quando seu movimento pertence à espécie A_1, sendo, portanto, simétrico a todos os elementos de simetria, pode desenvolver-se apenas ao longo do eixo C_2, do que resulta apenas um grau de liberdade. Uma vibração *assimétrica* com relação a *ambos* os planos especulares não é possível, do que resulta zero grau de liberdade para a espécie A_2. Se sua movimentação for assimétrica com relação a um dos planos especulares (simétrica, portanto, em relação ao outro), deve realizar-se perpendicularmente a esse plano, do que resulta um grau de liberdade para as classes B_1 e B_2. Este tipo de conjunto está identificado por $\boldsymbol{m}_0$ na Tabela 9.1.

9.2 ▸ MODOS VIBRACIONAIS DEGENERADOS

Para o caso de uma molécula que pertence a um grupo pontual degenerado, pode-se tratar as vibrações *não degeneradas* dos diferentes conjuntos de núcleos equivalentes da mesma forma como na seção anterior. No grupo pontual C_{3v} existem, por exemplo, três tipos de conjuntos de núcleos equivalentes. Os mesmos encontram-se representados na Figura 9.2, em uma projeção paralela ao eixo C_3.

Núcleos do tipo "1"

Estes núcleos não se encontram sobre qualquer elemento de simetria, portanto cada conjunto deve ser formado por seis núcleos. Esses seis núcleos possuem 18 graus de liberdade, dos quais dois grupos de três graus de liberdade pertencem às espécies de

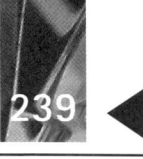

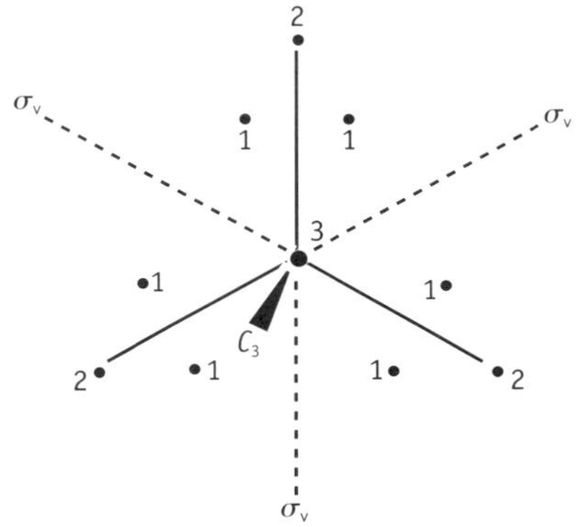

Figura 9.2 Representação dos três conjuntos possíveis de núcleos equivalentes do grupo pontual C_{3v}.

simetria A_1 e A_2. Com isso, restam 12 graus de liberdade para a espécie E, duplamente degenerada, conforme mostra a Tabela 9.2. Para um grau de liberdade duplamente degenerado, qualquer deslocamento de um núcleo de um dado conjunto corresponde a *dois diferentes deslocamentos de todos os demais núcleos do conjunto*. Por conseguinte, um conjunto de núcleos do tipo "**1**", com 12 graus de liberdade, possui um total de seis graus de liberdade duplamente degenerados. Para $\boldsymbol{m}$ conjuntos deste tipo, tem-se $\boldsymbol{6m}$ graus de liberdade duplamente degenerados.

Núcleos do tipo "2"

Estes núcleos localizam-se sobre um plano especular, cada conjunto deve, portanto, ser constituído por três núcleos. Esses possuem nove graus de liberdade, dos quais dois pertencem à espécie de simetria A_1, e apenas um à espécie A_2 (movimento assimétrico a σ, portanto, perpendicular a esse plano). Os restantes seis graus de liberdade são degenerados em pares (duplamente degenerados). Quando estão presentes $\boldsymbol{m_v}$ conjuntos deste tipo, tem-se $\boldsymbol{3m_v}$ graus de liberdade duplamente degenerados (Tabela 9.2).

Núcleos do tipo "3"

Deste tipo, existe em cada conjunto apenas *um* núcleo, o qual deve estar situado sobre *todos* os elementos de simetria. Dos três graus de liberdade possíveis, um pertence à espécie de simetria A_1 (o movimento na direção do eixo C_3), e os outros dois, que correspondem a movimentos (do núcleo) perpendiculares ao eixo C_3 e entre si, são (obviamente) degenerados. Para $\boldsymbol{m_0}$ núcleos deste tipo, tem-se, portanto, $\boldsymbol{m_0}$ graus de liberdade duplamente degenerados.

9.3 ▸ EXEMPLOS

As tabelas para a determinação do número de modos vibracionais de grupos pontuais não degenerados (C_2, C_s, C_i, C_{2v}, C_{2h}, D_2 e D_{2h}) e degenerados (todos os demais) encontram-se agrupadas nas Tabelas 9.3 e 9.4 (com as espécies de simetria representadas em letras minúsculas), e correspondem às Tabelas 9.1 e 9.2, demonstradas para os grupos pontuais C_{2v} e C_{3v}; as tabelas apresentam apenas três colunas: a identificação do grupo pontual, as espécies de simetria, e as fórmulas (somatório dos graus de liberdade para cada conjunto de núcleos, mais as translações e rotações) para cada espécie. Essas tabelas devem ser usadas, preferencialmente, tendo à mão as tabelas de caracteres, para maior clareza.

Tabela 9.2 Número de modos vibracionais normais nas espécies individuais do grupo pontual C_{3v}

Espécie	*Graus de liberdade de cada conjunto de núcleos* — Sobre nenhum elemento de simetria	Sobre σ_v	Sobre todos os elementos de simetria	GL translacionais	GL rotacionais	Número de modos vibracionais
A_1	$3m$	$2m_v$	$1m_o$	1	0	$3m + 2m_v + m_o - 1$
A_2	$3m$	m_v	0	0	1	$3m + m_v - 1$
E	$6m$	$3m_v$	$1m_o$	1	1	$6m + 3m_v + m_o - 2$

Para o *naftaleno* (grupo pontual D_{2h}) tem-se, por exemplo, $\boldsymbol{m}_{yz} = \mathbf{4}$ e $\boldsymbol{m}_{2z} = \mathbf{1}$, enquanto todos os demais $\boldsymbol{m}$ são iguais a zero. Disso resultam 48 modos vibracionais, os quais se distribuem entre as oito espécies de simetria da seguinte maneira: $9a_g$, $4a_u$, $3b_{1g}$, $8b_{1u}$, $4b_{2g}$, $8b_{2u}$, $8b_{3g}$, $4b_{3u}$.

Para o *benzeno* (grupo pontual D_{6h}), $\boldsymbol{m}_2 = \mathbf{2}$ e todos os demais $\boldsymbol{m}$ são iguais a zero. Os 30 modos vibracionais da molécula podem ser calculados e atribuídos às diferentes classes como segue: $2a_{1g}$, $1a_{2g}$, $1a_{2u}$, $2b_{1u}$, $2b_{2g}$, $2b_{2u}$, $1e_{1g}$, $3e_{1u}$, $4e_{2g}$, $2e_{2u}$.

▶ Exercícios: Calcular a distribuição das vibrações normais nas espécies de simetria

a) para a molécula pseudo-tetraédrica $SiCl_2F_2$

b) para a molécula piramidal $SOCl_2$

c) para a molécula anelar S_8 (Figura 3.12)

d) para a molécula linear Hg_2Cl_2

e) para o íon tetraédrico Si_4^{4-}

Tabela 9.3 Número de modos vibracionais nas espécies dos grupos pontuais não degenerados[1]

Grupo pontual	*Espécie*	*Número de modos vibracionais normais*
C_2	a	$3m + m_o - 2$
	b	$3m + 2m_o - 4$
C_s	a'	$3m + 2m_o - 3$
	a"	$3m + m_o - 3$
C_i	a_g	$3m - 3$
	a_u	$3m + 3m_o - 3$
C_{2v}	a_1	$3m + 2m_{xz} + 2m_{yz} + m_o - 1$
	a_2	$3m + m_{xz} + m_{yz} - 1$
	b_1	$3m + 2m_{xz} + m_{yz} + m_o - 2$
	b_2	$3m + m_{xz} + 2m_{yz} + m_o - 2$
C_{2h}	a_g	$3m + 2m_h + m_2 - 1$
	a_u	$3m + m_h + m_2 + m_o - 1$
	b_g	$3m + m_h + 2m_2 - 2$
	b_u	$3m + 2m_h + 2m_2 + 2m_o - 2$

(continua)

Tabela 9.3 Número de modos vibracionais nas espécies dos grupos pontuais não degenerados[1] (continuação)

Grupo pontual	Espécie	Número de modos vibracionais normais
D_2	a	$3m + m_{2x} + m_{2y} + m_{2z}$
	b_1	$3m + 2m_{2x} + 2m_{2y} + m_{2z} + m_o - 2$
	b_2	$3m + 2m_{2x} + m_{2y} + 2m_{2z} + m_o - 2$
	b_3	$3m + m_{2x} + 2m_{2y} + 2m_{2z} + m_o - 2$
D_{2h}	a_g	$3m + 2m_{xy} + 2m_{xz} + 2m_{yz} + m_{2x} + m_{2y} + m_{2z}$
	a_u	$3m + m_{xy} + m_{xz} + m_{yz}$
	b_{1g}	$3m + 2m_{xy} + m_{xz} + m_{yz} + m_{2x} + m_{2y} - 1$
	b_{1u}	$3m + m_{xy} + 2m_{xz} + 2m_{yz} + m_{2x} + m_{2y} + m_{2z} + m_o - 1$
	b_{2g}	$3m + m_{xy} + 2m_{xz} + m_{yz} + m_{2x} + m_{2z} - 1$
	b_{2u}	$3m + 2m_{xy} + m_{xz} + 2m_{yz} + m_{2x} + m_{2y} + m_{2z} + m_o - 1$
	b_{3g}	$3m + m_{xy} + m_{xz} + 2m_{yz} + m_{2y} + m_{2z} - 1$
	b_{3u}	$3m + 2m_{xy} + 2m_{xz} + m_{yz} + m_{2x} + m_{2y} + m_{2z} + m_o - 1$

[1] ***SIMBOLOGIA:*** ***m*** *é o número de conjuntos de núcleos equivalentes que não estão localizados sobre qualquer elemento de simetria;* m_{xy}, m_{xz} *e* m_{yz} *representam o número de conjuntos de núcleos situados sobre os planos xy, xz e yz, porém sobre nenhum eixo que passe através desses planos;* m_2 *é o número de conjuntos de núcleos situados sobre um eixo* C_2, *os quais, no entanto, não podem localizar-se em pontos de interseção desse eixo* C_2 *com qualquer outro elemento de simetria;* m_{2x}, m_{2y} *e* m_{2z} *representam o número de conjuntos de núcleos situados sobre os eixos x, y e z (porém **não sobre todos** ao mesmo tempo), e desde que esses eixos não sejam* C_2; m_h = *número de conjuntos de núcleos situados sobre um plano especular* σ_h, *com exceção daqueles situados sobre o eixo perpendicular a* σ_h; m_o *é o número de conjuntos de núcleos localizados sobre todos os elementos de simetria.*

Tabela 9.4 Número de modos vibracionais nas espécies dos grupos pontuais degenerados[2]

Grupo pontual	Espécie	Número de modos vibracionais
C_3	a	$3m + m_o - 2$
	e	$3m + m_o - 2$
C_4	a	$3m + m_o - 2$
	b	$3m$
	e	$3m + m_o - 2$

(continua)

Tabela 9.4 Número de modos vibracionais nas espécies dos grupos pontuais degenerados[2] (continuação)

Grupo pontual	Espécie	Número de modos vibracionais
C_6	a	$3m + m_0 - 2$
	b	$3m$
	e_1	$3m + m_0 - 2$
	e_2	$3m$
S_4	a	$3m + m_2 - 1$
	b	$3m + m_2 + m_0 - 1$
	e	$3m + 2m_2 + m_0 - 2$
S_6	a_g	$3m + m_3 - 1$
	b_u	$3m + m_3 + m_0 - 2$
	e_g	$3m + m_3 - 1$
	e_u	$3m + m_3 + m_0 - 1$
D_3	a_1	$3m + m_2 + m_3$
	a_2	$3m + 2m_2 + m_3 + m_0 - 2$
	e	$6m + 3m_2 + 2m_3 + m_0 - 2$
D_4	a_1	$3m + m_2 + m'_2 + m_4$
	a_2	$3m + 2m_2 + 2m'_2 + m_4 + m_0 - 2$
	b_1	$3m + m_2 + 2m'_2$
	b_2	$3m + 2m_2 + m'_2$
	e	$6m + 3m_2 + 3m'_2 + 2m_4 + m_0 - 2$
D_6	a_1	$3m + m_2 + m'_2 + m_6$
	a_2	$3m + 2m_2 + 2m'_2 + m_6 + m_0 - 2$
	b_1	$3m + m_2 + 2m'_2$
	b_2	$3m + 2m_2 + m'_2$
	e_1	$6m + 3m_2 + 3m'_2 + 2m_6 + m_0 - 2$
	e_2	$6m + 3m_2 + 3m'_2$
C_{3v}	a_1	$3m + 2m_v + m_0 - 1$
	a_2	$3m + m_v - 1$
	e	$6m + 3m_v + m_0 - 2$

(continua)

Tabela 9.4 Número de modos vibracionais nas espécies dos grupos pontuais degenerados[2] (continuação)

Grupo pontual	Espécie	Número de modos vibracionais
C_{4v}	a_1	$3m + 2m_v + 2m_d + m_o - 1$
	a_2	$3m + m_v + m_d - 1$
	b_1	$3m + 2m_v + m_d$
	b_2	$3m + m_v + 2m_d$
	e	$6m + 3m_v + 3m_d + m_o - 2$
C_{5v}	a_1	$3m + 2m_v + m_o - 1$
	a_2	$3m + m_v - 1$
	e_1	$6m + 3m_v + m_o - 2$
	e_2	$6m + 3m_v$
C_{6v}	a_1	$3m + 2m_v + 2m_d + m_o - 1$
	a_2	$3m + m_v + m_d - 1$
	b_1	$3m + 2m_v + m_d$
	b_2	$3m + m_v + 2m_d$
	e_1	$6m + 3m_v + 3m_d + m_o - 2$
	e_2	$6m + 3m_v + 3m_d$
$C_{\infty v}$	σ^+	$m_o - 1$
	σ^-	0
	π	$m_o - 2$
	$\delta, \phi\ldots$	0
C_{3h}	a'	$3m + 2m_h + m_3 - 1$
	a"	$3m + m_h + m_3 + m_o - 1$
	e'	$3m + 2m_h + m_3 + m_o - 1$
	e"	$3m + m_h + m_3 - 1$
C_{4h}	a_g	$3m + 2m_h + m_4 - 1$
	a_u	$3m + m_h + m_4 + m_o - 1$
	b_g	$3m + 2m_h$
	b_u	$3m + m_h$
	e_g	$3m + m_h + m_4 - 1$
	e_u	$3m + 2m_h + m_4 + m_o - 1$

(continua)

Tabela 9.4 Número de modos vibracionais nas espécies dos grupos pontuais degenerados[2] (continuação)

Grupo pontual	Espécie	Número de modos vibracionais
C_{6h}	a_g	$3m + 2m_h + m_6 - 1$
	a_u	$3m + m_h + m_6 + m_o - 1$
	b_g	$3m + m_h$
	b_u	$3m + 2m_h$
	e_{1g}	$3m + m_h + m_6 - 1$
	e_{1u}	$3m + 2m_h + m_6 + m_o - 1$
	e_{2g}	$3m + 2m_h$
	e_{2u}	$3m + m_h$
D_{2d}	a_1	$3m + 2m_d + m_2 + m_4$
	a_2	$3m + m_d + 2m_2 - 1$
	b_1	$3m + m_d + m_2$
	b_2	$3m + 2m_d + 2m_2 + m_4 + m_o - 1$
	e	$6m + 3m_d + 3m_2 + 2m_4 + m_o - 2$
D_{3d}	a_{1g}	$3m + 2m_d + m_2 + m_6$
	a_{1u}	$3m + m_d + m_2$
	a_{2g}	$3m + m_d + 2m_2 - 1$
	a_{2u}	$3m + 2m_d + 2m_2 + m_6 + m_o - 1$
	e_g	$6m + 3m_d + 3m_2 + m_6 - 1$
	e_u	$6m + 3m_d + 3m_2 + m_6 + m_o - 1$
D_{4d}	a_1	$3m + 2m_d + m_2 + m_8$
	a_2	$3m + m_d + 2m_2 - 1$
	b_1	$3m + m_d + m_2$
	b_2	$3m + 2m_d + 2m_2 + m_8 + m_o - 1$
	e_1	$6m + 3m_d + 3m_2 + m_8 + m_o - 1$
	e_2	$6m + 3m_d + 3m_2$
	e_3	$6m + 3m_d + 3m_2 + m_8 - 1$
D_{3h}	a'_1	$3m + 2m_v + 2m_h + m_2 + m_3$
	a''_1	$3m + m_v + m_h$
	a'_2	$3m + m_v + 2m_h + m_2 - 1$
	a''_2	$3m + 2m_v + m_h + m_2 + m_3 + m_o - 1$
	e'	$6m + 3m_v + 4m_h + 2m_2 + m_3 + m_o - 1$
	e"	$6m + 3m_v + 2m_h + m_2 + m_3 - 1$

(continua)

Tabela 9.4 Número de modos vibracionais nas espécies dos grupos pontuais degenerados[2] (continuação)

Grupo pontual	Espécie	Número de modos vibracionais
D_{4h}	a_{1g}	$3m + 2m_v + 2m_d + 2m_h + m_2 + m'_2 + m_4$
	a_{1u}	$3m + m_v + m_d + m_h$
	a_{2g}	$3m + m_v + m_d + 2m_h + m_2 + m'_2 - 1$
	a_{2u}	$3m + 2m_v + 2m_d + m_h + m_2 + m'_2 + m_4 + m_o - 1$
	b_{1g}	$3m + 2m_v + m_d + 2m_h + m_2 + m'_2$
	b_{1u}	$3m + m_v + 2m_d + m_h + m'_2$
	b_{2g}	$3m + m_v + 2m_d + 2m_h + m_2 + m'_2$
	b_{2u}	$3m + 2m_v + m_d + m_h + m_2$
	e_g	$6m + 3m_v + 3m_d + 2m_h + m_2 + m'_2 + m_4 - 1$
	e_u	$6m + 3m_v + 3m_d + 4m_h + 2m_2 + 2m'_2 + m_4 + m_o - 1$
D_{5h}	a'_1	$3m + 2m_v + 2m_h + m_2 + m_5$
	a''_1	$3m + m_v + m_h$
	a'_2	$3m + m_v + 2m_h + m_2 - 1$
	a''_2	$3m + 2m_v + m_h + m_2 + m_5 + m_o - 1$
	e'_1	$6m + 3m_v + 4m_h + 2m_2 + m_5 + m_o - 1$
	e''_1	$6m + 3m_v + 2m_h + m_2 + m_5 - 1$
	e'_2	$6m + 3m_v + 4m_h + 2m_2$
	e''_2	$6m + 3m_v + 2m_h + m_2$
D_{6h}	a_{1g}	$3m + 2m_v + 2m_d + 2m_h + m_2 + m'_2 + m_6$
	a_{1u}	$3m + m_v + m_d + m_h$
	a_{2g}	$3m + m_v + m_d + 2m_h + m_2 + m'_2 - 1$
	a_{2u}	$3m + 2m_v + 2m_d + m_h + m_2 + m'_2 + m_6 + m_o - 1$
	b_{1g}	$3m + m_v + 2m_d + m_h + m'_2$
	b_{1u}	$3m + 2m_v + m_d + 2m_h + m_2 + m'_2$
	b_{2g}	$3m + 2m_v + m_d + m_h + m_2$
	b_{2u}	$3m + m_v + 2m_d + 2m_h + m_2 + m'_2$
	e_{1g}	$6m + 3m_v + 3m_d + 2m_h + m_2 + m'_2 + m_6 - 1$
	e_{1u}	$6m + 3m_v + 3m_d + 4m_h + 2m_2 + 2m'_2 + m_6 + m_o - 1$
	e_{2g}	$6m + 3m_v + 3m_d + 4m_h + 2m_2 + 2m'_2$
	e_{2u}	$6m + 3m_v + 3m_d + 2m_h + m_2 + m'_2$

(continua)

Tabela 9.4 Número de modos vibracionais nas espécies dos grupos pontuais degenerados[2] (continuação)

Grupo pontual	Espécie	Número de modos vibracionais
$D_{\infty h}$	σ_g^+	m_∞
	σ_u^+	$m_\infty + m_o - 1$
	σ_g^-, σ_u^-	0
	π_g	$m_\infty - 1$
	π_u	$m_\infty + m_o - 1$
	$\delta_g, \delta_u,$ $\phi_g, \phi_u \dots$	0
T	a	$3m + m_2 + m_3$
	e	$3m + m_2 + m_3$
	t	$9m + 5m_2 + 3m_3 + m_o - 2$
T_d	a_1	$3m + 2m_d + m_2 + m_3$
	a_2	$3m + m_d$
	e	$6m + 3m_d + m_2 + m_3$
	t_1	$9m + 4m_d + 2m_2 + m_3 - 1$
	t_2	$9m + 5m_d + 3m_2 + 2m_3 + m_o - 1$
O_h	a_{1g}	$3m + 2m_h + 2m_d + m_2 + m_3 + m_4$
	a_{1u}	$3m + m_h + m_d$
	a_{2g}	$3m + 2m_h + m_d + m_2$
	a_{2u}	$3m + m_h + 2m_d + m_2 + m_3$
	e_g	$6m + 4m_h + 3m_d + 2m_2 + m_3 + m_4$
	e_u	$6m + 2m_h + 3m_d + m_2 + m_3$
	t_{1g}	$9m + 4m_h + 4m_d + 2m_2 + m_3 + m_4 - 1$
	t_{1u}	$9m + 5m_h + 5m_d + 3m_2 + 2m_3 + 2m_4 + m_o - 1$
	t_{2g}	$9m + 4m_h + 5m_d + 2m_2 + 2m_3 + m_4$
	t_{2u}	$9m + 5m_h + 4m_d + 2m_2 + m_3 + m_4$

[2] ***SIMBOLOGIA:*** ***m*** *= número de conjuntos de núcleos equivalentes não localizados sobre qualquer elemento de simetria;* $\mathbf{m_2}$, $\mathbf{m_3}$,... *= número de conjuntos de núcleos situados sobre eixos* C_2, C_3,..., *porém sobre nenhum outro elemento de simetria que não seja* ***exatamente coincidente*** *com esses eixos;* $\mathbf{m'_2}$ *= número de conjuntos de núcleos situados sobre eixos* C'_2 *(da tabela de caracteres);* $\mathbf{m_v}$, $\mathbf{m_d}$, $\mathbf{m_h}$ *representam o número de conjuntos de núcleos localizados sobre* σ_v, σ_d, σ_h, *porém sobre nenhum outro elemento de simetria;* $\mathbf{m_o}$ *é o número de conjuntos de núcleos que se localizam sobre* ***todos*** *os elementos de simetria.*

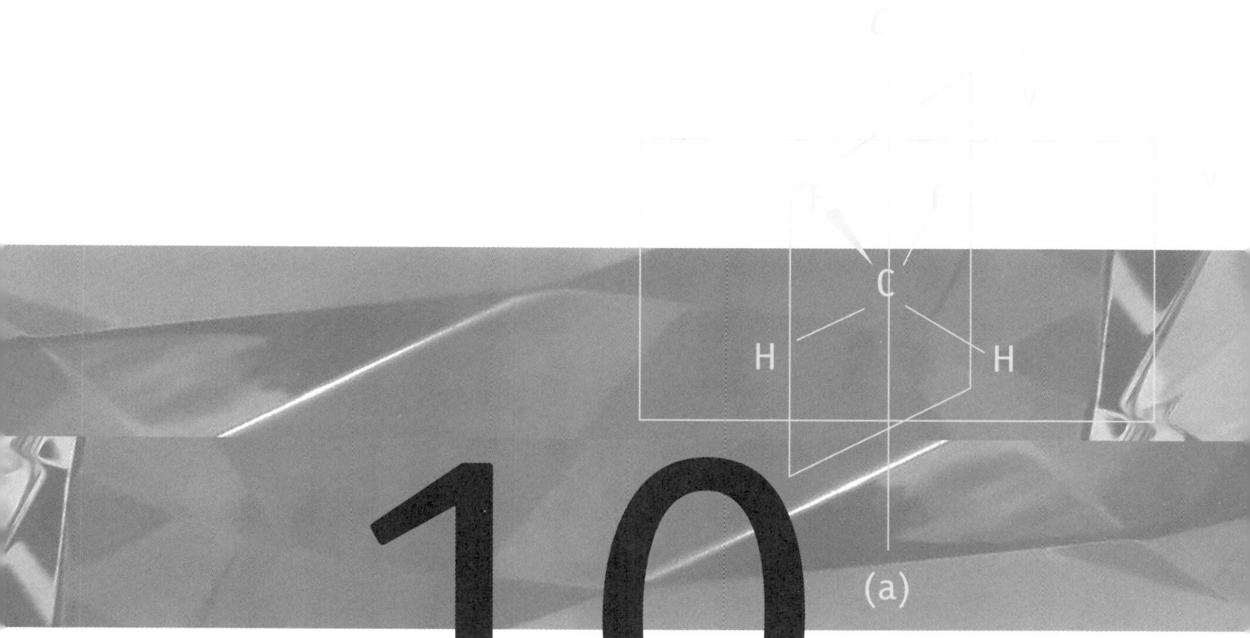

10

A ANALOGIA ISOLOBAL

Propriedades eletrônicas e estruturais comuns tanto a compostos orgânicos, inorgânicos ou organometálicos permitem que se estabeleça claras relações entre esses compostos. Esse é o propósito da analogia isolobal, introduzida em 1983 por R. Hoffmann, e que representa uma reformulação, com base nos princípios da teoria dos orbitais moleculares, de conceitos antigos como *isoeletronia* e *isosteria*. Partindo da fundamentação das regras da configuração estável dos gases nobres (oito e 18 elétrons) com base na formação de orbitais moleculares, procede à comparação entre fragmentos moleculares e inorgânicos complexos, estabelecendo semelhanças e afinidades entre os mesmos. Um estudo abrangente dos conceitos da analogia isolobal é ainda mais possível quando for realizado sob a ótica do desdobramento das espécies de simetria de orbitais moleculares, na correlação existente entre os orbitais moleculares de uma dada molécula e os orbitais formados a partir da fragmentação (e decréscimo da simetria) da molécula de origem.

10.1 ▸ ORBITAIS MOLECULARES NOS GRUPOS PONTUAIS T_d E O_h

A relação estrutural de moléculas na química inorgânica, orgânica e organometálica é demonstrada diariamente, através dos mais variados modelos de substituição. Por meio da troca de substituintes orgânicos R (R = alquila, alquilideno, alquilidino) ou H, de moléculas orgânicas, por fragmentos inorgânicos ou organometálicos L_nM (L_nM = fragmento metálico complexo com 17, 16 ou 15 elétrons na camada de valência) obtém-se (novos) complexos organometálicos, compostos cuja multiplicidade de aplicações e interesses nas mais variadas áreas levaram à exinção gradual das fronteiras formais entre química "orgânica" e "inorgânica". As semelhanças entre compostos orgânicos e inorgânicos são evidentes também nas estruturas poliédricas de elementos dos grupos representativos e de transição (boranos, carboranos e clusters de metais de transição), da mesma forma observáveis em compostos orgânicos cíclicos, alifáticos e aromáticos (cubano, adamantano, etc.).

Os grupos pontuais T_d e O_h representam clássicos arquétipos de uma molécula "orgânica" (tetraédrica) e uma molécula "inorgânica" (octaédrica). O *princípio tetraédrico* na química orgânica considera moléculas e fragmentos como um tetraedro ou *partes* dele.

$$CH_4 \quad CH_3 \quad CH_2 \quad CH \quad // \quad C_\infty$$

Por dua vez, o *princípio octaédrico* na química organometálica concebe complexos, ou fragmentos, como um octaedro ou partes do mesmo:

$$ML_6 \quad ML_5 \quad ML_4 \quad ML_3 \quad // \quad ML_2 \quad ML \quad M_{metal}$$

Em um complexo, o átomo central é considerado um ácido de Lewis, e os substituintes, ou *ligantes*, bases de Lewis, os quais atuam, formalmente, como doadores de *pares de elétrons*, por exemplo, R^-, H^- ou ligantes CO. Por interação dos orbitais atômicos do átomo central com os orbitais do grupo de ligantes, no caso mais simples ocorre cisão dos orbitais em orbitais moleculares *σ-ligantes*, (*π-não ligantes*), e *σ-antiligantes*. Esquemas de orbitais moleculares somente podem ser formulados se analisarmos o comportamento de simetria dos orbitais ligantes, assim como sua capacidade de formar ligações σ ou π. Relações de simetria, bem como correlações existentes entre orbitais atômicos e orbitais de grupos de ligantes, levam à formação de orbitais moleculares *ligantes*, *não-ligantes* e *antiligantes*.

Para estabelecer a diferenciação entre orbitais de grupos de ligantes capazes de formar ligações σ, e aqueles capazes de formar ligações π, bem como definir a *representação redutível* dos orbitais ligantes σ e a correspondente π (símbolos de Mulliken), consideraremos, como bases para representações irredutíveis, um conjunto de *n* vetores dirigidos ao átomo central (ligações σ, nenhum plano nodal) e um conjunto de *2n* vetores perpendiculares a esta direção (duas ligações π perpendiculares, dois planos nodais), sendo *n* o número de coordenação do átomo central. Sobre esses vetores são efetuadas operações de simetria do grupo pontual da configuração considerada, obtendo-se caracteres redutíveis para cada classe de simetria. A *representação redutível* Γ_r obtida é finalmente reduzida (fórmula de redução), determinando-se a representação irredutível (espécies de simetria) dos orbitais do grupo de ligantes com simetria σ e π. A Figura 10.1 reproduz o conjunto de seis vetores σ e 12 vetores π, para um complexo octaédrico.

Para cada classe de simetria do grupo pontual considerado, o caráter redutível χ_r é igual ao número de vetores cuja posição permanece inalterada. Com base nessa sistemática, tomando os seis vetores σ e os doze vetores π como bases para representações irredutíveis, e aplicando-se os operadores do grupo pontual O_h, tem-se os resultados agrupados a seguir para $\chi_{r(\sigma)}$ e $\chi_{r(\pi)}$:

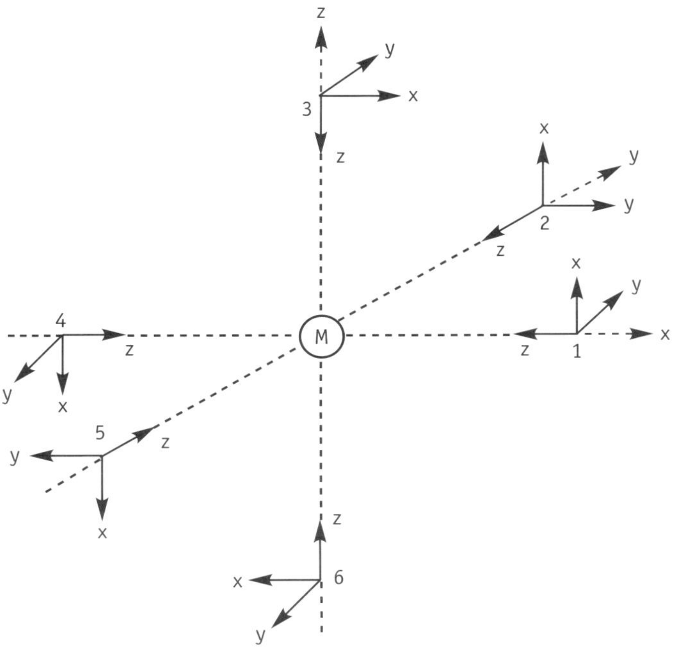

Figura 10.1 Vetores σ e π, na simetria O_h.

O_h	E	$8C_3$	$6C_2$	$6C_4$	$3C_2$	i	$6S_4$	$8S_6$	$3\sigma_h$	$6\sigma_d$
$\chi_{r(\sigma)}$	6	0	0	2	2	0	0	0	4	2
$\chi_{r(\pi)}$	12	0	0	0	−4	0	0	0	0	0

Para a operação C_2 quatro vetores π *invertem* a sua posição: apesar de terem sua posição modificada, essa modificação é diretamente mensurável, ocorrendo apenas alteração do seu sinal. A redução das representações acima fornece a representação irredutível para os orbitais ligantes com simetria σ e π:

$$\Gamma_{i(\sigma)} = A_{1g} + E_g + T_{1u}$$

$$\Gamma_{i(\pi)} = T_{1g} + T_{2g} + T_{1u} + T_{2u}$$

As combinações lineares possíveis desses orbitais de grupos de ligantes com os orbitais atômicos de simetria apropriada encontram-se representadas na Tabela 10.1 e nas Figuras

Tabela 10.1 Orbitais atômicos e de grupos de ligantes na simetria octaédrica

Espécie	*Orbital atômico*	*Ligações σ*	*Ligações π*
A_{1g}	$4s$	$\frac{1}{\sqrt{6}}(z_1 + z_2 + z_3 + z_4 + z_5 + z_6)$	
T_{1u}	$4p_x$	$\frac{1}{\sqrt{2}}(z_1 - z_4)$	$\frac{1}{2}(y_2 + x_3 - x_5 - y_6)$
	$4p_y$	$\frac{1}{\sqrt{2}}(z_2 - z_5)$	$\frac{1}{2}(x_1 + y_3 - y_4 - x_6)$
	$4p_z$	$\frac{1}{\sqrt{2}}(z_3 - z_6)$	$\frac{1}{2}(y_1 + x_2 - x_4 - y_5)$
E_g	$3d_{x^2-y^2}$	$\frac{1}{2}(z_1 - z_2 + z_4 - z_5)$	
	$3d_{z^2}$	$\frac{1}{2\sqrt{3}}(z_1 + z_2 - 2z_3 + z_4 + z_5 - 2z_6)$	
T_{2g}	$3d_{xy}$		$\frac{1}{2}(x_1 + y_2 + y_4 + x_5)$
	$3d_{xz}$		$\frac{1}{2}(y_1 + x_3 + x_4 + y_6)$
	$3d_{yz}$		$\frac{1}{2}(x_2 + y_3 + y_5 + x_6)$

10.2 e 10.3, e podem ser construídas para as espécies de simetria de qualquer grupo pontual, com base nos orbitais atômicos.

A Figura 10.4 reproduz os dois orbitais atômicos d_{xy} e d_{yz}, cujas interações com orbitais *p* de grupos de ligantes com simetria adequada (análogas às do orbital d_{xz} da Figura 10.3), completam o grupo t_{2g}.

As espécies de simetria às quais pertencem os orbitais atômicos do átomo central de um complexo octaédrico encontram-se na tabela abaixo, juntamente com as possibilidades

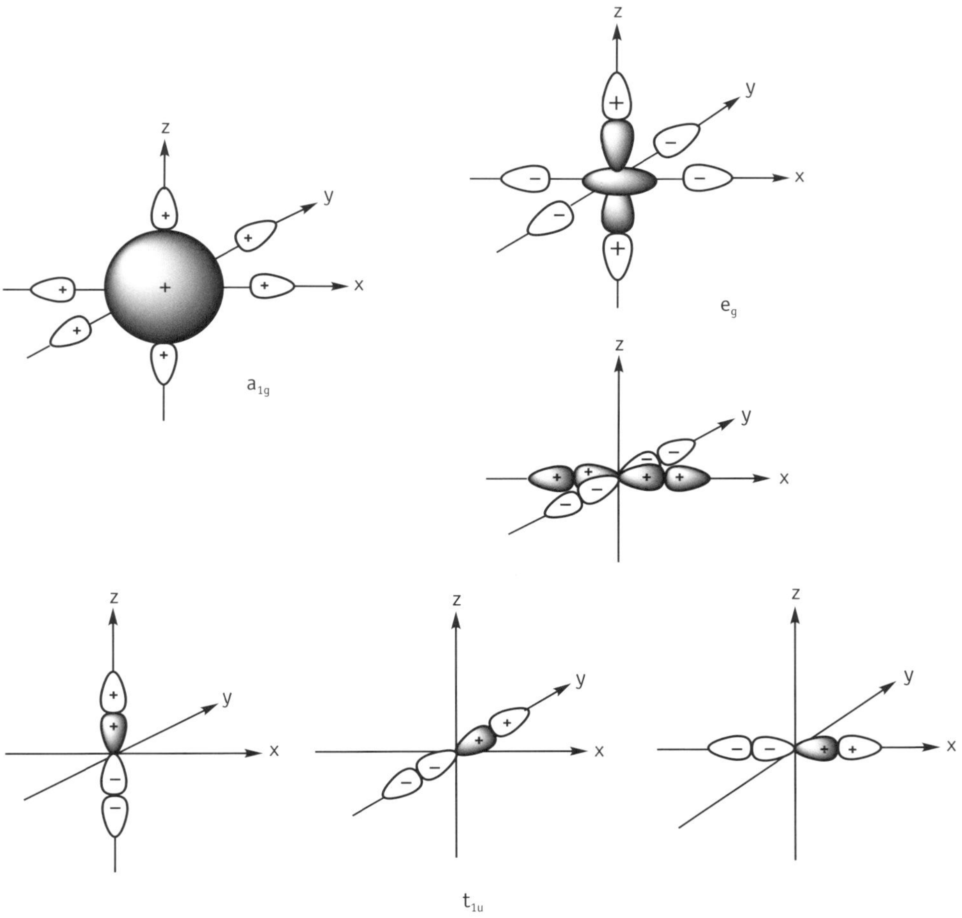

Figura 10.2 Interações σ dos orbitais atômicos e orbitais do grupo de ligantes no caso O_h.

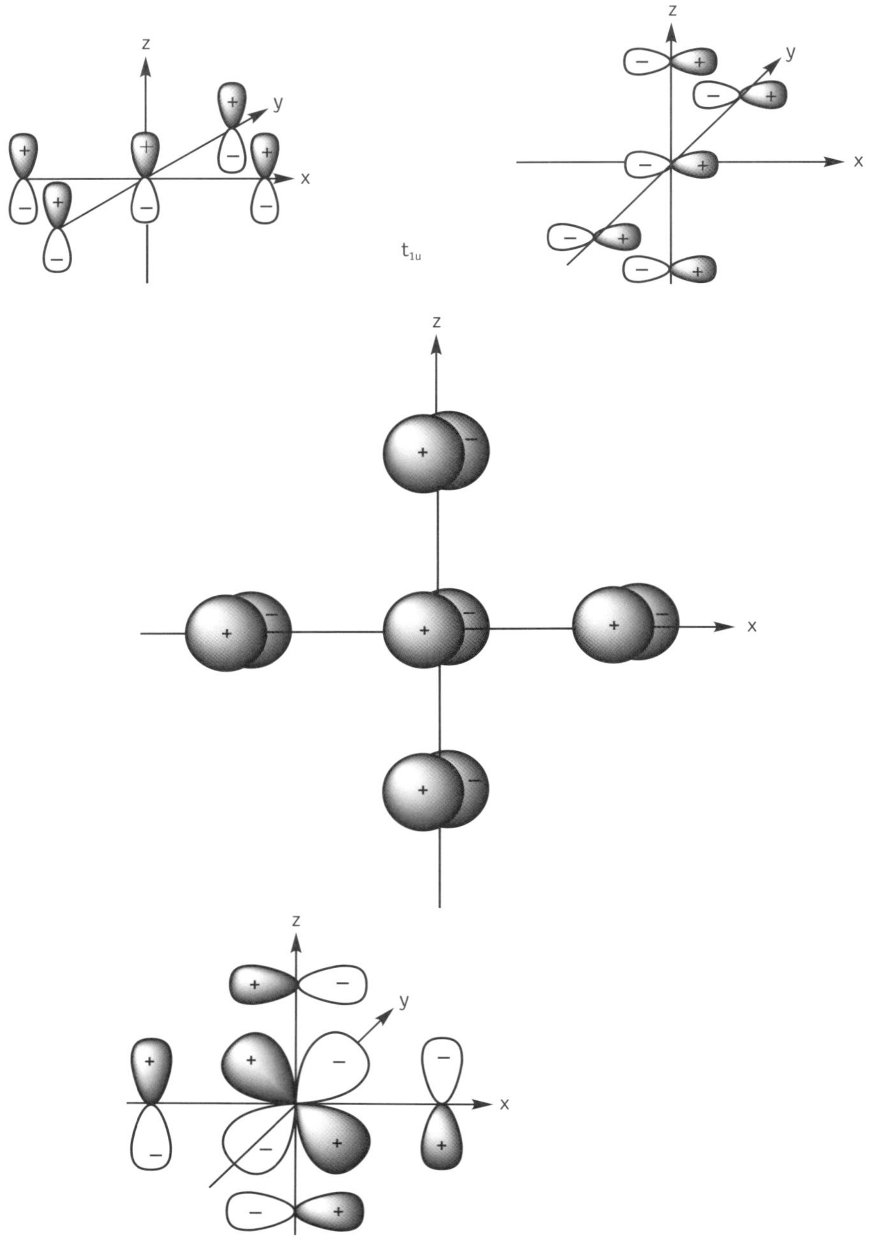

t_{2g} (com as combinações análogas de d_{xy} e d_{yz})

Figura 10.3 Interações π dos orbitais atômicos e orbitais do grupo de ligantes na simetria O_h. Apenas as interações do orbital d_{xz} (um dos três orbitais atômicos t_{2g}) estão representadas.

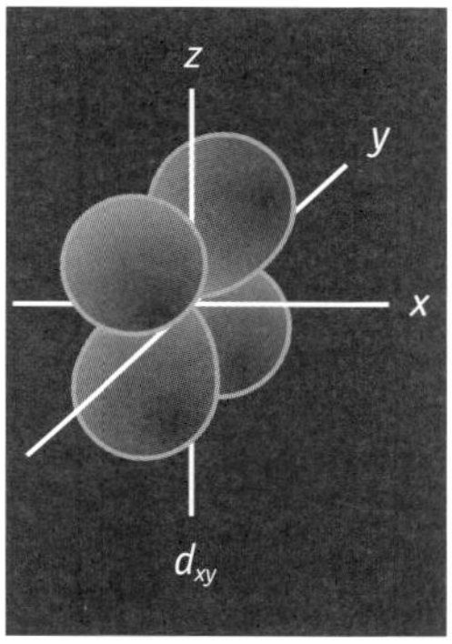

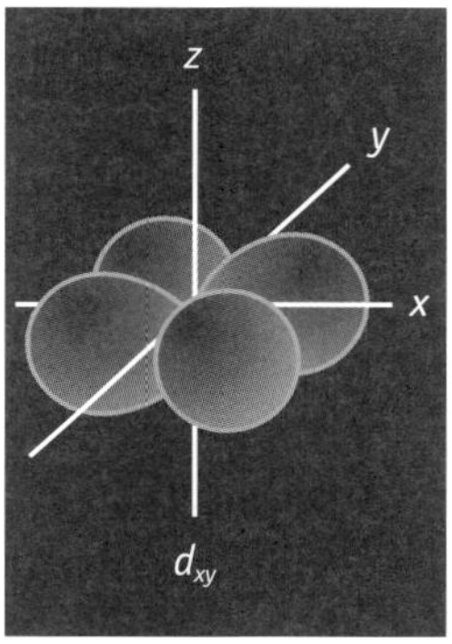

Figura 10.4 Orbitais atômicos de simetria t_{2g}.

de combinação com as espécies de simetria dos orbitais do grupo de ligantes. O sinal "+" indica combinação; "−" significa nenhuma combinação.

Espécie	A_{1g}	E_g	T_{1g}	T_{1u}	T_{2g}	T_{2u}
AOs*	s	$d_{z^2}, d_{x^2-y^2}$		p_x, p_y, p_z	d_{xy}, d_{xz}, d_{yz}	
$\Gamma_{i(\sigma)}$	+	+	−	+	−	−
$\Gamma_{i(\pi)}$	−	−	+	+	+	+

* *Orbitais atômicos*

Com esses dados, podem ser construídos diagramas de orbitais moleculares para complexos octaédricos, resultando, basicamente, quatro esquemas qualitativos de orbitais moleculares:

a) Interação metal–orbitais do grupo de ligantes com formação apenas de ligações σ

b) Interação metal–ligantes como π-doadores

c) Interação metal–ligantes como π-aceptores

d) Interação metal–ligantes com orbitais moleculares π-aceptores *e* doadores

São permitidas combinações apenas de orbitais atômicos e orbitais do grupo de ligantes de mesma simetria, resultando orbitais moleculares *ligantes* e *antiligantes*. Quando, por razões de simetria não ocorre combinação, originam-se orbitais moleculares *não-ligantes*. Os orbitais atômicos *p* da espécie T_{1u} são utilizados quase exclusivamente para a formação de ligações σ.

Para compostos **tetraédricos** um conjunto de vetores, semelhante àquele demonstrado na Figura 10.1 para a simetria octaédrica, deve ser constituído por **quatro vetores σ** e **oito vetores π**. Os caracteres redutíveis para as classes de simetria do grupo pontual T_d encontram-se resumidos na tabela abaixo, para ligações σ e π:

T_d	E	$8C_3$	$3C_2$	$6S_4$	$6\sigma_d$
$\chi_{r(\sigma)}$	4	1	0	0	2
$\chi_{r(\pi)}$	8	−1	0	0	0

No grupo pontual T_d, por causa da degeneração dos vetores translacionais x e y, o caráter reduzível dos vetores π para o eixo C_3 corresponde a uma rotação $2\cos\phi$ ($\phi = 120°$). A redução de $\chi_{r(\sigma)}$ e $\chi_{r(\pi)}$ fornece a representação irredutível:

$$\Gamma_{r(\sigma)} = A_1 + T_2$$
$$\Gamma_{r(\pi)} = E + T_1 + T_2$$

Diferentemente do grupo pontual O_h, no grupo pontual T_d ambos os grupos de orbitais atômicos p_x, p_y, p_z e d_{xy}, d_{xz}, d_{yz} possuem simetria T_2. Entre os orbitais atômicos do átomo central e os orbitais do grupo de ligantes resultam as seguintes possibilidades de combinação:

Espécie	A_1	E	T_1	T_2
AOs	s	d_{z^2}, $d_{x^2-y^2}$		p_x, p_y, p_z (σ) d_{xy}, d_{xz}, d_{yz} (π)
$\Gamma_{i(\sigma)}$	+	−	−	+
$\Gamma_{i(\pi)}$	−	+	+	+

Esquemas de orbitais moleculares para complexos tetraédricos podem ser construídos com base nessas informações. Os orbitais do grupo de ligantes de simetria T_1 resultam não-ligantes. A intensidade e o número de ligações π dependem da disponibilidade de orbitais atômicos d.

Conforme a discussão acima, pode-se inferir que para moléculas tetraédricas dos elementos representativos (híbridos sp^3), resulta um diagrama de correlação entre os orbitais atômicos s e p do átomo central e os orbitais do grupo de ligantes. O diagrama apresenta os seguintes orbitais moleculares, espécies de simetria (em letras minúsculas), e os correspondentes orbitais atômicos (AO) participantes:

$$\Gamma_\sigma = a_1\ (s\text{-AO}) + t_2\ (p_x, p_y, p_z\text{-AO})$$
$$\Gamma_\pi = e\ (d_{z^2}, d_{x^2-y^2}\text{-AO}) + t_2\ (d_{xy}, d_{xz}, d_{yz}\text{-AO})$$

A representação de orbitais π (Γ_π) é válida apenas quando ocorre participação de orbitais d. Os quatro pares de elétrons dos ligantes ocupam os quatro orbitais moleculares

σ-ligantes. Do preenchimento dos orbitais com oito elétrons resulta máxima estabilidade, o que justifica a *regra dos oito elétrons* (octeto).

Para moléculas octaédricas de metais de transição M (híbridos d^2sp^3) resulta, de maneira análoga, um diagrama de correlação entre os orbitais atômicos *s*, *p* e *d* do átomo central e os orbitais do grupo de ligantes, com os seguintes orbitais moleculares:

$$\Gamma_\sigma = a_{1g}\ (s\text{-AO}) + t_{1u}\ (p_x, p_y, p_z\text{-AO}) + e_g\ (d_{z^2}, d_{x^2-y^2}\ \text{-AO})$$

$$\Gamma_\pi = t_{2g}\ (d_{xy}, d_{xz}, d_{yz}\ \text{-AO}\ ) + t_{1u}\ (p_x, p_y, p_z\text{-AO}), \text{ etc.}$$

Os seis pares de elétrons dos ligantes ocupam os seis orbitais moleculares σ-ligantes. Os elétrons do metal ocupam o grupo de orbitais t_{2g}, de simetria π, os quais podem tanto apresentar um caráter não-ligante (em complexos com ligantes exclusivamente σ-doadores), como um caráter ligante, em complexos com ligantes π-aceptores (ácidos). O preenchimento dos orbitais com 18 elétrons confere ao complexo estabilidade máxima, justificando a *regra dos dezoito elétrons*.

Com relação ao caráter ácido/básico de ligantes para a formação de complexos estáveis, pode-se afirmar que o caráter σ-doador de ligantes (bases de Lewis) é um prerrequisito. Ao mesmo tempo, o caráter π-aceptor (acidez de Lewis) é uma característica altamente desejável, uma vez que esse efeito (retrodoação) favorece a estabilização dos orbitais t_{2g} no nível dos orbitais moleculares *ligantes*, resultando em um ganho energético e o correspondente aumento da estabilidade.

10.2 ▸ FRAGMENTAÇÃO, ORBITAIS DE FRONTEIRA E RELAÇÃO ISOLOBAL

Por ocasião da *fragmentação* de um complexo, ou seja, da retirada de um ligante por quebra da ligação, sempre ocorrerá decaimento de um orbital molecular *antiligante* para o nível energético intermediário entre os orbitais de fronteira (HOMO e LUMO), a região dos orbitais *não-ligantes*. Para a sucessiva quebra de ligações com perda do ligante, nos grupos pontuais T_d e O_h, resultam fragmentos moleculares (T_d) e complexos (O_h) com bastante semelhança nas respectivas regiões dos orbitais de fronteira. Essas semelhanças, bem como as correlações por decréscimo de simetria entre a molécula/complexo e os fragmentos moleculares/complexos resultantes, encontram-se demonstradas na Figura 10.5. Nota-se que o fragmento molecular CH_3 (simetria C_{3v}) e o fragmento complexo ML_5 (simetria C_{3v}) são isolobais, já que ambos apresentam um orbital não-ligante de espécie a_1 na região dos orbitais de fronteira. Da mesma forma, o fragmento molecular CH_2 e o fragmento complexo ML_4 apresentam a mesma relação de isolobalidade, pois têm em comum dois orbitais não-ligantes de mesma espécie (a_1 e b_2) na região dos orbitais de valência.

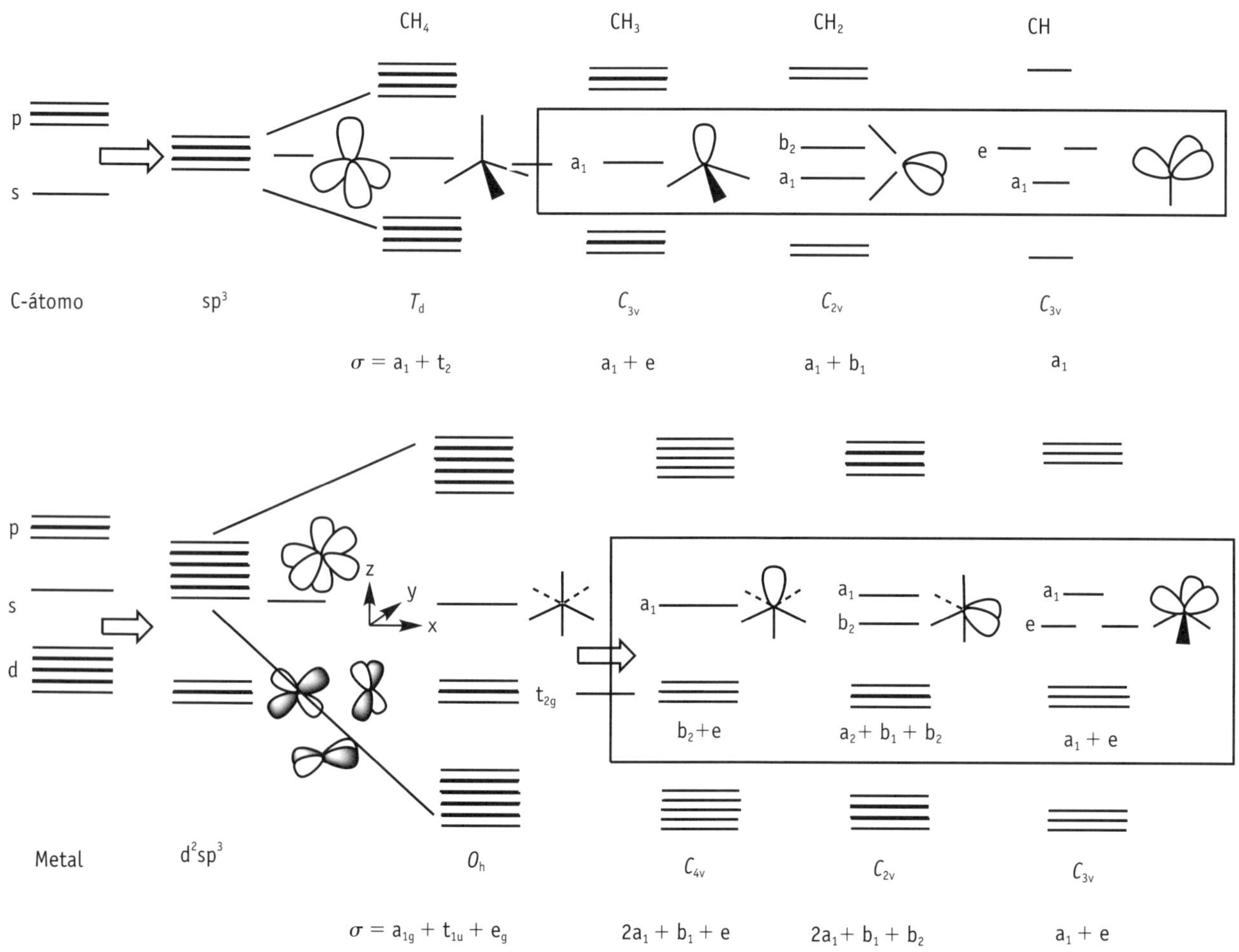

Figura 10.5 Região dos orbitais de fronteira em sucessivas fragmentações para os casos T_d e O_h (analogia isolobal).

Na conceitualização das propriedades de fragmentos isolobais que serão feitas a seguir, interressam-nos apenas os orbitais de fronteira dos fragmentos moleculares e complexos, ou seja, aqueles orbitais moleculares com *atividade de valência* na região situada entre os orbitais HOMO e LUMO.

No caso T_d ocorre formação de fragmentos CH_n com 4 – n orbitais de fronteira (n = 3, 2, 1), direcionados aos vértices do tetraedro. No caso O_h formam-se fragmentos ML_n com 6 – n orbitais de fronteira (n = 5, 4, 3) em direção aos vértices do octaedro, além do grupo de π-orbitais t_{2g}.

Segundo R. Hoffmann, fragmentos moleculares são isolobais (isolobal = mesmos "lobos") quando a quantidade, a simetria, a energia aproximada e a forma de seus orbitais de fronteira (assim como o número de elétrons nesses orbitais) são *semelhantes* (não idênticos, mas semelhantes). O sinal $\overset{}{\underset{o}{\longleftrightarrow}}$ (seta bidirecionada sobre meio orbital) é o símbolo para "isolobal".

O preenchimento dos orbitais situados na região de fronteira (nos casos T_d e O_h) ocorre:

i) com n elétrons do átomo central, no caso T_d;

ii) com $n + 6$ (t_{2g}) elétrons do átomo central, no caso O_h. Os 3 orbitais d_{xy}, d_{xz}, e d_{yz} – os orbitais t_{2g} – são orbitais não-ligantes (em complexos octaédricos sem ligações π), e situam-se também na região dos orbitais de fronteira.

Dessa forma, em ambos os casos resultam *um*, *dois* ou *três* orbitais de orientação geométrica equivalente e ocupados por um elétron cada, ou seja, os fragmentos resultantes são *análogos isolobais* orgânicos/organometálicos. A seguir, relacionamos alguns exemplos de fragmentos isolobais com diferentes configurações:

$d^7 - ML_5$ $\underset{o}{\longleftrightarrow}$ $^{\bullet}CH_3$ metila
$Mn(CO)_5$
$CpFe(CO)_2$

$d^8 - ML_4$ $\underset{o}{\longleftrightarrow}$ $:CH_2$ metilideno
$Fe(CO)_4$
$CpRh(CO)$

$d^9 - ML_3$ $\underset{o}{\longleftrightarrow}$ $\vdots CH$ metilidino
$Co(CO)_3$

10.2.1 ML_5 e ML_4: fragmentos octaédricos?

Novas generalizações da analogia isolobal propõem considerar complexos de composição ML_5 e ML_4 como fragmentos octaédricos (ver Figura 10.5). Nessas condições, se os dois ligantes *axiais* abandonam os fragmentos octaédricos ML_5 e ML_4, levando consigo os pares de elétrons ligantes, formam-se os novos fragmentos ML_3 e ML_2, conforme demonstrado na Figura 10.6. A perturbação exercida no eixo z tem efeito no orbital d_{z^2}, o qual decai da região antiligante para a região não-ligante dos orbitais t_{2g}, podendo agora acomodar mais dois elétrons.

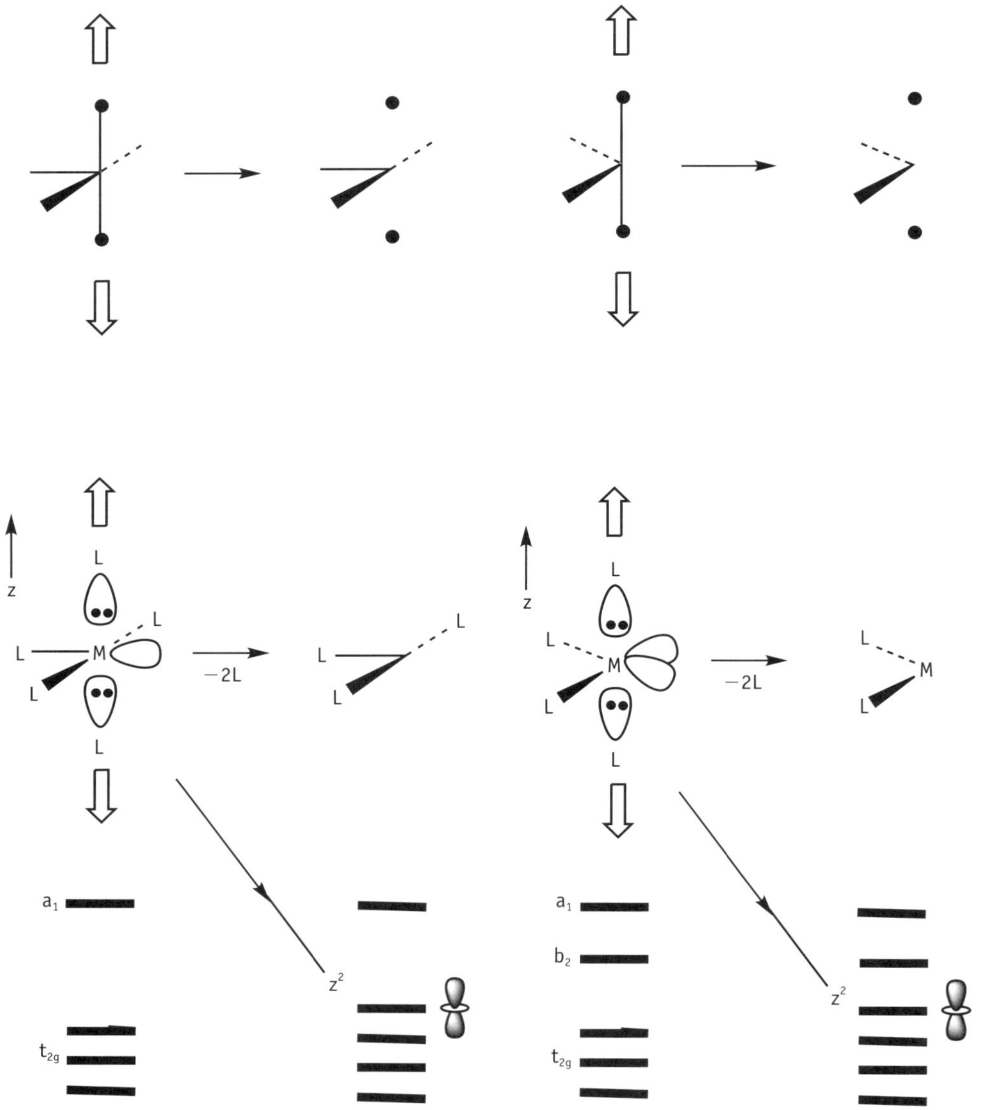

Figura 10.6 Seqüência de fragmentação de fragmentos octaédricos.

Dessa maneira, formar-se-iam novas relações isolobais, com os respectivos fragmentos:

$d^n-ML_5 \overset{o}{\longleftrightarrow} d^{n+2}-ML_3$ (*n* = 6, em geral)

$Cr(CO)_5 \overset{o}{\longleftrightarrow} PtCl_3^-$

$d^n-ML_4 \overset{o}{\longleftrightarrow} d^{n+2}-ML_2$ (*n* = 8, em geral)

$Fe(CO)_4 \overset{o}{\longleftrightarrow} Ni(PR_3)_2$, ou $Pt(CO)_2$

Esse raciocínio não deixa de ser conflitante com aquele até agora empregado para interpretar a analogia isolobal, parecendo, antes, esclarecer a estabilidade de complexos com configurações de 16 elétrons.

Um complexo como $Mn(CO)_5$ poderia representar um exemplo de fragmento octaédrico do tipo d^7-ML_5 – isolobal a CH_3 –, porém não o composto $Cr(CO)_5$, já que o último não possui estrutura octaédrica. O complexo $Cr(CO)_5$ apresenta geometria trigonal bipiramidal, e o átomo de Cr possui configuração d^6, não dispondo de elétrons adicionais que satisfaçam a condição *n* + 6 (t_{2g})-elétrons para preenchimento dos orbitais da região de fronteira. No mesmo eixo de raciocínio, as configurações teoricamente possíveis – tetraédrica (*high-spin*), ou planar-quadrada (*low-spin*) – de $Fe(CO)_4$ igualmente não favorecem a interpretação do composto como uma espécie octaédrica, passível de perder dois pares de elétrons de ligantes situados em posição axial.

Através da substituição/compensação mútua de ligantes e pares de elétrons do átomo metálico, é possível (observando a regra dos 18 elétrons) estender a analogia isolobal também a outros números de coordenação, além de seis (coordenação octaédrica). A Tabela 10.2 apresenta uma sinopse das relações isolobais para diferentes números de coordenação. O número de coordenação oito, por exemplo, compreende um sistema d^2-ML_8 com os seguintes fragmentos isolobais:

$d^3-ML_7 \overset{o}{\longleftrightarrow} CH_3$

$d^4-ML_6 \overset{o}{\longleftrightarrow} CH_2$ ($CpV(CO)_3$)

$d^5-ML_5 \overset{o}{\longleftrightarrow} CH$ ($CpMo(L)_2$; L = CO, P, As, BH^-)

Fragmentos teoricamente possíveis não correspondem, necessariamente, a fragmentos complexos com existência *real*. Além disso, a aplicação do princípio isolobal nem sempre conduz à formação de moléculas *estáveis*. No entanto, a analogia isolobal permite uma visão unitária de estruturas *inorgânicas*, *orgânicas* e *organometálicas*, já que esses compostos são interpretados como sendo resultantes da associação de fragmentos *isolobais*. Alguns exemplos estruturais concretos da analogia isolobal encontram-se resumidos na Tabela 10.3 e nas Figuras 10.7 e 10.8.

Tabela 10.2 Sinopse das relações isolobais para diferentes números de coordenação

Fragmento orgânico		*Fragmentos organometálicos derivados de diferentes números de coordenação (Para a regra dos 18 elétrons)*					
EV*	**NC** = 4**	**EV/NC**	**9**	**8**	**7**	**6**	**5**
8	CH_4	18	d^0-ML_9	d^2-ML_8	d^4-ML_7	d^6-ML_6	d^8-ML_5
7	CH_3	17	d^1-ML_8	d^3-ML_7	d^5-ML_6	d^7-ML_5	d^9-ML_4
6	CH_2	16	d^2-ML_7	d^4-ML_6	d^6-ML_5	d^8-ML_4	$d^{10}-ML_3$
5	CH	15	d^3-ML_6	d^5-ML_5	d^7-ML_4	d^9-ML_3	–
EV	**NC = 4**	**EV/NC**	**4**	**3**			
6	CH_2	14	d^8-ML_3	$d^{10}-ML_2$ *(Para a regra dos 16 elétrons)*			

*Elétrons de valência

**Número de coordenação

Tabela 10.3 Complexos organometálicos isolobais a alcanos, alquenos e alquinos

Alc-	NC = 8	NC = 7	NC = 6	NC = 5
anos		$V(CO)_6$ a) $[CpM(CO)_3]_2$ (M = Cr, Mo, W)	$Mn_2(CO)_{10}$ $[CpFe(CO)_2]_2$ $[CpCr(NO)_2]_2$	$Co_2(CO)_8$ $[CpNiCO]_2$
enos			$Fe_2(CO)_8$ b) $[CpRhCO]_2$ $[CpFeNO]_2$	
inos	$[CpM(CO)_2]_2$ (M = Mo, W)	$[CpFeCO]_4$ c)	$[(CO)_3M]_4$ c) (M = Co, Rh, Ir)	

a) *Exceção*

b) *Instável (matriz)*

c) *Dímero instável → tetrâmero*

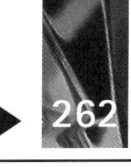

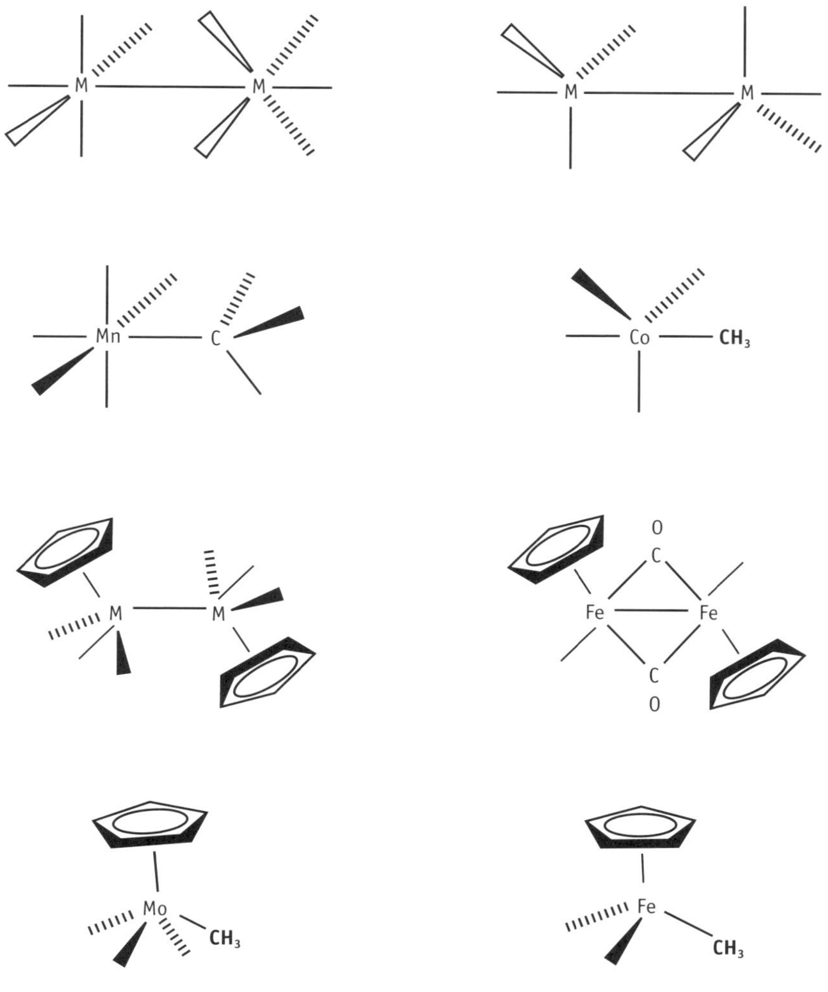

Figura 10.7 Complexos organometálicos isolobais a alcanos.

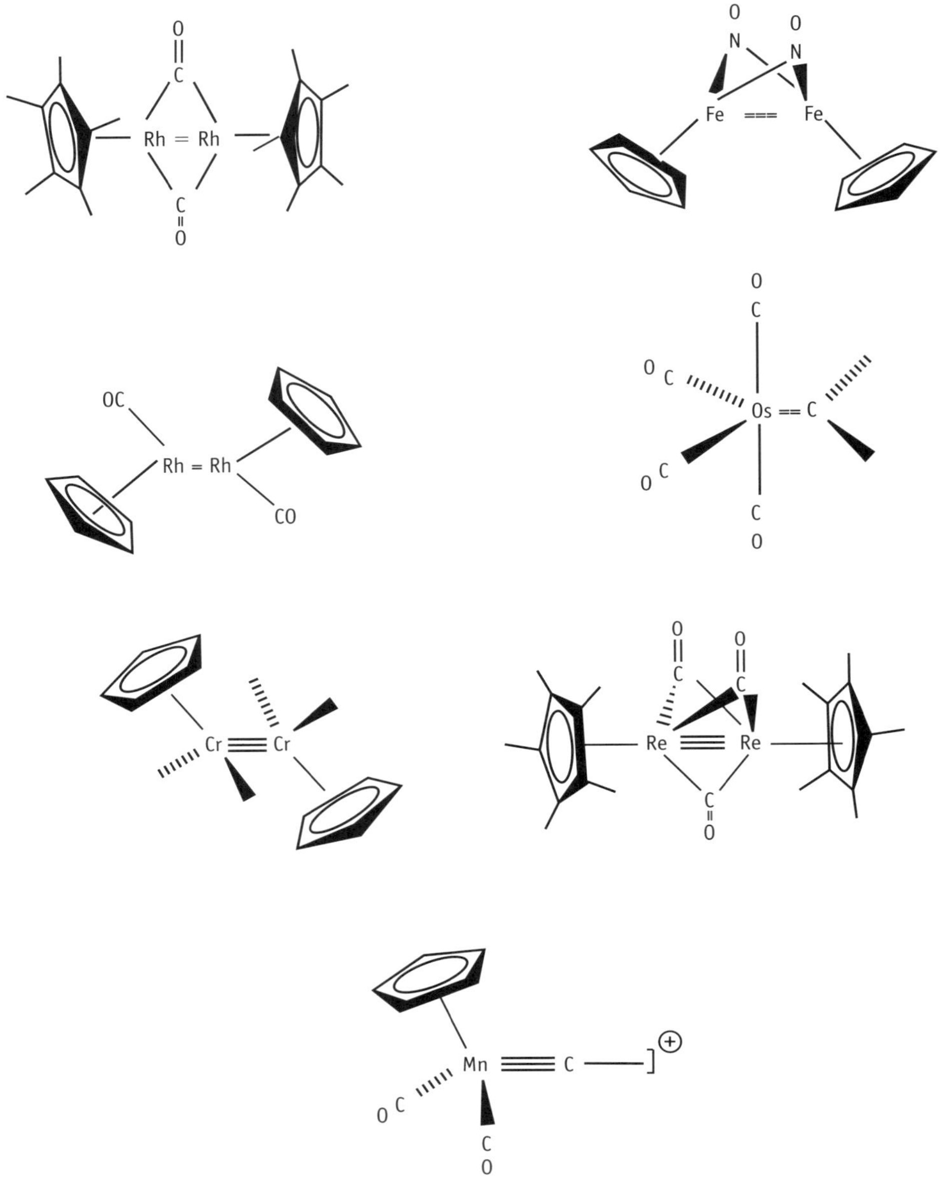

Figura 10.8 Complexos organometálicos isolobais a alquenos e alquinos.

SOLUÇÕES DOS EXERCÍCIOS PROPOSTOS

Seção 3.12:

a) $C_{\infty v}$, $D_{\infty h}$, C_{2v}, $D_{\infty h}$, T_d, D_{4h}, T_d, C_s, $D_{\infty h}$, C_{2v}, D_{2h}, C_{3v}, D_{3d}

b) C_{2v}, C_s, D_{2h}, C_{2h}, D_{2h}

c) $D_{\infty h}$, D_{4h}, C_{2h}, C_{2v}, D_{3h}, C_{2v}

Seção 9.3:

a) $4a_1 + 1a_2 + 2b_1 + 2b_2$ (grupo pontual C_{2v})

b) $4a' + 2a''$ (grupo pontual C_s)

c) $2a_1 + 1b_1 + 1b_2 + 2e_1 + 3e_2 + 2e_3$ (grupo pontual D_{4d})

d) $2\sigma_g^+ + 1\pi_g + 1\sigma_u^- + 1\pi_u$ (grupo pontual $D_{\infty h}$)

e) $1a_1 + 1e + 1f_2$ (grupo pontual T_d)

ÍNDICE

Analogia isolobal, 249-262
fragmentação, 257-262
orbitais de fronteira, 257-262
orbitais moleculares, 250-257
relação isolobal, 257-262
Análise vibracional, 163-211
bases para matrizes vibracionais, 175-177
cálculo da representação reduzível, 163-164
coordenadas de descrição, 173-177
coordenadas de deslocamento cartesiano, 164-167
coordenadas internas, 174-175
fórmula de redução, 171-173
matriz rotacional, 167-170
representação reduzível dos graus de liberdade, 170-171

Cálculo alternativo, 235-248
exemplos, 240-248
modos vibracionais degenerados, 239-240
modos vibracionais não-degenerados, 237-239
Caracteres
multiplicação de, 106-125
duas espécies de simetria degenerada, 108-125
duas espécies de simetria não degenerada, 106-108
espécie não-degenerada por degenerada, 108
tabela de, 76-78, 80
Centro de inversão, 20
Classes de cristais *ver* Grupos espaciais

Complexos carbonílicos e derivados, 213-234
cálculo dos estiramentos CO, 213-214
metal-carbonilas octaédricas, 214-223
metal-carbonilas trigonal bipiramidal, 223-225
metal-carbonilas tetraédricas, 225
método da simetria local, 229-234
polinucleares, 228-229
Correlação da simbologia, 24

Decréscimo de simetria, 193-211
correlação $D_{4h}/D_4/D_{2d}$, 196-209
correlação O_h/D_{4h}, 195-196
correlação T_d/C_{3v}, 194-195
$T_d \rightarrow C_{3v} \rightarrow C_{2v}$, 209-211

Efeito Raman, 151-161
caracteres da polarizabilidade, 157-159
polarizabilidade, 154-156
polarizabilidade como tensor, 156-157
simetria de vibrações, 159-161
tabela de caracteres, 143-145
Efeito Smekal-Raman *ver* Efeito Raman
Eixo de rotação, 17-19
relações, 18
sistemática, 19
Eixo de rotação-espelhamento, 20-23
Elementos de simetria, 15-27
compostos, 16
multiplicação, 24-27
simples, 16
Espectro vibracional da molécula AB_2, 183-187
tipo AB_2 angular, 183-185

tipo AB_2 linear, 185-187
Espectro vibracional da molécula AB_3, 178-183
tipo AB_3 piramidal, 178-180
tipo AB_3 planar, 180-183
Espectro vibracional da molécula AB_4
tipo AB_4 quadrado planar, 187-189
tipo AB_4 tetraédrica, 190-191
Espectro vibracional da molécula octaédrica do tipo AB_6, 191-193
Espectroscopia no infravermelho, 133-161
anarmonicidade, 145-146
atividade de vibrações, 136
função potencial vibracional, 146-151
matriz rotacional, 133-135
modelos moleculares mecânicos, 136-138
modos normais de vibração, 136
oscilador anarmônico, 146-151
overtones, 145-146
vibrações IV ativas, 139-143

Grupos espaciais, 55-64
caráter cristalográfico, 57
cristais, 61-64
eixo de rotação-translação helicoidal, 60
plano de reflexão-deslizamento, 60-61
redes de Bravais, 62
sistemas cristalinos, 58
tabela, 63-64
translação, 60
Grupos pontuais,
abelianos, 49
classes de elementos, 50-51
C_n, 30-31
C_{nh}, 36-37
C_{nv}, 32-35
comparação, 51-52
cristalográficos *ver* Grupos espaciais
decréscimo de simetria, 53
degenerados, 81-105
desordens do octaedro, 53
desordens do tetraedro, 53-54
D_n, 35-36
D_{nd}, 37-40
D_{nh}, 40-43
elementos geradores, 50
I_h, 45
K_h, 45
métodos para determinação, 46-48
não-abelianos, 49
O, 44-45
O_h, 44-45
ordem, 49
propriedades, 48-52
S_n, 31-32
T, 43-44
T_d, 43-44
T_h, 43-44

Hermann-Mauguin *ver* Simbologia de

Identidade, 23

Matrizes, 65-131
graus de liberdade, 66-68
grupos pontuais degenerados, 81-105
multiplicação de caracteres, 106-125
operações de simetria, 68-76
rotação de sistemas de coordenadas, 70-71
rotacionais, 71-74
simbologia de Mulliken, 78-80
tabela de caracteres, 76-78, 80
translacionais, 68-70
vibracionais, 74-76
Mulliken *ver* Simbologia de Mulliken

Operações de simetria, 15-27
compostos, 16
multiplicação, 24-27
simples, 16

Plano de espelhamento *ver* Plano especular
Plano de reflexão *ver* Plano especular
Plano especular, 19-20

Raman *ver* Efeito Raman

Schoenflies *ver* Simbologia de
Simbologia
de Hermann-Mauguin, 24, 48
de Mulliken, 78-80
de Schoenflies, 24, 48
Simbologia de Mulliken, 78-80
exceções, 79-80
notação para o centro de inversão, 79

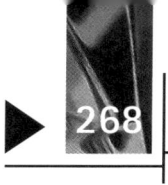

notação para o eixo duplo secundário, 79
notação para o eixo principal, 79
notação para o plano especular horizontal, 79
notação para planos verticais, 79
símbolo principal, 78
Simetria(s)
decréscimo de, 53
de moléculas livres, 16-17
de redes cristalinas, 16-17
elementos de, 15-27
espaciais, 14
internas, 14
introdução, 13-14
operações de, 15-27

Tabela de caracteres
efeito Raman, 143-145
montagem, 76-78
relações fundamentais, 80
vibrações IV ativas, 143-145
Tabelas de correção, 193-211
correlação $D_{4h}/D_4/D_{2d}$, 196-209
correlação O_h/D_{4h}, 195-196
correlação T_d/C_{3v}, 194-195
Td→C_{3v}→C_{2v}, 209-211
Teoria da representação, 126-131
matriz assingular ortogonal T, 129-131

Vetores, 65-131
graus de liberdade, 66-68
grupos pontuais degenerados, 81-105
multiplicação de caracteres, 106-125
operações de simetria, 68-76
rotação de sistemas de coordenadas, 70-71
rotacionais, 71-74
simbologia de Mulliken, 78-80
tabela de caracteres, 76-78, 80
translacionais, 68-70
vibracionais, 74-76
Vibração(ões)
IV ativas, 139-143
atividade de, 136
coordenadas de descrição, 173-177
modelos normais, 136
tabela de caracteres, 143-145

Gráfica
METRÓPOLE

www.graficametropole.com.br
comercial@graficametropole.com.br
tel./fax + 55 (51) 3318.6355